母婴照护技术

主　编　刘德芬　刘丽霞

副主编　朱坤英　钱　红

参　编　卢　珊　徐　娜　乜红臻

焦　婷　陈　静

北京理工大学出版社

BEIJING INSTITUTE OF TECHNOLOGY PRESS

内容简介

本书共分4个模块，包括孕妇护理、产妇护理、新生儿护理和婴儿护理，具体又分为12个项目47个任务。其具体任务采用任务驱动法的行动导向式编写方式，从任务描述（情景导入）、任务分析、相关知识、任务实施到任务评价，旨在培养学生母婴照护的技术技能。同时增设了知识拓展模块，并将课程思政理念融入教材内容全过程。本书内容翔实，科学性强，主要供现代家政服务与管理专业使用。

图书在版编目（CIP）数据

母婴照护技术／刘德芬，刘丽霞主编．－－北京：北京理工大学出版社，2021.11（2021.12重印）

ISBN 978-7-5763-0656-9

Ⅰ．①母…　Ⅱ．①刘…②刘…　Ⅲ．①围产期-护理-教材②新生儿-护理-教材　Ⅳ．①R473.71②R473.72

中国版本图书馆CIP数据核字（2021）第226152号

出版发行／北京理工大学出版社有限责任公司
社　　址／北京市海淀区中关村南大街5号
邮　　编／100081
电　　话／（010）68914775（总编室）
（010）82562903（教材售后服务热线）
（010）68944723（其他图书服务热线）
网　　址／http：//www.bitpress.com.cn
经　　销／全国各地新华书店
印　　刷／唐山富达印务有限公司
开　　本／787毫米×1092毫米　1/16
印　　张／14.5
字　　数／385千字
版　　次／2021年11月第1版　2021年12月第2次印刷
定　　价／83.00元

责任编辑／徐春英
文案编辑／徐春英
责任校对／周瑞红
责任印制／施胜娟

现代家政服务与管理专业创新型系列教材
建设委员会名单

菏泽家政职业学院　郭丽

徐州技师学院　辛研

山东医学高等专科学校　乜红臻

淄博电子工程学校　苗祥凤

菏泽家政职业学院　刘德芬

遵义医药高等专科学校　冯子倩

菏泽家政职业学院　郑胜利

山东药品食品职业学院　孟令霞

菏泽家政职业学院　刘香娥

济南护理职业学院　潘慧

菏泽家政职业学院　朱晓菊

山东交通学院　陈明明

菏泽家政职业学院　常莉

菏泽家政职业学院　武薇

德州职业技术学院　冯延红

菏泽家政职业学院　赵炳富

医院、企业主要编写成员（排名不分先后）

单县中心医院　贺春荣

菏泽市天使护政公司　李宏

河南雪绒花职业培训学校　刘丽霞

单县精神康复医院　田静

淄博柒鲁宝宝教育咨询有限公司　齐晓萌

单县中心医院营养科　时明明

河南雪绒花职业培训学校　焦婷

菏泽颐养院医养股份有限公司单县老年养护服务中心　闫志霖

序　言

2019年6月，国务院办公厅印发《关于促进家政服务业提质扩容的意见》（国发办〔2019〕30号，以下简称《意见》），从完善培训体系、推进服务标准化、强化税收金融支持等10方面提出了36条政策措施，简称“家政36条”。《意见》围绕“提质”和“扩容”两个关键词，紧扣“一个目标”“两个着力”“三个行动”“四个聚焦”，着力发展员工制企业，推进家政行业进入社区，提升家政人员培训质量，保障家政行业平稳健康发展。

中国社会正在步入家庭的小型化、人口的老龄化、生活的现代化和劳动的社会化，人们对于家政服务的需求越来越广泛。未来，家政服务从简单劳务型向专业技能型转变，专业化发展是关键节点。对于家政服务企业来说，在初级服务业务领域，发展核心是提高服务人员的不可替代性，必须提高家政服务人员服务质量和水平；在专业技术型业务中，需要不断建立完善的标准化服务体系，实现专业化发展。对于高等教育来说，亟须为家政行业培养懂知识重技能的高素质家政人才。

为进一步深化高等职业教育教学水平，促进家政行业高素质人才的培养工作，提升学生的理论知识和实践能力，由菏泽家政职业学院牵头，联合其他高校、企业，在深入调研和探讨的基础上，编写“现代家政服务与管理专业高职系列规划教材”，包括家政服务公司经营与管理、家庭膳食与营养、家庭急救技术、母婴照护技术、老年照护技术、家电使用与维护、家政实用英语、家庭康复保健等10余本。

此系列教材以学习者为中心，基于家庭不同工作情境的职业能力体系进行教学设计、教材编写与资源开发；站在学习者的角度设计任务情境案例，按照不同层面设计教学模块，并制定相对应的工作任务及实施流程。对于技能型知识点，采用任务驱动模式编写，从任务描述（情景导入）、任务分析、相关知识、任务实施到任务评价，明确技能标准及要求，利于教师授教和学生学习。同时，增加知识拓展模块，将课程思政理念融入教材内容全过程，更加注重能力培养和工作思维的锻炼。

本系列教材的出版，能够填补现代家政服务与管理高职教育专业教材的空白，更好地服务于高职现代家政服务与管理专业师生，为家政专业人才培养提供了参考依据，符合家政专业人才培养教学标准，具有前瞻性和较强应用性。

2021.12.22

前　言

本教材以教育部颁布的《家政服务与管理专业教学标准》、1+X 母婴护理职业技能等级标准和人社部颁布的《家政服务员》职业标准为依据，注重实际动手能力的培养，理论知识够用即可。突出实用性和通俗性，以图、表为主，图文并茂。

本教材的主要内容是母婴照护常用技术，如孕妇、产妇、新生儿、婴儿等不同群体的生活照护技术、饮食照护技术、专业照护技术。主要特点是反映现代家政服务与管理专业最新教学改革精神，对接国家最新的家政服务员职业标准，以真实的工作过程为依据编写教材，同时有由任务描述（情景导入）、任务分析、相关知识、任务实施、任务评价、同步测试等六部分组成的特色编写体例，注重综合技术技能培养。

在教材编写时把握四大原则，一是利于培养学生综合素质，二是与时俱进及时拓展岗位新知识、新技术，三是充分对接 1+X 职业技能等级考试，四是课程思政理念贯穿始终。在编排教材时，把与人交流、与人合作、解决问题、自我学习、自我创新等能力有机地嵌入其中，以提升职业院校学生综合能力和职业素养。

本教材适合高职学校现代家政服务与管理专业、助产专业、护理专业和相近专业作为教材使用。由于在内容上涵盖了《国家职业技能标准——家政服务员》的相关要求，因此也适合家政公司和社会培训机构作为培训教材使用。内容通俗易懂，也可作为家政照护从业人员和家庭成员的自学用书。

对本教材的使用提出以下建议：一是教学建议，避免空泛的、长篇大论的讲授，以真实情景为导入，引出任务要点、基本知识和操作技术，重在指导学生进行实战演练，提供学生解决家庭突发状况的急救能力。二是自学建议，先看情景案例，结合任务分析要点，梳理并分析家庭状况出现时在执业范围内要解决的问题，思考怎么去解决这些问题；然后，结合基本知识，厘清操作步骤中解决问题的思路与相对应的技术；最后，在实战演练上练习，并在实际工作中尝试应用。

在编写过程中，各位编者和北京理工大学出版社的编辑们为本教材付出了辛勤劳动，也受到了菏泽家政职业学院党委、教务处及其他兄弟院校的大力支持，在此一并表示感谢。

由于编者水平和时间有限，难免存在不妥及谬误之处，恳请读者、同行、专家批评指正，以便在修订时补充更正。

编　者

目　录

项目一　饮食照护

【项目介绍】

妊娠期间，胎儿生长发育所需的营养主要来自母体，母体孕期的营养状况将直接关系自身健康及胎儿的生长发育。饮食照护是根据孕早、中、晚期各阶段的生理变化和营养需求为孕妇提供相应的饮食；帮助孕妇及其家属了解在怀孕不同时期所需要的营养素；指导孕妇及其家属制作孕早、中、晚期营养膳食。其主要内容包括制订孕期膳食计划和制作孕期营养膳食。

【知识目标】

了解孕妇各阶段的生理特点；
熟悉孕期各阶段所需要的营养素；
掌握孕妇饮食照护的内容及方法。

【技能目标】

能为孕妇进行孕期膳食计划的制订；
能正确和规范为孕妇制作营养膳食。

【素质目标】

具有高度的爱心、耐心、责任心；
具有良好的动手能力和沟通协调能力；
具有关爱母婴的服务意识。

任务一

制订孕期膳食计划

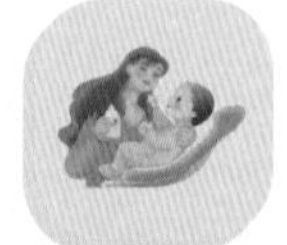

任务描述

王某某，女，26岁，第1胎，孕2个月。自述自停经40天以来食欲减退，常恶心、呕吐，晨起时、晚上刷牙时严重，因妊娠反应而无法正常进食。有想流掉孩子的冲动，家长劝解说这是正常现象，3个月以后就好了，她不太相信，又担心孩子营养不良，影响智力发育。于是一家人来到母婴护理中心咨询，作为母婴护理员你应该如何解释？如何指导其饮食呢？

工作任务：

1. 请为该孕妇制订孕期营养膳食计划。
2. 请为该孕妇及其家属进行孕期营养饮食的健康宣教。

任务分析

制定孕期膳食计划

完成该任务需要母婴护理员具备关爱母婴的职业素养，具有一定的动手能力和沟通协调能力；需要知悉孕期女性各阶段的生理变化特点；了解孕期营养膳食相关知识，并能根据孕期不同阶段的生理特点为孕妇制订营养膳食计划，保障母婴的健康和安全。

在任务实施过程中，要耐心询问孕妇饮食习惯和孕期食欲状况，了解其对于体重、体形等方面的关注度，使其积极主动配合膳食管理。与家属沟通时要用通俗易懂的语言，使其尽快掌握并能制订孕期各阶段膳食计划。

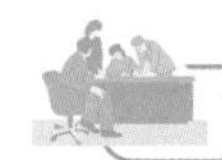

相关知识

一、孕期营养的重要性

妊娠期间，胎儿在母体子宫内不停地生长发育。胎儿生长发育所需的营养主要来自母体，孕期母体的营养状况将直接关系自身健康及胎儿的生长发育。

（1）孕期营养对胎儿的影响。合理充足的营养可满足胎儿的生长发育。营养不良可导致胎儿畸形、胎儿宫内发育迟缓、低体重儿、早产、新生儿死亡率增高等；营养过剩则可导致巨大儿、难产等。

（2）孕期营养对孕妇的影响。孕期营养充足可增强孕妇的抵抗力，加快母体分娩后的体力恢复。营养不良不利于孕妇体能的有效补充；营养过剩则可引起母体肥胖、妊娠期高血压疾病、妊娠期糖尿病、剖宫产、产后出血、产后体重持续超标等情况。

二、孕期各阶段的膳食指导

1. 孕早期（妊娠第 1~13 周末）的膳食指导

孕早期是受精卵向胚胎、胎儿分化的重要时期。此阶段的孕妇常伴有恶心、呕吐、食欲缺乏等早孕反应，可影响某些营养素的摄入。孕早期体重增长较慢，平均为 1~2 kg。此期摄入的膳食应遵循以下原则。

（1）清淡易消化。孕早期孕妇可出现早孕反应，对进食产生一定的影响，而胎儿各器官正处在分化形成阶段。孕妇除了补充适当的热量外，还应多摄入富含优质蛋白质的食物。蛋白质中的氨基酸有利于胎儿脑细胞的发育，其缺乏会影响胎儿的智力发育。故清淡易消化的膳食有利于减轻孕妇孕早期的妊娠反应，如新鲜蔬菜和水果、大豆制品、乳类、蛋类、畜禽肉类、鱼虾类等食品，可满足母婴双方对营养的需求。建议孕妇每日摄入蛋类 50 g、牛奶 250 ml，畜禽肉类、鱼虾类 100~150 g。合理调整膳食结构，避免进食油腻和有特殊气味的食物。

（2）少食多餐。少食多餐有利于孕妇充分吸收营养，减少肠胃压力，保证进食量。为减轻呕吐反应，可供给质地较干、偏碱性的食物，如苏打饼干、馒头、面包等，口含姜片、喝柠檬水对缓解恶心呕吐症状也有一定效果。呕吐后不能减少食物的摄入量，饥饿时要及时进食。即使早孕反应很重，也要保证足够食物和水分的摄入。

（3）补充微量营养素。孕早期要补充足够的营养素。①维生素 A：主要存在于动物性食物和黄绿色蔬菜中。维生素 A 缺乏可导致早产、发育迟缓、低体重儿、唇裂、腭裂、小头畸形等。②叶酸：主要来源于绿色蔬菜、新鲜水果、动物肝脏、干果和豆类等。叶酸缺乏易导致胎儿神经管畸形和早产的发生。女性应从计划怀孕开始就多摄入富含叶酸的食物，如动物肝脏、豆类、深绿色蔬菜等。并遵医嘱补充叶酸，建议从孕前 3 个月开始每日补充叶酸 400 μg，持续至整个孕期。③碘：主要来源于海产品和碘食盐。孕妇除摄入碘盐外，每周应摄入一次富含碘的海产品，如鱼、虾、海带等。孕妇缺碘严重，婴儿可能患呆小症。④铁：适当摄入含铁丰富的食物，如绿叶蔬菜、动物肝脏、牛肉等。

（4）摄入足量富含糖类的食物。孕妇在孕早期应尽量摄入富含糖类的谷类和水果，保证每天至少摄入 150 g 糖类（约合 200 g 谷类）。

2. 孕中期（妊娠第 14~27 周末）的膳食指导

此期早孕反应逐渐缓解，孕妇的食欲转好。孕妇体内因孕激素的变化引起胃肠道平滑肌张力降低，肠蠕动减弱，胃排空及食物在肠道内停留时间延长，故孕妇常出现饱胀感及便秘。孕中期体重增长迅速。此期的膳食指导原则包括以下几点。

（1）及时补充营养。孕中期胎儿发育快，对各种营养素的需求量迅速增加。孕妇早孕反应消失、食欲增强，基础代谢率比正常人增高 10%~20%，热量需要大幅增加。孕中期开始，孕妇摄入热量每天至少增加 200 kcal。热量摄入要考虑三大营养素所占的比例，一般糖类占 65%，脂肪占 20%，蛋白质占 15%。

（2）摄入足量优质蛋白质。在孕中期，每天蛋白质的需要量要比平时增加 15 g，瘦肉、鱼类、禽类、蛋类等是优质蛋白质的良好来源。其中，鱼类可提供多种不饱和脂肪酸；而蛋类尤其是蛋黄，是维生素 A、维生素 B_2 和卵磷脂的良好来源。孕妇要多吃这些富含优质蛋白质的食物，为胎儿骨骼及神经系统的生长发育提供营养。

（3）保证适度的脂肪供给。在孕中期，脂肪开始在孕妇背部、腹壁、大腿等部位囤积，为分娩和产后哺乳做必要的能量储备，故孕妇在日常饮食上应适当增加植物油的摄入量，也可选食花生仁、芝麻、核桃等富含必需脂肪酸的食物。

（4）增加主食含量。每天增加主食 100 g 或主食 50 g 加 500 ml 牛奶。因早孕反应消失，食欲转好，应多变换花样，想方设法制作各类主食增加孕妇食欲，如花卷、枣卷、发面饼、豆包、肉包、素包、锅贴等。

（5）适量增加蔬菜和水果的供给。蔬菜和水果的摄入可增加维生素及膳食纤维，防止便秘。

（6）适当补充微量营养素。孕妇饮食中应富含维生素和钙、铁、碘等微量营养素。①维生素 A 和叶酸需要量同早孕期；维生素 D 的摄入量应比正常饮食增加 1 倍，可食用动物肝脏、蛋黄、鱼或口服鱼肝油等；维生素 C 的摄入量也应增加，可多吃新鲜水果和蔬菜，也可口服维生素 C。②钙：每天大约应摄入 1 000 mg。钙主要来源于豆类、肉类、乳类等，其中奶或奶制品中的钙更易被人体吸收，也可服用枸橼酸钙。缺乏维生素 D 和钙会影响胎儿骨骼、牙齿发育，导致孕妇缺钙抽搐。③铁：每天应增加铁摄入量 10 mg。孕妇应多食用瘦肉、肝或动物血等含铁丰富的食物，同时多吃富含维生素 C 的食物，以促进铁的吸收。必要时遵医嘱服用小剂量铁剂。④锌：主要存在于动物蛋白和谷物中。若合理饮食，一般不会缺锌。

3. 孕晚期（妊娠第 28～40 周末）的膳食指导

孕晚期因腹部隆起明显，宫底较高，横膈上移，产妇容易出现上腹部饱胀、食欲缺乏。孕晚期体重增长迅速，平均每周增加 0.3～0.5 kg。孕期体重增长过低或过高对胎儿和母体均不利，过低可能延缓胎儿生长发育，早产儿发生率较高；过高则易出现巨大儿，增加难产的风险，并诱发妊娠并发症。此期的膳食指导原则包括以下几点。

（1）适当增加富含蛋白质食物的摄入量。孕晚期每天应多摄入蛋白质 25 g。动物蛋白质应占全部蛋白质的 50%以上。若蛋白质摄入不足，可影响胎儿脑细胞分化，导致脑细胞数量减少。应在孕中期的基础上，保证各种营养素的摄入量。

（2）适当增加微量元素的摄入量。孕晚期锌摄入量不足，可导致胎儿生长受限、先天畸形、早产、死胎等。锌主要来源于动物性食物，如肝、瘦肉、蛋黄和海产品含锌较多，牡蛎含量最高；植物性食物中豆类、谷类、花生和蘑菇中锌含量较高，而蔬菜和水果含量较低。孕晚期每日钙摄入量应增至 1 500 mg，但摄入过多的钙可能会导致便秘。为预防便秘，孕妇可在日常生活中多吃富含维生素和纤维素的食物。

（3）适当控制糖类、脂类的摄入量。在孕晚期，尤其是最后 1 个月，孕妇要适当控制能量摄入，以免胎儿过大，造成分娩困难。应适量活动，防止体重增长过快，每周体重增长控制在 0.3～0.5 kg。

孕期营养固然重要，但不能盲目补充。在保证孕妇营养的同时，还应做到各类食物的调配，合理摄入。

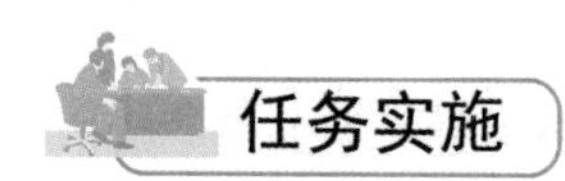

一、孕早期膳食计划

可按照孕妇的喜好选择能够促进食欲的食物。孕早期一日三餐实例见表 1-1。

表 1-1　孕早期一日三餐实例

餐次	膳食种类
早餐	花卷、酸奶、煮鸡蛋、猕猴桃
加餐	杏仁、葡萄
午餐	米饭、清炒荷兰豆、红烧排骨、西红柿鸡蛋汤
加餐	红枣、苹果

续表

餐次	膳食种类
晚餐	面条、西兰花炒肉丝、豆腐鱼头汤
加餐	牛奶、碱性饼干

二、孕中期膳食计划

孕中期一日三餐实例见表1-2。

表1-2　孕中期一日三餐实例

餐次	膳食种类
早餐	杂粮粥、牛肉芹菜包、煮鸡蛋、凉拌黄瓜
加餐	酸奶、烤面包片
午餐	米饭、蒜蓉油麦菜、糖醋鲤鱼、黄瓜炒鸡蛋
加餐	橙子、核桃仁、红枣
晚餐	花卷、芹菜炒牛肉、豆腐粥、海米娃娃菜
加餐	牛奶、烤面包片

三、孕晚期膳食计划

孕晚期一日三餐实例见表1-3。

表1-3　孕晚期一日三餐实例

餐次	膳食种类
早餐	西红柿牛肉面、清炒西葫芦
加餐	红枣、坚果、猕猴桃
午餐	米饭、素炒空心菜、土豆焖排骨、豆腐鲫鱼汤
加餐	杏仁、苹果
晚餐	杂粮窝头、蒜蓉生菜、豆腐干炒肉丝
加餐	牛奶

四、评价

(1) 熟悉孕期膳食制作原则，能够根据孕妇孕期不同阶段、饮食喜好制订膳食计划。

(2) 操作过程中注意与孕妇及其家属沟通，了解家庭的饮食习惯。

(3) 语言表达良好，与产妇及其家属沟通有效。

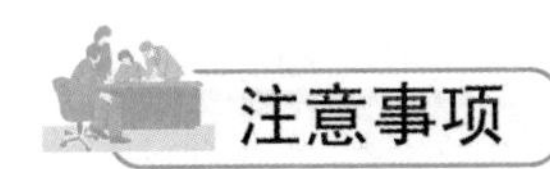

注意事项

随着胎儿月龄的增长，孕妇对营养的需求不断增加，在饮食上需要注意以下3个方面。

(1) 采取少食多餐的方式，尤其应注意保证食物的多样性，以谷类为主，多吃蔬菜、水果、奶类、豆制品等，补充含钙丰富的食物，避免摄入过多的脂肪和糖类。

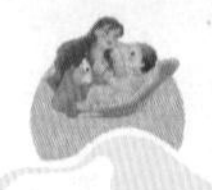

（2）严格控制食盐量，以每天进食 6 g 为宜。

（3）忌食寒凉、辛辣等刺激性食物。

知识链接

营养素的主要食物来源

钙：牛奶、豆腐、深绿色蔬菜（荠菜、菠菜、油菜等）、芝麻酱、海带等。

铁：樱桃、蛋黄、牛肉、羊肉、动物肝脏、猪腰等。

叶酸：菠菜、油菜、樱桃、酵母、糙米、动物肝脏等。

维生素 A：橙、柑、桃、番茄、胡萝卜、牛肉等。

维生素 B：大豆、花生、燕麦、杂粮、动物肝脏、蛋黄、瘦肉等。

维生素 C：橙子、柑橘、猕猴桃、鲜枣、樱桃、番茄、蔬菜等。

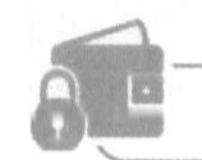

任务评价

见表 1-4。

表 1-4　制订孕期膳食计划任务评价表

项目	评价标准
知识掌握	说出孕期各阶段的生理变化特点（10 分） 说出孕早期膳食指导（10 分） 说出孕中期膳食指导（10 分） 说出孕晚期膳食指导（10 分） 回答熟练、全面、正确
操作能力	能正确判断孕期发育情况是否正常（15 分） 能正确掌握贫血食疗方（芹菜炒香干、菠菜猪肝汤）制作的操作流程（15 分） 操作要娴熟、正确、到位
人文素养	有关爱母婴的观念（10 分） 对家庭成员的解释工作准确、到位（10 分） 具备有效沟通的能力（10 分）
总分（100 分）	

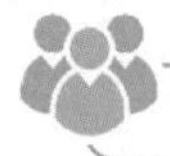

同步测试

同步测试

任务二 制作孕期营养膳食

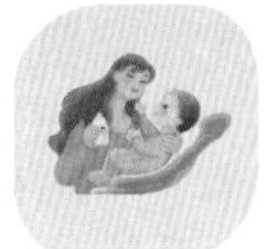

任务描述

李某，28 岁，第 1 胎，孕 58 天。自述和老公在外地工作，一直都采取避孕措施，但前几天发现意外怀孕了。因没有做好思想准备，丈夫想让流掉，但是妻子认为既然孩子来了还是想好好地迎接他，长辈都不在身边，小夫妻也不懂孕期保健知识，而且前段时间单位组织查体发现孕妇患有轻度贫血。于是来到母婴护理中心，想知道孕期该怎样滋补能改善贫血症状？吃什么对胎儿发育最好？

工作任务：

1. 请为该孕妇制作孕期营养膳食。
2. 请为该孕妇及丈夫进行孕期营养膳食健康宣教。

任务分析

制作孕期营养膳食

完成该任务需要母婴护理员具备关爱母婴的职业素养，具有一定的沟通能力；需要知悉孕期女性生理变化过程；需要了解营养膳食搭配方面的相关知识，并能根据孕期不同阶段的生理特点制作营养膳食。对有异常症状者，能正确指导孕妇有针对性地制作营养膳食，改善甚至纠正异常症状，保障母婴健康。

在任务实施过程中，母婴护理员要耐心、细致、关心、体贴孕妇，解除其思想顾虑，使其积极主动配合。与家属沟通时要用通俗易懂的语言，使其尽快掌握并能制作孕期各阶段膳食。

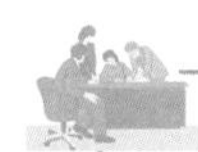

相关知识

一、孕期女性膳食营养的重要性

妊娠是一个复杂的生理过程，为了成功妊娠，孕期女性的生理状态及代谢发生了较大的适应性改变，以满足胎儿的生长发育，并为产后泌乳进行营养储备。孕期营养状况的优劣对胎儿生长发育乃至成年后的健康成长将会产生至关重要的影响。与非孕期相比，孕期女性对能量和各种营养素的需要量均有所增加，尤其是能量、蛋白质、必需脂肪酸，以及钙、铁、维生素 A、叶酸等多种微量营养素。为了满足孕期对各种营养素的需求，孕期的食物摄入量也应相应地增加，但膳食结构仍应是由多种多样食物组成的平衡膳食，食物力求种类丰富、营养齐全，无须忌口。因各种原因使膳食不能满足营养需要时，可在医生指导下合理使用维生素和矿物质补充剂。怀孕不同时期胚胎发育速度不同，孕妇的生理状态、机体代谢水平和对营养素的需求也不同。

二、孕期膳食原则

孕妇膳食应随着孕期女性的生理变化和胎儿生长发育的状况而进行合理调配。中国营养学会在《中国居民膳食指南》（2016）中对孕妇的膳食特别提出：①自妊娠第 4 个月起，保证充足的能量；②妊娠后期保持正常的体重增长；③增加肉、蛋、奶、鱼及其他海产品的摄入。

1. 孕早期的合理膳食

孕早期胎儿生长发育速度相对缓慢，此时所需营养与孕前没有太大差别。值得注意的是，此期大部分孕妇会出现恶心、呕吐、食欲缺乏等妊娠反应，这些反应往往会影响孕妇的营养摄取量。针对孕早期女性的特点，制作营养膳食时应注意以下几个方面。

（1）选择清淡、易消化、可增加食欲的食物。避免大鱼大肉，不吃辛辣刺激性及寒凉生冷的食物，以免出现消化不良，加重胃肠道反应。

（2）少食多餐，保证正常的进食量，不偏食。

（3）早孕反应一般在晨起和饭后最明显，可在起床前吃些含糖类丰富质地干的食物。

（4）建议每日服用适量叶酸和维生素 B_{12} 等，以预防胎儿神经管畸形。

2. 孕中、晚期的合理膳食

孕中、晚期是胎儿迅速生长发育的时期，孕妇要补充足够的热量和营养素才能满足自身与胎儿生长发育的需要；母体自身也开始贮存脂肪、蛋白质等，孕妇的体重也迅速增长，同时出现缺钙、缺铁的现象。孕妇从怀孕第 4 个月起，妊娠反应减轻或消失、食欲好转时，应增加能量和各种营养素的摄入，如牛奶、鸡蛋、瘦肉、动物肝脏、鱼虾类、豆制品、新鲜蔬菜和水果等，以保证胎儿的正常生长发育。为防止便秘，应多食用富含膳食纤维的食物。孕中、晚期膳食要做到品种多样、营养全面、荤素搭配，并保证一定的数量。

孕期营养不仅对母体健康影响很大，对妊娠结局也能产生至关重要的影响，合理的膳食和均衡的营养是保证成功妊娠的物质基础。

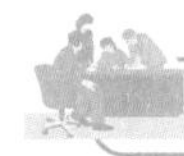

任务实施

一、评估

（1）判断孕妇的孕周，了解有无贫血、便秘、高血压和糖尿病等异常情况。

（2）评估孕妇及其家属对孕期营养膳食相关知识的了解程度。

（3）帮助孕妇制作贫血食疗方：芹菜炒香干、菠菜猪肝汤。

二、计划

（1）环境准备：环境干净整洁，光线适宜。

（2）操作人员准备：着装整洁，穿工装、洗净双手。

（3）用物准备：灶具、炊具、餐具。

（4）食材准备：①芹菜炒香干：芹菜 300 g，香干 3 块，盐一茶匙（3 g），白糖一茶匙（3 g），油适量。②菠菜猪肝汤：菠菜 60 g，猪肝 100 g，淀粉、姜片、盐、酱油、枸杞子、香油各适量。

三、实施

见表 1-5。

表 1-5　制作芹菜炒香干和菠菜猪肝汤操作流程

操作步骤	操作过程	要点说明与注意事项
1. 准备 图 1-1　用物	◆环境准备 ◆操作人员准备 ◆物品准备（图 1-1） 准备充足、合理	• 所用食材需新鲜、清洗干净备用 • 操作者穿工装、洗净双手
2. 解释沟通 图 1-2　用物	◆了解孕后贫血的护理知识，能够通过食疗给予调理（图 1-2） ◆讲解食疗的目的和制作方法，使孕妇和家属愿意学习，积极配合练习 ◆关注家庭成员之间的焦虑点，有针对性地进行沟通	• 语言表达良好，与孕妇及其家属沟通有效 • 解释语言通俗易懂
3. 检查食材 图 1-3　检查	◆一查：再次检查用具是否齐全，灶具是否处于功能状态 ◆二看：观察食材是否新鲜，配料是否齐全（图 1-3）	• 操作时耐心细致，注意安全 • 检查内容全面 • 若发现异常及时补救
4. 操作 （1）芹菜炒香干操作流程 图 1-4　芹菜炒香干	◆摘去芹菜叶子，将根部切掉后清洗干净控水，然后切成寸长的段 ◆香干先横批切成两半的片，再切成粗丝 ◆热锅入油，烧至四成热时倒入香干炒出香味 ◆倒入芹菜，翻炒几下后调入盐和糖，大火 20 秒炒匀后即可（图 1-4）	• 应注意：刀工精巧细腻 • 叮嘱孕妇及其家属操作时一定注意安全，防止受伤 • 操作动作熟练，并与孕妇及其家属沟通是否掌握了操作方法

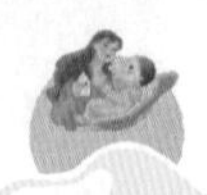

续表

操作步骤	操作过程	要点说明与注意事项
4. 操作 （2）菠菜猪肝汤操作流程 图1-5　菠菜猪肝汤	◆将猪肝斜切片，菠菜去根切段 ◆猪肝中加入淀粉，混合搅拌均匀，腌制10分钟 ◆将菠菜放入开水中焯烫一下备用 ◆将猪肝放入开水中焯烫半分钟 ◆水烧开放入姜片、猪肝，煮制1分钟，倒入菠菜 ◆加入盐、酱油、枸杞子、香油煮一段时间即可（图1-5）	• 应注意：刀工精巧细腻 • 叮嘱孕妇及其家属操作时要注意安全，防止烫伤 • 猪肝煮久了会老，所以焯烫时要快一些 • 菠菜吃之前要焯烫一下，可以去除菠菜中的草酸及涩味
5. 整理记录	◆将用过的灶具、炊具、餐具擦洗干净 ◆物品擦拭干净归位，摆放整齐 ◆洗手、记录	• 合理放置物品
6. 健康宣教	健康提示： ◆香干含有丰富的铁、钙、镁、锌、维生素C、蛋白质等多种营养素，具有补血养颜、强壮骨骼、补脑健脑、预防心血管疾病等功效。常吃对高血压、血管硬化、贫血、神经衰弱、小儿软骨病等有辅助治疗作用 ◆芹菜除含有同香干相同的营养素外，还含有胡萝卜素、B族维生素等，孕妇早期食用除可获得全面营养外，也能防止和纠正贫血 ◆芹菜还含有较多的膳食纤维，可促进肠蠕动，有利于预防和缓解孕期便秘 ◆食用猪肝可调节和改善贫血患者造血系统的生理功能，有生血养血、润燥滑肠的作用 ◆菠菜能供给人体所需的多种营养物质尤其是铁，对缺铁性贫血有较好的辅助治疗作用	• 知识点通俗易懂，表达合理、有效

四、评价

（1）熟悉操作流程，操作步骤规范，动作娴熟。
（2）操作过程中注意与孕妇及其家属沟通，了解他们掌握的程度。
（3）语言表达良好，与产妇及其家属沟通有效。

注意事项

（1）刀工精巧细腻，大小、厚薄、粗细均匀。
（2）操作时火候适中，老嫩适宜；无焦煳、不熟或过火现象。
（3）口味咸淡适中，应具有的鲜香味。
（4）装汤碗摆放美观，数量适中；碗边无指痕、油污。

知识拓展

孕期营养饮食误区

误区一：补钙就要多喝骨头汤。为了补钙，有的孕妇按照老人的指点猛喝骨头汤。其实，喝骨头汤补钙的效果并不理想。骨头中的钙不容易溶解在汤中，也不容易被人体的肠胃吸收，喝过多的骨头汤反而可能因为油腻引起孕妇不适。

误区二：为控制体重不吃脂肪。在孕期尤其不应该拒绝脂肪，因为脂肪是胎儿神经系统及细胞膜形成必不可少的成分。脂肪被分为两类：不饱和脂肪酸（如 ω-3）和饱和脂肪酸（如黄油或全脂奶产品中的脂肪）。在孕期这两种脂肪都应该吃，因为胎儿需要各种类型的脂肪。如果在孕期胎儿缺乏本应该得到的某种脂肪，在以后的生活中是无法弥补的。因此，孕妇不能仅吃素！当然，也不要忽视了暗藏的脂肪，如果在烹饪的菜品中已经含有了脂肪，就没必要再加更多的脂肪进去。

误区三：盲目购买营养保健品。价格昂贵的营养品一定比普通食物好吗？准妈妈在选择营养品时要考虑的是自己的身体是否需要进补，而不是盲目听从销售商的宣传，许多营养品的吸收效果并不比普通食物更好（如鲜牛奶的补钙功效未必就比直接补充钙剂差），有些营养品甚至根本不适合孕妇食用。孕妇在决定购买营养品前，最好先咨询一下有经验的产科医生。

误区四：以保健品代替正常饮食。为了加强营养，有些孕妇每天要补充很多营养品，诸如蛋白粉、钙片、铁剂、复合维生素、孕妇奶粉等。大量营养品下肚，就认为自己的营养已经足够了，一日三餐的营养保证不了也没关系。其实这种做法对身体是不利的，因为营养品大都是强化某种营养素或改善某一种功能的产品，单纯食用这些营养品还不如保证普通膳食的营养均衡更为有效。

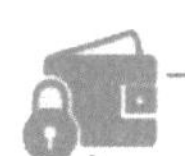

任务评价

见表 1-6。

表 1-6　芹菜炒香干和菠菜猪肝汤指导任务评价表

项目	评价标准
知识掌握	说出孕期各阶段的生理变化特点（10 分） 说出产后贫血的护理知识（15 分） 说出制作贫血食疗方时的注意事项（15 分） 回答熟练、全面、正确
操作能力	能正确判断孕期发育情况是否正常（15 分） 能正确掌握贫血食疗方（芹菜炒香干、菠菜猪肝汤）制作的操作流程（15 分） 操作要娴熟、正确、到位
人文素养	有关爱母婴的观念（10 分） 对家庭成员的解释工作准确、到位（10 分） 具备有效沟通的能力（10 分）
总分（100 分）	

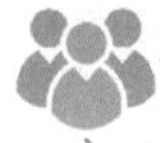

同步测试

同步测试

项目二　生活起居照护

【项目介绍】

孕妇护理以保健和护理为中心，以临床为基础，为孕产妇、胎儿制订一系列科学的保健和护理措施，保障和促进母婴安全。生活起居照护是根据孕早、中、晚期各阶段的特点，为孕妇提供相应的保健服务，以及安全、卫生和心理指导。帮助孕妇掌握自我监护技能；指导孕妇做好分娩前的生理、心理准备及母婴用品的准备，主要包括孕妇乳房护理指导、孕期安全指导、孕期运动指导、为孕妇准备待产物品等专业护理。

【知识目标】

了解孕妇的生理特点；
熟悉孕妇常用的生活护理常识；
掌握孕妇生活照护的内容及方法。

【技能目标】

能对孕妇进行孕期安全指导；
能为孕妇准备待产物品；
能正确和规范指导孕妇实施孕期乳房的护理；
能指导孕妇进行孕期瑜伽等运动项目。

【素质目标】

具有高度的责任心、爱心、耐心；
认识孕妇护理的重要性；
具有良好的沟通协调能力；
具有关爱母婴的服务意识。

任务一　孕妇乳房护理指导

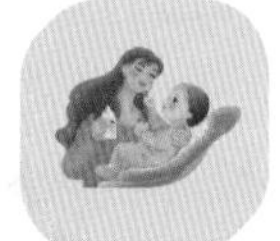

任务描述

李某，28 岁，第 1 胎，孕 28 周。自述自妊娠以来乳房逐渐增大、胀痛。通过查阅有关孕期公众号，认为是正常现象，查阅到专家建议可以通过按摩乳房缓解症状；而丈夫说他看到有的文章写到孕期不可以按摩乳房，以免引起宫缩造成流产。想咨询孕期是否可以按摩乳房，如何正确实施按摩？

工作任务：

1. 请指导该孕妇进行孕期乳房护理。
2. 请为该家庭成员进行乳房护理的健康宣教。

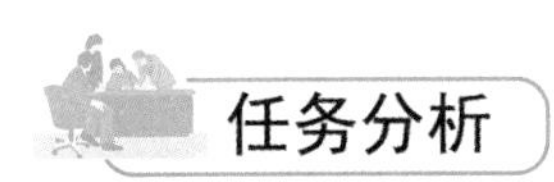

任务分析

孕妇乳房护理指导

完成该任务需要母婴护理员具备关爱母婴的职业素养，具有一定的沟通能力；需要知悉孕期妇女乳房的生理变化过程；会检查乳房，并进行按摩操作指导。发现乳头内陷者，能正确指导孕妇进行乳头牵拉伸展锻炼。

在任务实施过程中，要注意为孕妇保暖，动作既要轻柔又要达到按摩效果。与孕妇及其家属沟通时要用通俗易懂的语言，使其尽快掌握乳房的护理技巧。

相关知识

孕前要做好乳房检查，如有乳房肿块应先进行检查，遵医嘱治疗后再怀孕。孕期由于女性激素分泌增加，可使乳房发生各种肿瘤的概率增加，也可使原有的乳腺良、恶性肿瘤加速生长和发生早期转移。孕期少数孕妇可能会出现乳头过小、平坦或凹陷，会造成产后哺乳困难，所以母婴护理员要非常熟悉乳房的孕期护理。

一、孕期乳房的生理变化

乳房于孕早期开始增大，乳头、乳晕出现色素沉着，乳头增大易勃起。乳晕外围的皮脂腺肥大形成散在的结节状小突起，称为蒙氏结节（图 1-6）。乳腺腺体增大增多，孕妇自觉乳房发胀，偶尔有刺痛的感觉。由于乳腺腺泡增生致使乳腺增大并出现结节。孕期胎盘分泌大量雌激素刺激乳腺腺管发育，分泌大量孕激素刺激乳腺腺泡发育。此外，在垂体催乳素、胎盘生乳素、胰岛素和甲状腺素等激素的参与下乳腺发育更加完善（图 1-7），但并无乳汁分泌，这与大量雌、孕激素负反馈抑制乳汁生成有关。孕晚期尤其在接近分娩期挤压乳房可有少许黄色稀薄液体溢出，称为初乳。

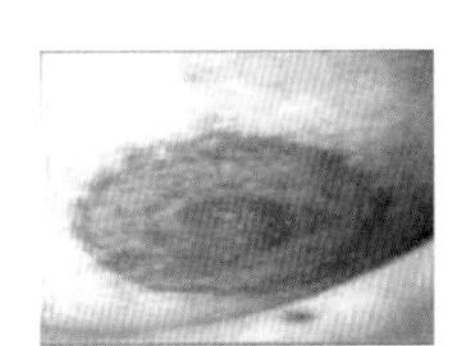

图 1-6　蒙氏结节

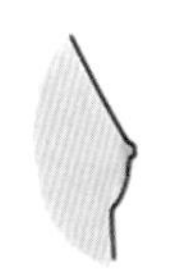

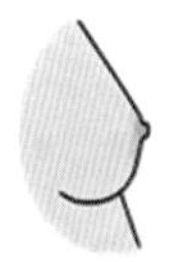

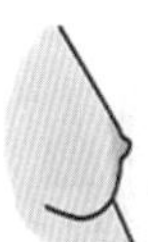

图 1-7　乳房的变化

二、乳房日常护理方法

（1）孕期乳房不断增大，需要有合适的乳罩做支托。乳罩的罩杯要能覆盖整个乳房，但不能压迫乳房。注意佩戴宽松、舒适的乳罩。随着乳房体积的增大，还应不断更换乳罩的型号，以使乳房血液循环通畅，保障乳腺组织的正常发育。

（2）孕妇沐浴时忌用肥皂和乙醇等刺激性物品擦拭乳头、乳晕。

（3）睡眠时注意采取适宜的睡姿，最好取侧卧位或仰卧位。俯卧位容易挤压乳房，不利于乳房的血液循环。

（4）少数孕妇可能出现乳头平坦、过小或凹陷等情况，从孕 32 周起可在医生指导下适当地进行乳头牵拉练习，并在产后让婴儿频繁吸吮，仍有可能顺利哺乳。

（5）定期做好乳房体检，如发现肿块应及时就诊。

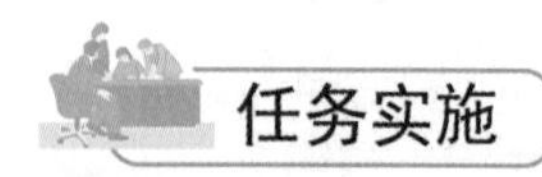

任务实施

一、评估

（1）检查孕妇乳房状况，了解有无乳头平坦、过小或凹陷等异常情况。

（2）评估孕妇及其家属对乳房护理知识的了解程度。

二、计划

（1）环境准备：环境干净整洁，光线适宜，温度 24~26 ℃，湿度 55%~65%。

（2）操作人员准备：着装整洁，剪短指甲，去除手腕部饰品，清洁并温暖双手。

（3）孕妇准备：孕妇仰卧于检查床上。

（4）用物准备：干净的脸盆、毛巾、温热水、乳头矫正器等。

三、实施

见表 1-7。

表 1-7 孕妇乳房护理操作流程

操作步骤	操作过程	要点说明与注意事项
1. 准备 图 1-8 用物	◆环境准备 ◆操作人员准备 ◆用物准备（图 1-8） 准备充足、合理	•用温热水擦洗乳房，忌用乙醇或肥皂液擦洗 •操作人员剪短指甲，去除手腕部饰品，防止划伤，清洁并温暖双手
2. 解释沟通	◆乳房按摩的目的和方法，使孕妇和家属愿意接受，积极配合练习 ◆关注家庭成员之间的焦虑点，有针对性地进行沟通	•语言表达良好，与孕妇及家属沟通有效 •解释语言通俗易懂
3. 检查乳房	◆一松：松解衣服，暴露胸部 ◆二看：观察孕妇乳房发育情况，了解有无乳头平坦、过小、凹陷或肿块等异常情况	•操作时动作轻柔，注意保暖 •检查内容全面 •若发现异常情况及时就医

续表

操作步骤	操作过程	要点说明与注意事项
4. 乳头平坦及凹陷牵拉练习方法 图 1-9　伸展练习 图 1-10　牵拉练习 图 1-11　乳头矫正器的使用	1. 乳头伸展练习（十字操）： ◆将两只手的拇指或食指平行地放在乳头根部的两侧乳晕上，缓慢由乳头向左右两侧外方慢慢牵拉乳晕皮肤及皮下组织，可使乳头向外突出 ◆随后再以同样的方法，将两拇指或食指分别放在乳头上、下两侧，由乳头向上、向下两侧纵行牵拉，使乳头向外凸出。如此重复练习多次，每日 2 次，每次 15 分钟（图 1-9） 2. 乳头牵拉练习： ◆用一手托乳房，另一手的拇指、食指和中指捏住乳头根部轻轻向外牵拉，每日 2 次，每次重复牵拉 10~20 次（图 1-10） 3. 乳头内陷者，可用乳头矫正器牵引来纠正（图 1-11）	• 若孕妇的乳头凹陷，一旦受到刺激乳头会呈扁平或内缩，新生儿很难吸吮到乳头 • 在孕期进行乳头伸展或乳头牵拉练习时，动作要轻柔、有效，以孕妇感觉舒适为宜。切勿过分揉捏乳头，防止引起宫缩造成流产或早产 • 乳头内陷者，可用乳头矫正器牵引
5. 整理记录	◆帮助孕妇穿好衣服 ◆物品归位 ◆洗手、记录	• 合理放置物品
6. 健康宣教	◆乳房日常清洁要点	• 知识点通俗易懂，表达合理、有效

四、评价

（1）熟悉操作流程，步骤准确、动作规范。

（2）语言表达良好，与产妇及其家属沟通有效。

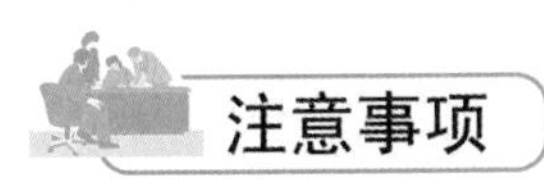

注意事项

（1）乳房护理时不可对乳房组织用力揉捏，以免乳腺组织受损伤。

（2）操作动作轻柔，并与孕妇沟通自身感受。

（3）按摩时如发现乳房肿块，及时就医。

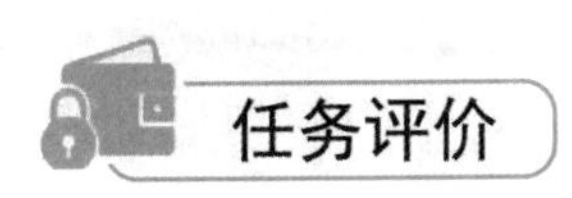

任务评价

见表 1-8。

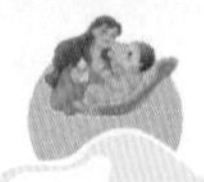

表 1-8 孕期乳房护理指导任务评价表

项目	评价标准
知识掌握	说出孕期乳房的生理变化过程（10 分） 说出孕期乳房按摩时的注意事项（15 分） 说出乳头内陷的处理方法（15 分） 回答熟练、全面、正确
操作能力	能正确判断孕期乳房发育情况是否正常（15 分） 能正确掌握乳房按摩和乳头平坦及凹陷牵拉练习的顺序（15 分） 操作要娴熟、正确、到位
人文素养	有爱护母婴的观念（10 分） 对家庭成员的解释工作准确、到位（10 分） 具备有效沟通的能力（10 分）
总分（100 分）	

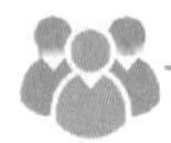

同步测试

同步测试

任务二 孕妇安全指导

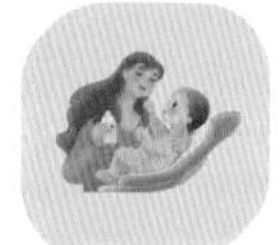

任务描述

李某，30 岁，第 2 胎，现孕 2 个月。2 天前开始出现咳嗽、流鼻涕、咽部疼痛，家人说怀孕了不能吃感冒药，但其感觉实在难受想吃点药。一家人对孕期能否用药问题意见不统一，来咨询能不能用药，用哪些药对胎儿才没有影响。作为母婴护理员如何给她解释，才能保证母胎健康，达到优生的目的？

工作任务：

1. 请为该孕妇进行孕期安全指导。
2. 请为该家庭成员进行孕期安全的健康宣教。

任务分析

孕妇安全指导

完成该任务需要母婴护理员具备关爱母婴的职业素养，具有一定的沟通能力；需要知悉孕期的生理变化过程，熟知孕期影响母胎健康的危险因素，熟悉保障孕期女性安全的措施和方法；能对孕妇进行安全指导，帮助孕妇安全度过妊娠期。

在任务实施过程中，要注意态度和蔼、认真负责，关心、体贴孕妇，做好解释及心理疏导工作，解除孕妇身体和心理上的不适与担忧。与家属沟通时要用通俗易懂的语言，使其尽快熟悉孕期安全的相关知识和家庭护理技巧。

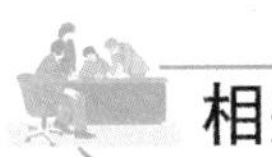

相关知识

孕期女性要特别注意安全问题，主要包括饮食、运动、药物、孕妇的体质等。特别是在孕期前 12 周，这是胚胎形成、各器官分化发育的重要时期，也是胚胎形成的脆弱期，孕妇要特别重视，小心呵护保障胎儿的安全。

一、孕期饮食

孕期对各种营养素的需求量迅速增加。及时补充各种营养有利于胎儿的生长发育，但绝非越多越好。孕期营养需求特点详见项目一饮食照护。

二、孕期居家

随着孕期月数的增加，孕妇的腹部逐渐膨隆，对日常生活产生一定的影响，孕期居家安全需要注意以下几个方面。

（1）沐浴。孕期新陈代谢增加，孕妇应经常沐浴、更换内衣。但要注意掌握沐浴的时间、温度、方式和沐浴时长等。

（2）家庭烹饪。保持厨房的空气流通。厨房电器会产生少量的电磁辐射，从优生优育的角度出发，不建议孕服在孕期近距离、长时间接触电磁炉。

（3）清洁。平时保持居室清洁干净、空气流通。清洁掌握方式方法，不过量使用清洁剂。

（4）衣物的摆放。孕妇的衣物不要放得过高或过低；避免室内地板湿滑。

（5）换洗衣物。孕晚期孕妇穿脱衣服有一定困难，家人应给予充分的理解和帮助。

（6）睡眠。要注意睡眠时间，学会应对失眠。睡眠时枕头高度适宜，床铺以木板床为宜，睡前温水泡脚。

（7）自我监测。孕妇要掌握自我监测运动的方法和需要及时就诊的症状。

三、孕期出行

外出购物或散步可使孕妇心胸开阔、心情舒畅，但要保证孕妇出行安全。

四、孕期用药

孕期用药要注意孕周大小，在受精后 1 周内服用了一些药物对胎儿不会有太大的影响；在受精后 3~8 周胚胎各器官分化形成时期，极易受药物及外界不良因素的影响而导致胎儿畸形；在孕 3 个月以后至分娩，胎儿各主要器官基本分化完成，但是神经系统和生殖系统仍在继续分化，有些药物可能会影响胎儿的正常发育。当孕期必须用药时，应遵医嘱充分权衡利弊后尽量选择对胎儿影响最小的药物，并根据病情随时调整用药剂量，及时停药。

五、孕期运动

孕期女性针对之前的运动习惯和方式可作出适当调整，运动时要以安全为先。

六、孕期性生活

孕期可以进行性生活，但也要注意安全，同房时期选择不当或频率、动作幅度控制不当有可能造成流产和早产。

七、孕期工作

孕期可以正常工作，但不要长时间持续工作；上班时穿的衣服要宽松，鞋子要舒适。

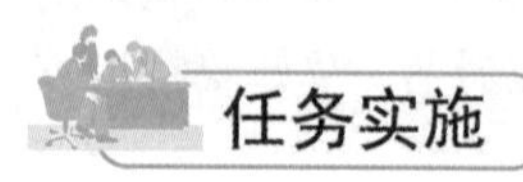

任务实施

一、孕期饮食安全指导

（1）避免摄入高脂肪。乳腺癌、卵巢癌等妇科癌症是可以通过家族遗传的。高脂肪摄入不仅是上述妇科癌瘤的一大元凶，也是催乳激素合成的“罪魁祸首”，使准妈妈患乳腺癌的风险也大大增加，对胎儿和孕妇的健康构成威胁。

（2）蛋白质摄入要适量。建议孕妇每日摄入 90~100 g 蛋白质为宜。过量的蛋白质会降低孕妇食欲，加重胃肠道负担，阻碍营养物质的吸收，使营养成分单一。

（3）不宜高糖饮食。高糖饮食容易诱发血糖偏高，很多巨大儿和畸形儿妈妈都有高血糖症。此外，这类孕妇自身患上妊娠毒血症的概率也会大大增加，而且大多只能剖宫产结束分娩。

（4）合理补钙。怀孕补钙对胎儿的好处很多，可以促进胎儿的大脑发育，对胎儿的骨骼和牙齿发育都有一定的好处，能有效地缓解多动症、避免孕妇腹痛和减少抽筋、预防宝宝出牙迟等，为了胎儿的发育孕妇及时补钙是很重要的。可以多吃一些含钙较高的食物如坚果类食品，尽量不偏食。为了适应宝宝的需求也可以吃些钙片。

钙的摄入并非越多越好，如果准妈妈摄入过多的钙质，会导致胎儿头骨过早钙化，而头骨过硬影响顺产，还会导致前囟过早闭合，影响宝宝的智力发育；骨骼过早钙化会造成骨骺提前闭合，从而影响宝宝的身高发育；肠道中钙质过多会抑制铁和锌等元素的吸收，从而导致胎儿缺锌和缺铁，造成生长缓慢，出现贫血和厌食等症；血钙浓度过高，当沉积在血管壁、内脏、组织或眼角膜中，会造成血管硬化、视力障碍和心脏功能异常，还会增加泌尿系统结石的风险。因此，必须科学合理地补钙。

（5）饮食不宜过咸。因为个人饮食习惯不同和所处地区的差异，有些孕妇比较爱吃偏咸的食物，而摄入太多的食盐易使血压升高，不利于母子健康。

（6）忌酸性饮食。由于在孕早期会出现妊娠反应等早孕症状，部分孕妇偏好食用酸性食物。吃酸性食物确有好处，但孕期服用也要注意选择。如山楂的营养较丰富，但会促进子宫收缩，严重时可能会导致流产，故孕妇最好少吃山楂。如果有流产史或有流产先兆的孕妇，最好不要食用山楂及其制品。

（7）温热补品要慎用。妊娠后，母体心脏随着血流量的增加而负担加重，宫颈、输卵管也因此充血扩张。母体内分泌腺活跃、醛固酮含量剧增，将会使水、钠潴留，这也是水肿和高血压出现的一个诱因，因此孕期食用温热补品一定要慎重。

二、孕期居家安全指导

1. 沐浴

（1）时间：饥饿状态或饱餐后 1 小时内不宜沐浴。

（2）温度：沐浴时水温要适中，避免因水温过低或过高刺激子宫，诱发流产或早产。理想的洗澡水温应与体温相当，一般不超过 38 ℃。如果水温过高，容易导致孕妇缺氧，从而导致胎儿发育不良。

（3）方式：最好选择淋浴。选择沐浴露应以温和无刺激的为主。沐浴时要做好安全防护措施，在浴室地面铺防滑垫，避免因地面湿滑发生侧摔。在孕晚期，不断增大的腹部致使孕妇身体不易保持平衡，建议采取坐位进行沐浴。

（4）注意事项：孕妇在沐浴时要注意时长，一般建议不超过 30 分钟，否则会因缺氧导致胸闷、头晕、眼花等症状。

2. 家庭烹饪

（1）保持厨房的空气流通。如果通风条件达不到要求，孕妇应尽量避免长时间待在厨房。

（2）厨房电器产生的电磁辐射也是一种不安全因素。虽然电磁辐射射线少，偶尔使用几乎可以忽略，但长期频繁地接触对胎儿的正常生长发育也有可能产生不良影响。特别是孕早期前 3 个月内，各个器官结构及功能均处于快速生长的阶段，外界不良因素的持续干扰可能会增加流产、胚胎停育、畸形、生长发育迟缓、智力低下等风险的发生。因此，从优生优育的角度出发，不建议在孕期近距离、长时间接触电磁炉；在无法避免的情况下，最好能够穿防辐射服进行防范。同时加强孕期产检，密切监测胎儿在宫内生长发育指标有无异常。

3. 清洁

不要过量使用清洁剂，因其中的化学物质很容易残留。平时保持居室清洁干净、空气流通即可。

4. 衣物的摆放

孕妇的衣物要好拿好放，挂衣架要降低高度。室内倘若地板较滑，可垫上防滑垫。

5. 换洗衣物

孕晚期孕妇行动不便，生活自理能力较弱，穿脱衣服有一定困难，特别是患有高血压、糖尿病等疾病者更需要他人协助。

6. 睡眠

（1）睡眠时间：每天要保证 8~9 小时的睡眠，晚上 11 点前要进入睡眠状态。

（2）应对失眠：孕妇在孕期保持情绪稳定，若有烦心事应及时与家人进行沟通交流；避免进食影响情绪的食物，如油炸食品和咖啡等；入睡前尽量避免大量饮水，否则多次起夜会降低睡眠质量；孕期睡姿不宜长时间仰卧位，建议选择左侧卧位。

（3）床上用品的选择

①枕头：高度适宜，比较理想的高度是 9 cm。

②床铺：以木板床为宜，上面覆盖厚厚的棉褥；被褥最好选用棉絮的，外面包着棉布；可使用蚊帐，不仅可以防止蚊虫叮咬，还可以过滤掉空气中的尘埃，能提高睡眠质量。

（4）睡前温水泡脚：孕妇可以泡脚，泡脚有助于局部血液循环从而改善疲劳症状。对有下肢水肿的孕妇，温水（37~38 ℃）泡脚还可以缓解水肿。

7. 自我监测

（1）胎动：在孕妇最安静时动得最频繁，一般在晚上睡前、饭后、沐浴、欣赏音乐及孕妇与胎儿“互动”时。胎动有两个活跃高峰：一是上午 7—9 点；二是晚上 11 点到第二天凌晨 1 点。

监测胎动的方法：每天早晨、中午、晚上各测量胎动 1 次，每次连续计数 1 小时，再将 3 次测量的次数之和乘以 4 便可推算出 12 小时的胎动次数。健康的胎儿每小时胎动 3~5 次，12 小时的胎动次数应大于 30 次。如发现胎动异常应及时到医院就诊。

（2）其他需要及时就诊的症状：当孕期出现阴道流血、阴道流液、下腹坠胀感、10 分钟内的宫缩次数达到 2~3 次，或出现头晕、眼花、呕吐、下肢及全身性水肿、血压增高、皮肤瘙痒等情况需要及时就医。

三、孕期出行安全指导

（1）出行距离以短途为佳。怀孕前期和后期都是胚胎不稳定期，尽量避免长途旅行和过重的体力劳累。孕妇最佳的旅行时间以 16~28 周为宜。

（2）关注出行当日的天气，宜选择天气晴朗、无风的日子出行。恶劣天气避免外出。

（3）应根据天气变化选择出行衣服，冬天出行以轻便、保暖、不影响孕妇行动的衣服为宜。

（4）注意错峰出行，避免在人流高峰时外出，避免挤乘公共汽车或者到人员密集的超市、菜市场等公共场所。

（5）适当掌握外出时间。如去商场购物，应提前列好清单，以防购物时间太长引起孕妇劳累。乘电梯时要抓牢电梯扶手，避免提拿重物。

（6）乘坐交通工具时不要久坐，防止下肢静脉血栓的发生。与家人保持通信畅通。

（7）出门在外要注意饮食安全，谨慎食用生冷食品，避免出现胃肠道不适。

四、孕期用药安全指导

1. 服药时间

（1）在卵子受精后 1 周内（停经 3 周以内）用药，受精卵尚未种植在子宫内膜，一般不受药物影响，比较安全。在受精 1~2 周用药，受精卵已经种植于子宫内膜，但组织尚未分化，这段时期药物对胚胎的影响是“全”或“无”的。“全”是指药物导致大量胚囊细胞受损，导致胚胎死亡，在着床前自然淘汰。“无”是指药物只是使少量细胞受损，不会影响其他胚囊细胞继续分化发育成正常个体。所以该期用药不会引起胎儿畸形，属于安全期。故在孕前或孕早期服用了一些药物对胎儿不会有太大的影响，不必过分担心，也不必因此做人工流产。

（2）受精后 3~8 周（停经 5~10 周）是胚胎各器官分化形成时期，极易受药物及外界不良因素的影响而导致胎儿畸形，属“致畸高度敏感期”。在此期服药时要充分考虑药物毒副作用，不必用药时坚决不用，可用可不用的或暂时可停药的，就不用或停药。如必须用药，一定要在医生指导下谨慎安全用药。一旦出现阴道流血应考虑终止妊娠而不是盲目保胎。如继续妊娠，可在怀孕 16~24 周进行产前诊断，进一步了解胎儿生长发育情况及排除胎儿畸形。

（3）孕 3 个月至分娩：胎儿各主要器官基本分化完成，并继续生长发育，但是神经系统和生殖系统仍在继续分化，有些药物可能造成胎儿宫内发育迟缓、低体重儿、功能行为异常、早产等。用药后继续妊娠者要及时去医院进行相关检查，根据病情终止妊娠或者进行宫内治疗。

2. 禁用药物

（1）妊娠 3 个月内禁用的药物：抗癫痫药、抗癌药、抗组胺药、磺胺类药和抗凝血药，如美克洛嗪（敏克静）、甲氨蝶呤、苯妥英钠、氮芥等。

（2）整个孕期禁用的药物：抗生素如四环素、链霉素、氯霉素；对内分泌产生影响的药物如己烯雌酚、肾上腺皮质激素类药物、丙酸睾酮（丙酸睾丸素）、甲巯咪唑（他巴唑）等。

（3）孕晚期至临产禁用的药物：麦角新碱类药、奎宁、巴比妥类药、阿司匹林、奎尼丁、吗啡、利血平及其他有镇静催眠作用的药物等。

（4）孕期禁用的中药：牵牛子、天雄、蜈蚣、乌头、地胆、附子、螈青、水银、大戟、红砒、巴豆、雌黄、白砒、水蛭、野葛、虻虫、雄黄、芫花、干漆、麝香等。草本茶也要忌口，除非得到医生同意。

3. 用药三准则

（1）怀孕前 3 个月最好不要用药。

（2）用药时及时咨询医生，不可盲目服药，病愈后要及时停药。

（3）需要长期服药的孕妇要酌情减少用量。

五、孕期运动安全指导

（1）听取医生等专业人士的意见，针对之前的运动习惯、运动方式可作出适当调整。

（2）运动时能量消耗较大，对体能的要求也较高。因此孕期能量的摄入要增加，保证营养供给。

（3）运动时要以安全为先，在保证自身及胎儿安全的前提下再去参与运动。

（4）衣物的选择要恰当，以宽松透气为宜，运动鞋要舒适合脚。

（5）正式运动前先热身，提前让关节充分适应运动环境，可以有效预防意外伤害。

（6）运动时要注意多喝水，汗液蒸发会带走水分，及时补水可以有效保证体液平衡。

六、孕期同房安全指导

1. 同房时期的选择

（1）在孕早期 3 个月内禁止同房，因为孕早期胎盘没有形成，胚胎还不稳定，性生活时易致子宫收缩，从而引起流产。

（2）孕中期可适度同房，但也要控制同房的频率和动作幅度，以免造成孕妇腹痛或阴道出血等流产的征兆。

（3）孕晚期 3 个月内禁止同房，以免造成早产或继发感染。

2. 孕期同房注意事项

怀孕以后性生活一定要节制，在孕期如果有性生活要注意以下事项。

（1）在性生活之前夫妻双方一定做好外阴及男性生殖器清洗的工作，避免细菌侵入，造成感染。

（2）性生活的频率一定不能太多，要予以适当的节制。

七、孕期工作安全指导

（1）不宜长时间持续工作，尽可能多休息，每隔 2 小时走动一下。

（2）上班着装选择宽松、舒适的衣物，鞋子的选择以平底、舒适为主。

（3）如从事的工作对孕期母婴安全会造成影响，应申请暂时调换岗位。

八、评价

（1）熟悉孕期对孕妇有可能造成安全隐患的因素。

（2）实施过程中注意耐心、细致地与孕妇及其家属沟通，了解其对影响安全的因素的掌握程度。

（3）语言表达良好，与产妇及其家属沟通有效。

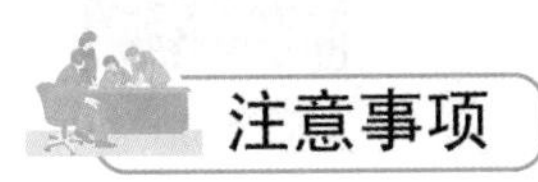

注意事项

（1）孕期应根据不同阶段的营养需求合理地进补各种营养物质。

（2）孕妇在沐浴时要注意时长，时间不宜超过 30 分钟。

（3）出行以短途为主，注意饮食安全，谨慎食用生冷食品，避免提拿重物。

（4）孕期用药应遵医嘱。

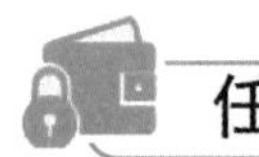

任务评价

见表 1-9。

表 1-9　孕期安全指导任务评价表

项目	评价标准
知识掌握	说出影响孕期安全的危险因素（10 分） 说出各项因素的安全指导措施（15 分） 说出孕期安全指导的注意事项（15 分） 回答熟练、全面、正确
操作能力	能正确掌握影响孕期安全的危险因素（15 分） 能对孕妇进行孕期安全正确指导（15 分） 操作要娴熟、正确、到位
人文素养	有关爱母婴的观念（10 分） 对家庭成员的解释工作准确、到位（10 分） 具备有效沟通的能力（10 分）
总分（100 分）	

知识拓展

孕期优生指导

1. 减少辐射

（1）孕妇使用家用电器时应保持 2 m 以上的距离。看电视不应超过 2 小时。

（2）为防止辐射对孕妇及胎儿的影响，手机不要贴身携带，每周累计使用计算机不得超过 20 小时。

（3）孕妇不可使用电热毯。因为在电能转变为热能的同时，会产生电磁场，电磁场的辐射会影响胎儿各器官的正常发育。

2. 其他因素

（1）戒除不良嗜好，如吸烟、喝酒等。

（2）远离动物。许多动物，如猫、狗和鸽子体内寄生的弓形虫极易通过胎盘使胎儿受到感染而诱发流产、早产和胎儿畸形等。

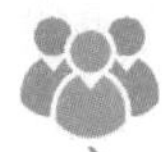

同步测试

同步测试

任务三

孕期运动指导

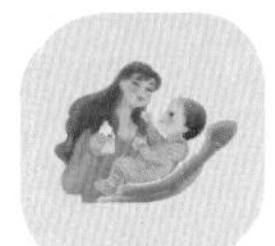

任务描述

时某，30岁，初产妇，无流产史，孕12周。早孕反应轻，家里人都小心翼翼，什么活也不让她干，丈夫让其多卧床休息，而她自己感觉身体没有太大的改变，可以像平时一样生活。也迫切希望能自然分娩，于是到母婴护理中心咨询孕期能不能锻炼，怎样锻炼将来才能顺利生产。如果你是母婴护理员，应对她如何指导？

工作任务：

1. 请为该孕妇进行孕期运动的指导。
2. 请为该家庭成员进行孕期运动指导的健康宣教。

任务分析

孕期运动指导

完成该任务需要母婴护理员具备关爱母婴的职业素养，具有一定的沟通能力；需要熟悉孕期适当运动的好处，知悉妊娠各个时期孕妇所适合的运动方式，知悉孕期运动与锻炼的操作流程；需要帮助孕妇完成孕期保健操和孕期瑜伽的练习。

在任务实施过程中，要注意做动作时要量力而行，不能完成不要勉强。如果有宫缩的情况，应停止运动。运动量要适度，动作幅度不宜过大。与家属沟通时要用通俗易懂的语言，使其尽快掌握孕期保健操和孕期瑜伽的动作要领。

相关知识

一、孕早期的运动与锻炼指导

运动能改善孕妇的心肺功能，促进消化、吸收，增强肌肉和韧带的柔韧性，促进血液循环，提高血液中氧的含量，有利于胎儿的生长发育。

（1）散步。是孕期运动锻炼形式中最好的一种。它不受条件限制，可以自由进行。

（2）踝关节运动。孕妇坐在椅子上，一条腿放在另一条腿的上面，下面的腿的足部平踏在地面上，上面的腿缓缓活动踝关节数次，然后将足背向下绷直，使膝关节、踝关节和足背成一条直线。两条腿交替练习。

（3）注意事项。孕早期的运动量、时间、地点及方式的选择要依据自身状况灵活把握。①运动量：运动时脉搏不超过140次/分，时间以30~40分钟为宜。②运动地点：选择清洁、安静、舒适、方便休息的地方。③运动方式：以轻松、缓慢的方式进行，可以适当做些家务。④避免举重物、剧烈运动、高空作业、长途旅行、频繁弯腰及下蹲等动作。

二、孕中期的运动与锻炼指导

孕中期进行适当运动，可促进孕妇血液循环，提高血氧含量；消除身体疲劳，保持心情愉悦和精神振奋；促进新陈代谢，增强孕妇体质。适当运动能刺激胎儿大脑、平衡器官、感觉器官及呼吸系统的发育。孕中期就可以开始练习孕期保健操。

注意事项：孕中期运动应以轻松、缓慢的方式为宜。户外散步是最简单、最容易接受的运动方式，如平时骑自行车或喜爱游泳，孕中期仍可进行。因为水的浮力比较大，孕妇在水中运动可以很好地改善呼吸，改善因妊娠带来的诸多不适，但要做好安全防护措施。孕中期也可以外出旅游，但不宜劳累。

三、孕晚期的运动与锻炼指导

孕晚期是整个孕期最疲劳的阶段，孕妇应以休息为主。运动方式应根据孕妇的自身条件而定，除坚持散步外，可进行以下运动。避免高冲击性的运动、固定体位或长时间坐车。运动每次以 15~20 分钟为宜，每周至少 3 次。

（1）伸展运动。站立后，缓慢蹲下，蹲的幅度做到力所能及即可；双腿盘坐，上肢交替上下落。

（2）四肢运动。站立，双手向两侧平伸，肢体与肩平，用整个上肢前后摇晃成圈，交替进行；站立，一条腿支撑全身，另一条腿尽量高一些（注意手最好能扶物支撑，以免跌倒），然后可反复几次。

（3）骨盆运动。平卧、屈膝，抬起臀部，尽量抬高一些，然后徐徐下落。

（4）腹肌活动。(半仰卧起坐）平卧、屈膝，身体缓慢抬起从平卧位到半坐位，然后恢复到平卧位，视本人的体力而定。

（5）增强骨盆底肌的练习。收缩肛门、阴道，再放松。

孕妇瑜伽是整个孕期都可以进行的运动，能使孕妇心境平和，但要注意做动作时量力而行，不要勉强。如果有宫缩，立即停止练习。

任务实施

一、评估

（1）检查孕妇妊娠月份，了解有无妊娠合并症和并发症等异常情况。

（2）评估孕妇家属对孕期保健操、孕期瑜伽知识的了解程度。

二、计划

（1）环境准备：环境整洁安静，光线充足，温、湿度适宜，播放轻柔的音乐。

（2）操作人员准备：着装整洁，剪短指甲，去除手腕部饰品，清洁并温暖双手，戴口罩。

（3）孕妇准备：孕妇仰卧于检查床或瑜伽垫上。

（4）用物准备：检查床、瑜伽垫、信息化教学设备。

三、实施

见表 1-10。

表 1-10　孕期运动——孕期瑜伽操作流程

操作步骤	操作过程	要点说明与注意事项
1. 准备	◆环境准备 ◆操作人员准备 ◆孕妇准备 ◆用物准备 准备充足、合理	• 操作者剪短指甲，去除手腕部饰品

续表

操作步骤	操作过程	要点说明与注意事项
2. 解释沟通	◆向孕妇及其家属解释孕期瑜伽的目的和方法，使其愿意接受，积极配合	• 语言表达良好，与孕妇及其家属沟通有效 • 解释语言通俗易懂
3. 检查孕妇	◆一松：选择宽松的衣服，暴露腹部了解妊娠月份 ◆二看：观察孕妇有无特殊情况	• 运动时选择宽松或弹性好的衣服 • 检查内容全面 • 若发现异常情况及时就医
4. 孕期瑜伽操作流程 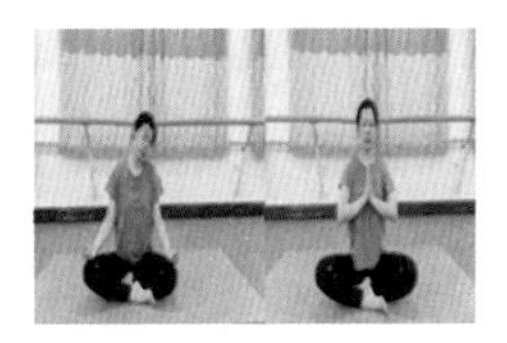 图 1-12　颈部放松 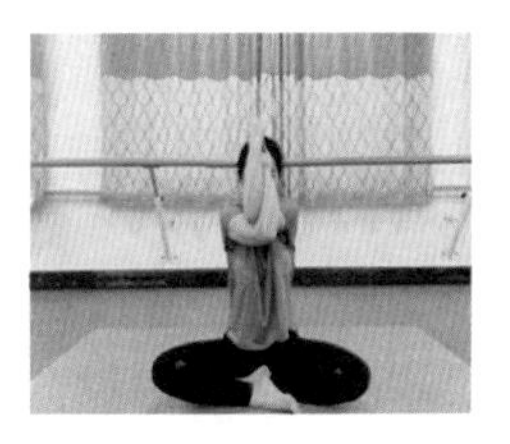 图 1-13　鹰型手臂简单坐式 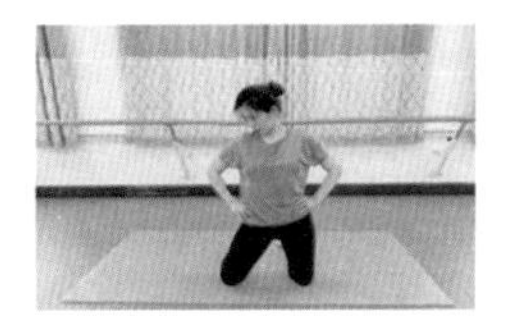 图 1-14　直立跪式 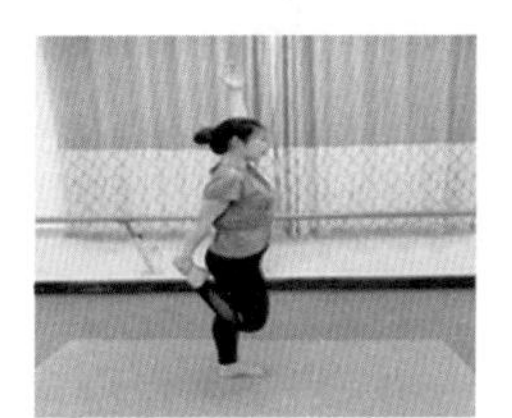 图 1-15　鹳式姿势 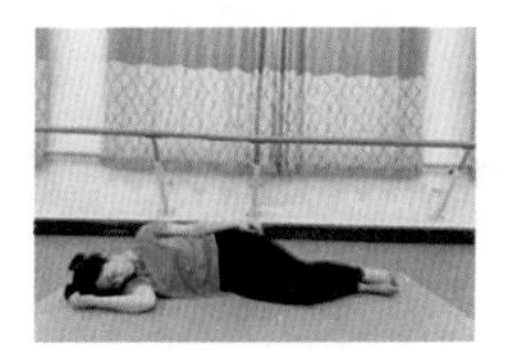 图 1-16　深度放松	◆颈部放松：两足踝交叉，坐或跪于瑜伽垫上。肩部放松，双手自然放于膝盖上，将头部慢慢向前低下。缓慢将头向左转，然后向后、再向右转一圈，抬头、正视前方，双手胸前合十。以同样的方法反方向旋转头部，反复多次(图 1-12) ◆鹰型手臂简单坐式：双上肢伸展至平肩，将左臂交叉到右臂上，慢慢移至胸前，保持左手肘在右手肘内侧。围着前臂缓慢旋转，将右手指指尖放到左手手掌里。轻抬手肘，肩部放松，然后放低下巴以放开颈后部。保持几次呼吸，然后打开并晃动双侧手臂，放松后再重复右手动作（图 1-13） ◆直立跪式：双膝直立，跪于瑜伽垫上。放松头部、颈部和肩膀肌肉。用鼻慢慢吸气，用嘴慢慢吐气，同时自由地摆动骨盆（图 1-14） ◆鹳式姿势：站立，缓慢转移重心至左足。弯曲右膝，右手在身体后侧握住右足，此动作可伸展大腿前部肌肉。稳住身体，将左手臂慢慢地向头顶上方伸直。伴随着呼吸，再将右足放到地面上，换另一侧重复动作（图 1-15） ◆深度放松：孕妇右侧躺下，双膝可放置软垫，向上伸展左臂，然后沿着身体左侧向前伸展，把手放在臀部上休息（图 1-16）。重复左侧动作	• 早晨起床和晚间临睡时进行 • 运动地点要保持安静、清洁、舒适 • 运动时要随时补充水分 • 孕妇适宜的运动时间一般在妊娠 16～28 周，运动量应随妊娠月份的增加而逐渐减小 • 操作动作舒缓轻柔，并随时与孕妇沟通其身体感受

续表

操作步骤	操作过程	要点说明与注意事项
5. 整理记录	◆做操后整理用物 ◆物品归位 ◆洗手、记录	• 合理放置物品
6. 健康宣教	◆孕期适当运动的好处多，孕妇宜选择适宜方式运动 ◆孕妇运动时间、地点、方式的选择要因人而异 ◆瑜伽锻炼可促进血液循环，调节情绪，有利于自然生产 ◆孕妇若有异常情况，不宜做操	• 知识点通俗易懂，表达合理、有效

四、评价

（1）熟悉操作流程，能根据孕妇身体情况指导动作的完成度。
（2）做操过程中注意观察孕妇的反应。
（3）语言表达良好，与孕妇及其家属沟通有效。

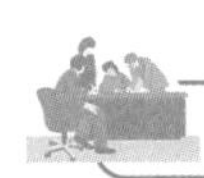

注意事项

（1）孕妇运动量和运动时间、地点、方式要根据自己的情况适当选择，锻炼时要以保证安全为原则，以不感觉疲劳为标准。

（2）孕妇的运动应以轻松、缓慢的方式进行。

（3）运动量适度，动作幅度不宜过大。运动时脉搏每分钟不超过 140 次，时间以 30~40 分钟为宜。

（4）孕妇瑜伽最佳练习时间是孕 16~28 周，因为此阶段胎儿着床比较稳固。瑜伽练习时如果有宫缩，立即停止。

（5）有异常情况的孕妇，不宜运动。

任务评价

见表 1-11。

表 1-11　孕妇运动任务评价表

项目	评价标准
知识掌握	说出孕期保健操和孕期瑜伽的操作要点（10 分） 说出孕妇做操的注意事项（15 分） 说出妊娠各期适宜的锻炼项目（15 分） 回答熟练、全面、正确

续表

项目	评价标准
操作能力	能正确判断孕妇目前的健康状况（15 分） 能帮助孕妇实施孕期保健操和孕期瑜伽的练习（15 分） 操作要娴熟、正确、到位
人文素养	有关爱母婴的观念（10 分） 对家庭成员的解释工作准确、到位（10 分） 具备有效沟通的能力（10 分）
总分（100 分）	

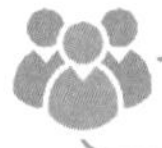

同步测试

同步测试

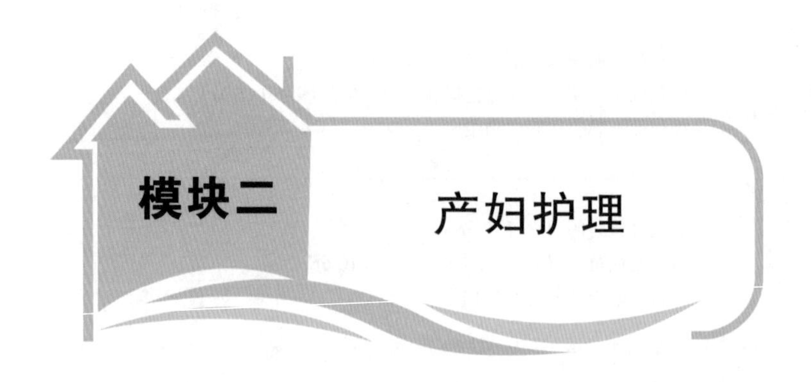

项目一　饮食照护

【项目介绍】

产褥期的饮食照护不仅关系到产妇的身体恢复，而且关系到哺乳期产妇的营养储备。科学合理的饮食可以使产妇补充足够的营养，预防产后疾病，帮助产妇早日恢复健康，并能够及时足量泌乳。因此，在产褥期的各阶段应根据产妇的实际需求有针对性地制作月子餐。

【知识目标】

了解产褥期营养的重要性；
熟悉产后饮食禁忌及月子餐制作原则；
掌握产妇各阶段月子餐的制作方法。

【技能目标】

能正确为不同产妇设计月子餐谱并进行制作。

【素质目标】

具有高度的责任心、爱心；
具有良好的沟通协调能力；
具有关爱产妇的服务意识。

任务一

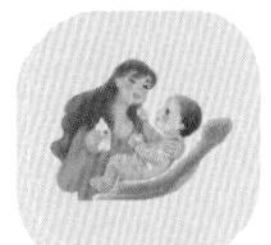

制作产后第 1 周月子餐

任务描述

王某，28 岁，第 1 胎，足月顺产一男婴。为了更好地照护产妇，婆婆专门请来了母婴护理员。产妇产后第 3 天符合出院条件，下午出院。一家人为产妇回家第一餐吃什么而意见不统一。婆婆觉得儿媳辛苦了，在医院吃的那些汤汤水水也没营养，她要求母婴护理员炖猪蹄。而产妇嫌油腻主张听母婴护理员的安排，让其制作既有营养又好吃的月子餐。

工作任务：

1. 请为该产妇制作月子餐（晚餐）。
2. 请为该家庭成员进行月子餐科学宣教。

任务分析

制作产后
第 1 周月子餐

完成该任务需要母婴护理员具备关爱产妇的职业素养，具备一定的沟通能力；需要知悉产妇产后第 1 周的营养需求，产后饮食禁忌及月子餐制作原则；需要独立完成产妇每日三餐三点的具体制作。由此以利于产妇身体早日恢复，新生儿也能得到充足的母乳。

在任务实施过程中，要注意食材的卫生新鲜，制作的月子餐既要保证营养又要符合产妇饮食习惯和口味。与家属沟通时要用通俗易懂的语言，同时避免家庭矛盾的产生。

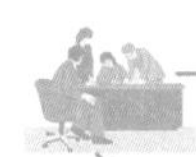

相关知识

只有按照正确的月子餐营养进补，才能吃得既营养又健康，才能为产妇和新生儿的健康奠定良好的基础。

一、产褥期营养的重要性

产妇由于在分娩时耗力和损血，流失了大量的营养，因此产后初期会感到疲乏无力，脸色苍白、易出虚汗且胃肠功能也趋于紊乱，出现食欲缺乏、饭不思食、食而无味等现象。如果产后饮食调理不当，产妇易出现月子病。

另外，乳汁分泌也会消耗能量及营养素，此时如果营养调配不好，不仅产妇身体难以康复，还会影响婴儿的哺乳及生长发育，所以产妇一定要及时全面地进行调理。

因此，经历怀孕生产后的年轻妈妈面临两大任务：一是本身的身体恢复；二是哺乳，喂养宝宝。这段时期，母体营养流失需要很长时间才能恢复，所以月子里营养补充和营养均衡搭配对于产妇尤其重要。

二、产褥期饮食禁忌

（1）忌食辛辣热燥的食物。多食可使产妇内热上火、口舌生疮、大便秘结或痔疮发作等。

还可引起吃母乳的宝宝出现上火的症状。

（2）忌食生冷咸硬的食物。产后身体气血亏虚，应多食用温补食物，以利于气血恢复。若产后进食生冷或寒凉食物，容易导致脾胃消化吸收不良，气血不畅，并且不利于恶露的排出和淤血的排出。

（3）忌食浓茶、咖啡、可乐等刺激性食物。这些刺激性食物会影响产妇睡眠及肠胃功能。还可通过乳汁进入宝宝体内，影响宝宝健康发育。

（4）忌食其他不宜食用食物。油腻、油炸、膨化类等高热量、低营养食品容易导致肥胖，鸡精、味精等调味品则会影响新生儿对锌的吸收。

三、月子餐饮食的原则

根据产后营养的需求，结合产妇产后的生理情况，在月子餐制作过程中应遵循以下原则。

（1）精。是指量不宜过多。一餐的量不宜过多，否则不利于消化和吸收，反而容易引起肥胖。建议产妇少食多餐，以5~6餐/天为宜。

（2）杂。是指食物品种应多样化。任何单一的食物都不能满足产妇对营养的需要，一天当中的饮食应既有动物性食物，又有植物性食物。同时适当增加含蛋白质、钙、铁丰富的食物。

（3）稀。食物质地稀一些。质地稀一些的食物既能满足产妇体内水分大量流失（排褥汗）的需要，又能满足产妇泌乳的需要。

（4）软。食物应以细软为主。食物细软一些易于咀嚼，同时易于消化和吸收。

四、月子餐的分阶段原则

结合产妇产后身体恢复对营养的需求，把月子餐分为以下四个阶段，总原则是：一清、二温、三补、四调。

（1）第一阶段：清。清除体内废血、废水、废气。以活血化瘀、促进恶露排出、恢复气血、恢复肠胃功能、恢复伤口、排毒、疏通乳腺为主，饮食要清淡。产后第1周的产妇应遵循此原则。

产后前3天，产妇的体力尚未恢复，食物以清淡、不油腻、易消化、易吸收且营养丰富为主，形式以流质或半流质为主。可食用藕粉、小米粥、面汤等食物。

产后4~7天，无论哪种分娩方式，都可以吃一些清淡的肉类食物，如鸡肉、鱼肉等。

（2）第二阶段：温。温和调养、调肝健脾、补肾固腰、补充气血。营养的补充需要循序渐进，要温和地进食，缓慢地进补。产后第2周的产妇应遵循此原则。

（3）第三阶段：补。补肾固本、滋补营养、促进乳汁分泌、补中益气。此阶段的产妇进入进补期，本阶段食补的关键是高蛋白、高纤维素等大量营养的补充。营养学家推荐，哺乳期产妇每天蛋白质摄入量应达到95 g，只有摄取充足且高质量的蛋白质，产妇才能拥有为婴儿提供优质母乳的好体质。产后第3~4周的产妇应遵循此原则。

（4）第四阶段：调。调整体质、减重塑身、强化体能、大补气血。此阶段是产妇调整体质的大好时期，我们应根据产妇前三个阶段的恢复情况，合理地设计进补食谱，进行对症调补。产后第5~6周的产妇应遵循此原则。

五、产后第1周的推荐食物及参考食谱

1. 适合产后第1周食用的食物

（1）有助于活血化瘀、促进恶露排出的食物：红糖水、醪糟、动物肝脏、藕。同时可在医生指导下服用生化汤、益母草等。

(2) 有助于恢复气血的食物：红枣、红豆、桂圆、牛肝、羊肝、猪肝等。
(3) 有助于恢复肠胃功能的食物：红枣、小米、藕制品等。
(4) 有助于恢复伤口的食物：黑鱼、鲈鱼、鸡胸脯肉等含蛋白质丰富的食物。
(5) 有助于通便的食物：菠菜、香蕉、芹菜、红薯粥、香油、茼蒿等。
(6) 有助于缓解抑郁的食物：香蕉、菜豆（四季豆）、鹌鹑脯肉、樱桃、鲜藕、海鱼等。
(7) 有助于排气的食物：白萝卜水、小米粥油、陈皮粥等。

2. 产后第 1 周参考食谱

产后第 1 周的食谱举例见表 2-1。

表 2-1　产后第 1 周的食谱举例

	顺产		剖宫产	
产后第 1 天饮食	红豆汤 鸡蛋面汤 红糖小米粥 陈皮海带粥		白萝卜水 陈皮水 小米粥油	
	主食类	炒菜类	汤羹类	粥类
产后 2~3 天饮食	红枣发糕 奶香小馒头 麻油鸡蛋面条 番茄海带肉丝面	炒生菜 芝麻菠菜 香菇青菜 奶油娃娃菜 西葫芦炒肉片	鸽子汤 麻油猪肝汤 薏米冬瓜汤 什锦菌菇汤 米酒蛋花汤	二米粥 玉米粥 红豆小米粥 红豆百合粥
产后 4~7 天饮食	花卷 素馄饨 软米饭 龙须面条 西葫芦煎饼 西红柿鸡蛋面	奶油白菜 素炒茼蒿 炒西葫芦 鸡蛋炒丝瓜 虾皮烧豆腐 菜心炒猪肝	花生汤 莲子猪肚汤 鲈鱼豆腐汤 黄花菜鸡汤 通草鲤鱼汤 蛤蜊豆腐汤 益母草木耳汤 桂圆红糖荷包蛋	山药粥 小米红枣粥 紫米糯米粥 香菇荞麦粥 薏米小米粥 红豆花生粥

由于受季节气候、地理区域、民族特点、饮食习惯、产妇体质等诸多因素影响，产褥期膳食不可一概而论，应按照因人制宜、因时制宜、因地制宜的“三因原则”合理搭配。

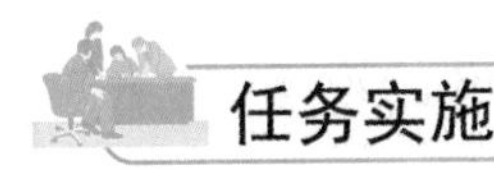

任务实施

一、评估

(1) 询问产妇饮食习惯，了解产妇口味喜好情况。
(2) 查看厨具及食材，评估产妇家属对月子营养餐的了解程度。

二、计划

(1) 环境准备：环境整洁、干净卫生。
(2) 操作人员准备：穿工作服，盘起长发、剪短指甲，去除饰品，清洁双手，戴口罩。
(3) 物品准备：灶具、炊具、餐具、所需食材。

三、实施

见表2-2。

表2-2　产后第3天晚餐制作流程

操作步骤	操作过程	要点说明与注意事项
1. 准备食材 图2-1　食材	◆环境准备 ◆操作人员准备 ◆物品准备（图2-1） 准备充足、合理	• 操作人员注意个人卫生 • 食材新鲜、取材合理
2. 解释沟通	◆向产妇沟通今日晚餐的营养及烹调方法（主食：奶香小馒头；菜：香菇青菜、西葫芦炒肉片；粥：红豆小米粥），使产妇愿意接受，积极配合 ◆关注家庭成员关于月子餐制作的疑惑点，有针对性地进行沟通	• 语言表达良好，与产妇及其家属沟通有效 • 解释语言通俗易懂
3. 清洗、切配食材 图2-2　西葫芦切片	◆淘洗红豆和小米，加水，上火 ◆里脊肉清洗、切小片、腌制备用 ◆流动水下清洗青菜、香菇、西葫芦，沥水备用 ◆西葫芦切片、青菜切段备用；香菇切片焯水捞出备用（图2-2）	• 煮粥注意转换火候 • 切菜刀工均匀，易于入味 • 食材搭配合理
4. 制作 图2-3　翻炒	◆热锅凉油，加入肉片煸炒至熟后加入西葫芦片翻炒片刻，调味，出锅 ◆热锅凉油，加入香菇煸炒、调味，加入青菜段翻炒片刻，调味，出锅（图2-3） ◆加热奶香小馒头	• 遵循月子餐制作原则并结合产妇口味进行调味 • 控制好火候，保持好菜品色泽
5. 摆盘 图2-4　成品摆盘	◆选择合适餐具盛放菜品、粥及主食小馒头 ◆餐盘及餐桌摆放合理、美观（图2-4）	• 注意餐具外围干净 • 注意汤汁勿洒出 • 根据产妇食量盛饭菜

续表

操作步骤	操作过程	要点说明与注意事项
6. 整理	◆清洗并整理厨具，摆放整齐 ◆打扫台面及地面卫生，无水渍、无油污	• 注意垃圾及时清理丢弃 • 注意厨具摆放利于使用习惯
7. 健康宣教	◆月子餐一“清”阶段的理由及食物选择 ◆科学营养的月子餐对产妇的重要性	• 知识点通俗易懂，表达合理、有效

四、评价

（1）熟悉月子餐制作的操作流程，统筹安排时间。

（2）月子餐的营养搭配合理，色香味形俱全。

（3）厨房卫生保持整洁干净。

（4）语言表达良好，与产妇及其家属沟通有效。

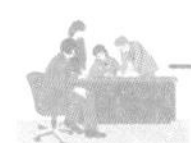

注意事项

（1）操作过程中注意卫生。

（2）应规范操作，注意安全。

知识拓展

生化汤

生化汤，中医方剂名。其由全当归、川芎、桃仁、干姜、甘草几味中药组成。为理血之剂，具有养血祛瘀、温经止痛之功效。主治血虚寒凝、瘀血阻滞、产后恶露不行、小腹冷痛。临床常用于治疗产后子宫复旧不良、产后宫缩疼痛、胎盘残留等属产后血虚寒凝、瘀血内阻者。本方为妇女产后常用方，甚至有些地区民间习惯作为产后必服之剂。临床应用以产后恶露不行、小腹冷痛为辨证要点，以产后血虚瘀滞偏寒者服用为宜。若产后血热而有瘀滞者不宜使用；若恶露过多、出血不止，甚则汗出气短神疲者，当属禁用。

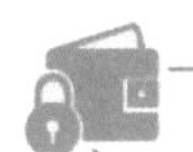

任务评价

见表 2-3。

表 2-3　产后第 1 周月子餐制作任务评价表

项目	评价标准
知识掌握	说出月子餐饮食的原则（10 分） 说出月子餐的分阶段原则（15 分） 说出产后第 1 周的推荐食物及参考食谱（15 分） 回答熟练、全面、正确

续表

项目	评价标准
操作能力	能配制适合产妇的月子餐（15 分） 能合理统筹安排每餐的制作时间且厨房卫生干净整洁（15 分） 操作要娴熟、正确、到位
人文素养	有关爱母婴观念（10 分） 对家庭成员的解释工作准确、到位（10 分） 具备有效沟通的能力（10 分）
总分（100 分）	

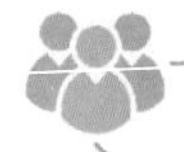

同步测试

同步测试

任务二 制作产后第 2 周月子餐

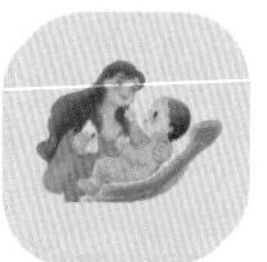

任务描述

李某，30 岁，第 2 胎，足月剖宫产一女婴。产妇产后第 10 天身体恢复不错，因为生产已十多天没有吃喜欢的水果了，感觉每天喝的各种汤有点油腻，现在特别想吃水果。老公觉得水果是生冷食物，是坐月子大忌不能吃，并且如果吃了也会让吃母乳的女儿拉肚子。李某听了家属的话之后心里觉得特别委屈，生孩子后吃水果都受约束。

工作任务：

1. 请为该产妇制作月子餐（加餐）。
2. 请为该家庭成员进行月子餐科学宣教。

任务分析

制作产后第 2 周月子餐

完成该任务需要母婴护理员具备关爱产妇的职业素养，具备一定的沟通能力；需要知悉产妇产后第 2 周的营养需求、产后饮食禁忌及月子餐制作原则；需要独立完成产妇每日三餐三点的具体制作。便于产妇身体早日恢复，新生儿也能得到充足的母乳。

在任务实施过程中，要注意食材的卫生新鲜，制作的月子餐既要保证营养又要符合产妇饮食习惯和口味。与家属沟通时要用通俗易懂的语言，同时避免家庭矛盾的产生。

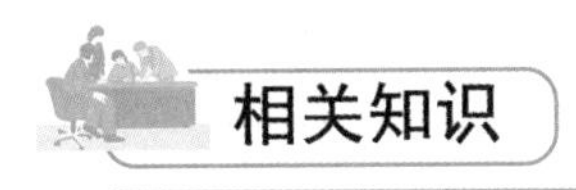

相关知识

一、产后第 2 周产妇饮食原则

产妇产后第 2 周的饮食应以温和调养、调肝健脾、补肾固腰、补充气血为原则。营养的补充需要循序渐进，要温和地进食、缓慢地进补。

二、适合产后第 2 周食用的食物

（1）有助于补肾固腰的食物有：杜仲、腰花、芝麻、山药、枸杞子、栗子、黑米等。

（2）有助于通乳增乳的食物有：鲫鱼、丝瓜、榴莲、乌鸡、猪脚、茭白、黄豆、花生、木瓜等。

（3）有助于补气血的食物有：红枣、桂圆、牛肉、羊肉、猪肝、骨髓、蹄筋、枸杞子、花生、葡萄等。

（4）含钙高的食物有：牛奶、酸奶、虾米、小虾皮、海带、酥炸鱼、花生、芝麻酱、豆腐、松子、甘蓝菜、白菜、油菜等。

三、产后第 2 周参考食谱

产后第 2 周的食谱举例见表 2–4。

表 2–4　产后第 2 周的食谱举例

	主食类	炒菜类	汤羹类	粥类
产后 8～14 天饮食	家常饼 什锦面 杂粮馒头 肉末蒸蛋 玉米面发糕 玉米香菇虾肉饺	清蒸鲈鱼 香菇烧冬瓜 茭白炒肉丝 豌豆炒鱼丁 明虾炖豆腐 西红柿烧豆腐 核桃仁爆鸡丁 黄瓜腰果虾仁	公鸡汤 水果羹 鸡蛋羹 鲫鱼通草汤 猪蹄花生汤 木瓜带鱼汤 杜仲猪腰汤 猪蹄花生汤 当归生姜羊肉煲	杂粮粥 黑米粥 莲藕瘦肉粥 桂圆芡实粥 莴笋猪肉粥 鸡蛋红糖小米粥 核桃芝麻花生粥 丝瓜虾仁糙米粥

由于受季节气候、地理区域、民族特点、饮食习惯、产妇体质等诸多因素影响，产褥期膳食不可一概而论，应按照因人制宜、因时制宜、因地制宜的“三因原则”合理搭配。

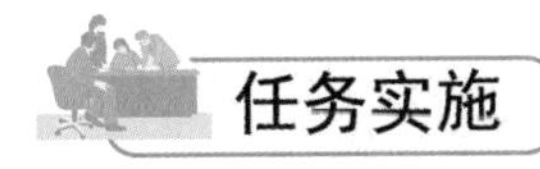

任务实施

一、评估

（1）询问产妇饮食习惯，了解产妇口味及喜好情况。

（2）查看厨具及食材，评估产妇家属对月子营养餐的了解程度。

二、计划

（1）环境准备：环境整洁、干净卫生。

（2）操作人员准备：穿工作服，盘起长发、剪短指甲，去除饰品，清洁双手，戴口罩。
（3）物品准备：灶具、炊具、餐具、所需食材。

三、实施

见表 2-5。

表 2-5　产后第 10 天加餐制作流程

操作步骤	操作过程	要点说明与注意事项
1. 准备 图 2-5　食材准备	◆环境准备 ◆操作人员准备 ◆物品准备（图 2-5） 准备充足、合理	•操作人员注意个人卫生 •食材新鲜、取材合理
2. 解释沟通	◆向产妇沟通今日加餐的营养及烹调方法（什锦水果羹），使产妇愿意接受，积极配合 ◆关注家庭成员之间的焦虑点，有针对性地进行沟通	•语言表达良好，与产妇及其家属沟通有效 •解释语言通俗易懂
3. 清洗、切配食材 图 2-6　食材初加工	◆把水果（苹果、梨、木瓜、香蕉）洗净、去皮、切小块（1 cm 见方）备用（图 2-6） ◆桂圆去皮、去核后冲洗干净备用 ◆枸杞子洗净，温水浸泡备用	•切菜刀工均匀，易于入味 •食材搭配合理
4. 制作 图 2-7　煮水果	◆锅中加适量水，烧开放入苹果块、梨块、木瓜块和桂圆肉，大火煮开转小火煮 3 分钟（图 2-7） ◆加入香蕉块，煮开加入提前调制好的藕粉，轻轻搅拌至黏稠即可	•注意各种水果的量不可过多 •控制好火候，保持好菜品色泽 •注意藕粉的量，不可过于黏稠

续表

操作步骤	操作过程	要点说明与注意事项
5. 摆盘 图 2-8　成品摆盘	◆选择合适餐具盛放，加入提前浸泡的枸杞子，点缀颜色（图 2-8）	• 注意餐具外围干净 • 注意汤汁勿洒出 • 根据产妇食量盛饭菜
6. 整理	◆清洗并整理厨具，摆放整齐 ◆打扫台面及地面卫生，无水渍、无油污	• 注意垃圾及时清理丢弃 • 注意厨具摆放利于使用习惯
7. 健康宣教	◆月子餐二“温”阶段的理由及食物选择 ◆月子里如何正确吃水果	• 知识点通俗易懂，表达合理、有效

四、评价

（1）能够满足产妇口味及喜好的同时遵循月子餐制作原则。

（2）月子餐的营养搭配合理，色香味形俱全。

（3）厨房卫生保持整洁干净。

（4）语言表达良好，与产妇及其家属沟通有效。

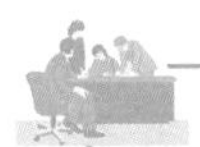

注意事项

（1）操作过程中注意卫生。

（2）应规范操作，注意安全 。

知识拓展

适合产妇吃的水果

1. 猕猴桃

味甘性寒，维生素 C 含量极高，有解热、止渴、利尿、通乳的功效，常食可强化免疫系统，对剖宫产术后恢复有利。因其性寒，产妇每日以食用一个为宜。

2. 木瓜

营养成分主要有糖类、膳食纤维、蛋白质、维生素 B、维生素 C、钙、钾、铁等。木瓜中含有一种木瓜素，有高度分解蛋白质的能力，鱼肉、蛋品等食物在极短时间内便可被它分解成人体很容易吸收的养分，直接刺激母体乳汁的分泌。

3. 香蕉

产后食用香蕉，有催眠作用，可使人心情舒畅安静，甚至使疼痛感减弱。香蕉中含有大量的纤维素和铁，有通便补血的作用，可有效防止产妇因卧床休息时间过长，胃肠蠕动较差而造成便秘。因其性寒，产妇月子里不可多食。

4. 苹果

味甘凉，性温，主要成分为糖类。含有丰富的苹果酸、鞣酸、维生素、果胶和矿物质，其黏胶和细纤维能吸附并消除细菌和毒素，能涩肠、健胃、生津、开胃和解暑，尤其对治疗产妇腹泻效果更佳。苹果还能降低血糖及胆固醇，有利于患妊娠高血压综合征、糖尿病和肝功能不良产妇的产后恢复。此外，苹果中含大量钾盐，能与体内过剩的钠盐结合并排出体外，故低钾及摄盐过多者食用苹果是有益的。

5. 葡萄

味甘酸，性平。有补气血、强筋骨、利小便的功效。因其含铁较高，所以可以补血。制成葡萄干后，铁占的比例更大，可当作补铁食品，常食可消除困倦乏力、形体消瘦等症状，是健体延年的佳品。女性产后失血过多，可以葡萄作为补血圣品。

6. 橘子

营养丰富，每 100 g 橘子果肉含糖类 12.8 g，蛋白质 0.9 g，粗纤维 0.4 g，脂肪 0.1 g，钾 154 mg，钙 35 mg，磷 15 mg，铁 0.2 mg，维生素 C 34 mg，胡萝卜素 0.55 mg，维生素 B_2 0.3 mg，烟酸 0.3 mg，以及橘皮苷、枸橼酸、苹果酸等营养物质。这些物质对剖宫产的产妇恢复非常有帮助。另外，橘子还有和胃利尿的作用，可以帮助产妇排出恶露，能够缓解产后排便不畅的症状。

7. 菠萝

味甘酸，性平。有生津止渴、助消化、止泻、利尿的功效。富含维生素 B_1，可以消除疲劳、增进食欲，有益于产妇产后恢复。

8. 山楂

味甘酸，性温。山楂含大量糖类、维生素及钙、磷、铁等，其中钙含量为诸果之冠。产妇生孩子后过度劳累，往往食欲缺乏、口干舌燥、饭量减少，如果适当吃些山楂，能够增进食欲、帮助消化。另外，山楂有散瘀活血作用，能排出子宫内的瘀血，减轻腹痛。

9. 龙眼

龙眼益心脾、补气血、安精神，是名贵的补品。产后体质虚弱的人，适当吃些新鲜的龙眼或干燥的龙眼肉，既能补脾胃之气，又能补心血不足。将龙眼肉与蛋花同煮后喝汤，对于产后调养效果极好。

10. 榴莲

味甘性热，有水果之王的美誉。因其性热，能壮阳助火，对促进体温上升、加强血液循环有良好的作用。产后虚寒，不妨以此为补品。榴莲性热，不易消化，多吃易上火。与山竹伴食，可平定其热性。剖宫产后易有小肠粘连的产妇谨食。

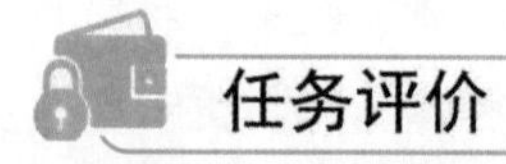

任务评价

见表 2-6。

表 2-6　产后第 2 周月子餐制作任务评价表

项目	评价标准
知识掌握	说出月子餐饮食的原则（10 分） 说出月子餐的分阶段原则（15 分） 说出产后第 2 周的推荐食物及参考食谱（15 分） 回答熟练、全面、正确
操作能力	能配制适合产妇的月子餐（15 分） 能合理统筹安排每餐的制作时间且厨房卫生干净整洁（15 分） 操作要娴熟、正确、到位
人文素养	有关爱母婴观念（10 分） 对家庭成员的解释工作准确、到位（10 分） 具备有效沟通的能力（10 分）
总分（100 分）	

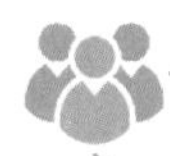

同步测试

同步测试

任务三

制作产后第 3 周月子餐

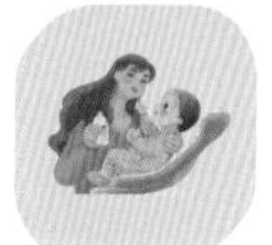

任务描述

刘某，26 岁，第 1 胎，足月顺产一男婴。产妇产后第 3 周，身体的各项功能自认为恢复很好，母乳也很充足，所以就自行恢复了以前的饮食习惯：要么不吃，要么随便凑合。吃了几天后，母乳分泌量没有以前多了，孩子哭闹也多了。咨询母婴护理员后，母婴护理员结合其实际情况，给她调整了每日食谱并做了一次美味的午餐。

工作任务：

1. 请为该产妇设计 1 周食谱并制作月子餐（午餐）。
2. 请为该家庭成员进行月子餐科学宣教。

任务分析

制作产后第 3 周月子餐

完成该任务需要母婴护理员具备关爱产妇的职业素养，具备一定的沟通能力；需要知悉产妇产后第 3 周的营养需求、产后饮食禁忌及月子餐制作原则；会设计推荐食谱，能独立完成产妇每日三餐三点的具体制作。便于产妇身体早日恢复，新生儿也能得到充足的母乳。

在任务实施过程中，要注意食材的卫生新鲜，制作的月子餐既要保证营养又要符合产妇饮食习惯和口味。与家属沟通时要用通俗易懂的语言，同时避免家庭矛盾的产生。

相关知识

一、适合产后第3周食用的食物

（1）有助于补肾固腰的食物有：杜仲、腰花、芝麻、山药、枸杞子、栗子、黑米等。

（2）有助于通乳增乳的食物有：鲫鱼、丝瓜、榴莲、乌鸡、猪脚、茭白、黄豆、花生、木瓜等。

（3）有助于补气血的食物有：红枣、桂圆、牛肉、羊肉、猪肝、骨髓、蹄筋、枸杞子、花生、葡萄等。

（4）含钙高的食物有：牛奶、酸奶、虾米、小虾皮、海带、酥炸鱼、花生、芝麻酱、豆腐、松子、甘蓝菜、白菜、油菜等。

（5）含蛋白质高的食物有：瘦肉、鱼、蛋、乳、家禽类含动物蛋白多；花生、豆类、豆制品含植物蛋白多。

二、产后第3周参考食谱

由于受季节气候、地理区域、民族特点、饮食习惯、产妇体质等诸多因素影响，产褥期膳食不可一概而论，应按照因人制宜、因时制宜、因地制宜的“三因原则”合理搭配。产后第3周食谱举例见表2-7。

表2-7　产后第3周食谱举例

	主食类	炒菜类	汤羹类	粥类
产后15~21天饮食	馒头	清蒸大虾	豌豆排骨汤	木耳粥
	糙米饭	西芹百合	红曲鳗鱼汤	蔬菜粥
	黑豆饭	板栗鸡块	茭白猪蹄汤	黑米红枣粥
	阳春面	茭白排骨	花生鱼头汤	桂圆糯米粥
	葱花饼	番茄带鱼	珍珠三鲜汤	红薯百合粥
	炒馒头	木须肉片	花生凤爪汤	鲢鱼小米粥
	红枣米饭	腰果鸡丁	鲢鱼丝瓜汤	菠菜玉米粥
	虾仁馄饨	南瓜蒸肉	牛肉萝卜汤	薏仁红豆粥
	南瓜鲜菇包	河虾炒冬瓜	板栗鳝鱼煲	红枣板栗粥
	排骨小米饭	嫩炒牛肉片	西红柿牛肉汤	黑芝麻花生粥
	干贝灌汤饺	清炒黄豆芽	莲子薏米煲鸭汤	胡萝卜小米粥
	瘦肉打卤面	蒜蓉油麦菜	冬瓜海带排骨汤	腐竹糯米猪心粥
	虾仁蛋炒饭	柿子椒炒猪腰	芦笋黄瓜口菇汤	冰糖五彩玉米粥
	南瓜豆沙包	胡萝卜炒鸡蛋	丝瓜通草鲫鱼汤	大枣山药百合粥
	香菇鸡汤面	黄豆芽炒肉丁	牛蒡胡萝卜骨头汤	银耳百合红枣粥

任务实施

一、评估

（1）询问产妇饮食习惯，了解产妇口味喜好情况。

（2）查看厨具及食材，评估产妇家属对月子营养餐的了解程度。

二、计划

（1）环境准备：环境整洁、干净卫生。
（2）操作人员准备：穿工作服，盘起长发、剪短指甲，去除饰品，清洁双手，戴口罩。
（3）物品准备：笔、纸、灶具、炊具、餐具、所需食材。

三、实施

见表 2-8 和表 2-9。

表 2-8　产后第 3 周一周推荐食谱

餐次	周一	周二	周三	周四	周五	周六	周日
早餐	红豆包、胡萝卜炒鸡蛋、炒生菜、黑米粥	奶香馒头、炒西兰花、蒸南瓜、米酒小汤圆	发糕、西芹百合、丝瓜炒鸡蛋、瘦肉青菜粥	芝麻咸卷、虾皮烧豆腐、烧油麦菜、玉米粥	葱花饼、烧豆芽、西葫芦炒鸡蛋、红薯米粥	杂粮馒头、土豆肉片、炒茼蒿、山药大米粥	香菇青菜包、烧茄子豆角、五谷豆浆
加餐	牛奶炖木瓜	红枣银耳莲子羹	冬瓜排骨汤	蒸蛋羹	水果羹	乌鸡汤	核桃米糊
午餐	软米饭、嫩炒牛肉、清炒莴笋、花生鱼头汤	红豆软米饭、柿子椒炒猪腰、清炒包菜、番茄鸡蛋汤	高汤虾仁青菜手工汤面	二米饭、板栗鸡块、五彩白玉菇、丝瓜木耳汤	软米饭、番茄牛腩、素炒荷兰豆、猪蹄黄豆汤	素饺子、紫菜虾皮汤	软米饭、木须肉、菠菜猪肝、萝卜羊肉汤
加餐	腐竹糯米猪心粥	菌菇面	银耳雪梨羹	小米苹果枸杞粥	小馄饨	桂圆荷包蛋	糯米榴莲粥
晚餐	面条、肉末冬瓜、蒜蓉娃娃菜、面汤	杂粮卷、腰果鸡丁、豆腐青菜、黑芝麻米粥	馒头、红烧牛肉、胡萝卜蟹味菇、八宝粥	稠粥、清蒸鲈鱼、炒秋葵	玉米面馒头、芝麻菠菜、菜花炒肉片、紫米粥	红豆包、丝瓜炒肉片、红烧豆腐、小米粥	红枣发糕煎鸡蛋、木耳山药片、南瓜小米粥
加餐	小米桂圆粥	牛奶小蛋糕	五红粥	虾仁馄饨	花生小米粥	番茄鸡蛋面片汤	杂粮粥

表 2-9　产后第 3 周午餐制作流程

操作步骤	操作过程	要点说明与注意事项
1. 准备 图 2-9　食材准备	◆环境准备 ◆操作人员准备 ◆物品准备（图 2-9） 准备充足、合理	• 操作人员注意个人卫生 • 食材新鲜、取材合理

续表

操作步骤	操作过程	要点说明与注意事项
2. 解释沟通	◆向产妇沟通今日午餐的营养及烹调方法（软米饭、嫩炒牛肉、清炒莴笋、花生鱼头汤），使产妇愿意接受，积极配合 ◆关注家庭成员之间的焦虑点，有针对性地进行沟通	•语言表达良好，与产妇及其家属沟通有效 •解释语言通俗易懂
3. 清洗、切配食材 图 2-10　牛里脊切条	◆大米淘洗后用电饭煲蒸成软米饭备用 ◆花生洗净、浸泡备用 ◆牛里脊洗净、切条、腌制备用（图 2-10） ◆莴笋洗净、切片备用 ◆配料切好备用 ◆鱼头处理干净，斩开备用	•切菜刀工均匀，易于入味 •食材搭配合理
4. 制作 图 2-11　翻炒	◆热锅凉油煎制鱼头，加开水、姜片、花生大火烧开转小火慢炖 30 分钟 ◆热锅凉油，加入牛柳翻炒至变色，加入配料翻炒均匀，调味后出锅 ◆热锅凉油，加入笋片翻炒至断生，调味出锅（图 2-11）	•注意各种食材的量不可过多 •控制好火候，保持好菜品色泽
5. 摆盘 图 2-12　成品摆盘	◆选择合适餐具盛放，装盘上桌（图 2-12）	•注意餐具外围干净 •注意汤汁勿洒出 •根据产妇食量盛饭菜
6. 整理	◆清洗并整理厨具，摆放整齐 ◆打扫台面及地面卫生，无水渍、无油污	•注意垃圾及时清理丢弃 •注意厨具摆放利于使用习惯
7. 健康宣教	◆月子餐三“补”阶段的理由及食物选择 ◆月子里如何搭配一日三餐三点	•知识点通俗易懂，表达合理、有效

四、评价

（1）能够满足产妇口味及喜好的同时遵循月子餐制作原则。

（2）月子餐的营养搭配合理，色香味形俱全。

（3）厨房卫生保持整洁干净。

（4）语言表达良好，与产妇及家属沟通有效。

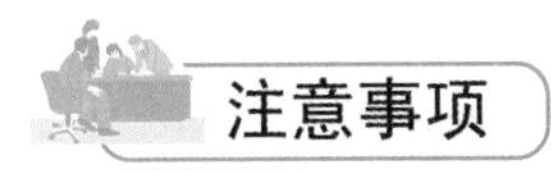

注意事项

（1）操作过程中注意卫生。

（2）应规范操作，注意安全。

知识拓展

催乳食疗

引起产妇乳汁分泌不足的因素有很多。其中一个重要因素是气血不足或气血瘀滞，所以产妇饮食在高蛋白、热量充足的基础上，可选用补气养血的食物来促进气血循环，如红枣、桂圆、牛肉、羊肉、猪肝、骨髓、蹄筋、枸杞子、花生、葡萄等。可在中医的指导下食用一些补气血的中药材如当归、黄芪等。

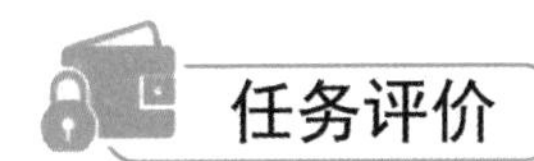

任务评价

见表 2-10。

表 2-10　产后第 3 周月子餐制作任务评价表

项目	评价标准
知识掌握	说出月子餐饮食的原则（10 分） 说出月子餐的三餐三点如何搭配（15 分） 说出产后第 3 周的推荐食物及参考食谱（15 分） 回答熟练、全面、正确
操作能力	能配制适合产妇的月子餐（15 分） 能合理统筹安排每餐的制作时间且保持厨房卫生干净整洁（15 分） 操作要娴熟、正确、到位
人文素养	有关爱母婴观念（10 分） 对家庭成员的解释工作准确、到位（10 分） 具备有效沟通的能力（10 分）
总分（100 分）	

同步测试

同步测试

任务四

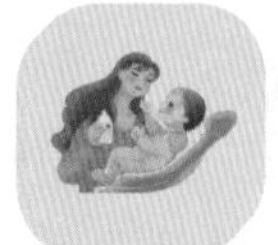

制作产后第 4 周月子餐

任务描述

张某，30 岁，第 2 胎，足月顺产一女婴，新生儿是配方奶粉喂养。产妇产后第 4 周身体恢复很好。因该产妇是一网红主播，身材和形象管理是她此刻最在意的。自行节食 3 天后，身体和精神状态下降，家属多次劝阻无效。急忙来到母婴护理中心咨询，作为母婴护理员如何根据产妇的需求为其调整食谱并指导制作？

工作任务：

1. 请为该产妇设计食谱并指导制作月子餐。
2. 请为该家庭成员进行月子餐科学宣教。

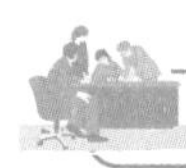

任务分析

制作产后第 4 周月子餐

完成该任务需要母婴护理员具备关爱产妇的职业素养，具备一定的沟通能力；需要知悉产妇产后第 4 周的营养需求，产后饮食禁忌及月子餐制作原则；会设计推荐食谱，独立完成产妇每日三餐三点的具体制作方法并正确指导。便于产妇身体早日恢复。

在任务实施过程中，要注意食材的卫生新鲜，制作的月子餐既要保证营养又要符合产妇饮食习惯和口味。与家属沟通时要用通俗易懂的语言，同时避免家庭矛盾的产生。

相关知识

因为产后第 3 周和第 4 周都是三“补”阶段，因此在产后第 3 周的推荐食物及参考食谱同样适用于产后第 4 周。

产后第 4 周虽是三“补”和四“调”的过渡时期，但同样是以补为主。部分产妇刚生产完就开始迫不及待地节食，这种做法不仅损害产妇自身健康，而且也不能保证有充足的母乳哺喂新生儿。如果产妇不进行母乳喂养，为了减重和消脂，饮食最好清淡、少油腻，注意控制每日摄入的热量，以免进补过度造成脂肪堆积。

由于受季节气候、地理区域、民族特点、饮食习惯、产妇体质等诸多因素影响，产褥期膳食不可一概而论，应按照因人制宜、因时制宜、因地制宜的“三因原则”合理搭配。

任务实施

一、评估

（1）询问产妇饮食习惯，了解产妇口味及喜好情况。

（2）评估产妇家属对月子营养餐的了解程度。

二、计划

（1）环境准备：环境整洁、干净卫生。
（2）操作人员准备：穿工作服，盘起长发、剪短指甲，去除饰品，清洁双手，戴口罩。
（3）物品准备：笔、纸、灶具、炊具、餐具、所需食材。

三、实施

（1）在保证身体基础营养需求下，尽量清淡饮食，调整产后第 3 周推荐食谱。调整原则一是增乳食物少食，二是饮食量要减少，三是餐次循序渐进递减。
（2）指导家属在制作月子餐时，烹调方式以蒸煮为主，少油炒煎，多食用蔬菜。
（3）指导家属在制作月子餐时，注意色、香、味、形的搭配。
（4）指导家属在制作月子餐时，注意食材新鲜和制作卫生。
（5）建议根据产妇的实际情况适当运动。

四、评价

（1）对产妇及其家属指导全面，有针对性。
（2）语言表达良好，与产妇及其家属沟通有效。

注意事项

（1）与产妇及其家属沟通时应注意技巧，前期少说多听，后期食谱调整才更准确。
（2）科学饮食宣教时语言尽量要通俗易通。

任务评价

见表 2-11。

表 2-11　产后第 4 周月子餐制作任务评价表

项目	评价标准
知识掌握	说出月子餐饮食的原则（10 分） 说出月子餐的分阶段原则（15 分） 说出产后第 4 周的推荐食物及参考食谱（15 分） 回答熟练、全面、正确
操作能力	能配制适合产妇的月子餐（15 分） 能合理统筹安排每餐的制作时间且保持厨房卫生干净整洁（15 分） 操作要娴熟、正确、到位
人文素养	有关爱母婴观念（10 分） 对家庭成员的解释工作准确、到位（10 分） 具备有效沟通的能力（10 分）
总分（100 分）	

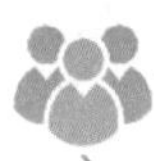

同步测试

同步测试

项目二　生活起居照护

【项目介绍】

产妇产后身体虚弱、抵抗力差，如不及时做好正确的生活起居照护，极易导致产妇身体不适或者伤口感染。指导产妇做好生活起居照护对产妇的产后身体恢复十分重要。本项目将主要从指导产妇母乳喂养，照护卧床产妇擦浴、更换衣物，吸奶器的使用指导，产妇会阴部护理，指导产妇形体恢复操训练5个方面介绍母婴护理员应如何照护及指导产妇的生活起居。

【知识目标】

了解产妇生活起居照护的相关知识；
熟悉产妇日常的生活护理常识；
掌握日常产妇生活护理的内容及方法。

【技能目标】

能指导产妇给新生儿进行母乳喂养及吸奶器的正确使用；
能正确规范实施产妇日常生活护理的各项技能操作；
能正确指导产妇做产后形体恢复训练。

【素质目标】

具有高度的责任心、爱心；
具有良好的沟通协调能力；
具有对产妇护理的服务意识。

任务一　指导产妇母乳喂养

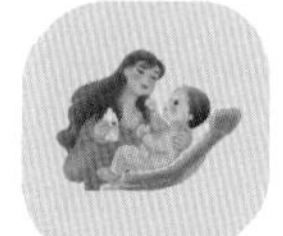

任务描述

张某，29岁，第1胎，足月顺产一男婴，该新生儿出生体重3 400 g。经检查新生儿健康状况良好，现出生1周。为更好地照顾宝宝，产妇住进了月子会所。由于产妇在哺乳时出现腰酸背痛及乳头皲裂，宝宝不能顺利吃上母乳，需要母婴护理员指导产妇用正确的坐姿哺乳进行母乳喂养。

工作任务：

1. 请指导产妇顺利进行母乳喂养。
2. 请为该家庭成员进行母乳喂养知识宣教。

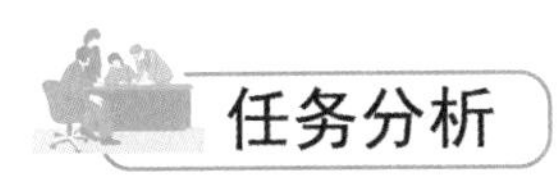

任务分析

指导产妇母乳喂养

完成该任务需要母婴护理员具备耐心服务的职业素养，具备一定的沟通能力；需要了解母乳喂养的基本知识，掌握母乳喂养的姿势及操作要点。

在任务实施的过程中，要指导产妇给新生儿哺乳时，新生儿嘴巴正确含接乳头方法。用通俗易懂的语言与产妇进行及时有效沟通，使其尽快掌握母乳喂养的方法。

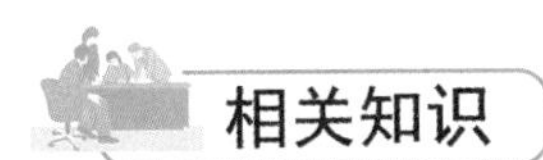

相关知识

由于新生儿生长发育迅速，必须有丰富、易于消化的各种营养素来满足其需要，而新生儿的消化系统未发育成熟，母乳毫无疑问是新生儿的最佳营养来源。

一、母乳喂养的好处

1. 母乳喂养对婴儿的好处

（1）天然营养食品。母乳是婴儿最理想的天然营养食品，有利于婴儿健康。母乳含有0~4个月婴儿生长发育所必需的全部营养成分和热能，如蛋白质、不饱和脂肪酸、糖类（碳水化合物）和各种无机盐，对促进婴儿生长最有利。

（2）增加免疫力。母乳中含有帮助消化的酶，以及可以增加婴儿抵抗力并防御感染的抗体、补体、溶菌酶、吞噬细胞等成分。

（3）适合婴儿不同阶段生长发育的需要。母乳的质和量随着婴儿的生长发育而发生相应变化，以适应其需要。

（4）促进婴儿大脑发育。母乳中含丰富的牛磺酸，有促进大脑发育的重要作用。牛磺酸不仅有助于人体大脑神经细胞的增生，还可促进神经元的分化和成熟，对神经网络及其突触的形成也具有重要作用。母乳中牛磺酸的含量约为牛乳的10倍。

2. 母乳喂养对产妇的好处

（1）有助于子宫复原。分娩后几分钟之内让新生儿吸吮乳头会促使子宫收缩，减少出血。婴儿的吸吮动作可以刺激催产素的分泌，促进子宫恢复到孕前的大小。哺乳产妇的子宫复原比不哺乳的产妇更加迅速、彻底。

（2）有助于体形恢复。怀孕期间产妇身体积蓄的脂肪是大自然为产后哺乳而储存的“燃料”。哺乳会消耗产妇体内额外的卡路里，不用节食就能达到减肥目的。

（3）减少某些疾病的患病率。研究表明，产妇仅哺乳几个月，患乳腺癌的概率会少于从未哺乳的妇女。哺乳还可降低产妇患卵巢癌和骨质疏松症的概率。

3. 母乳喂养对家庭、 社会的好处

（1）可加强母亲和婴儿的情感联系。母乳是婴儿重要的食品，可以保护婴儿不受病菌的侵袭，也是母亲满足婴儿需求的最自然、最有效的途径。哺乳时母子身体之间的亲密接触与交流，使得母亲和婴儿在身心两方面合二为一，给母子二人带来温馨的感觉。

（2）喂养方便，经济适用。母乳直接被婴儿食用，污染机会少，比较卫生；随时可喂，又比较方便。母乳的温度适宜、浓度恰当，适合于婴儿，免去了人工喂养的很多麻烦。母乳喂养还可减轻家庭经济负担。

二、母乳成分变化特点

母乳会随着婴儿生长发育的需要而发生动态的变化。按时间分，母乳可分为初乳、过渡乳和成熟乳，其营养成分变化特点见表2-12。

表2-12　母乳营养成分变化特点

名称	时间	特点
初乳	◆产后1周内分泌的乳汁	◆透明、稀薄、色黄、质黏稠，蛋白质和矿物质含量高 ◆含大量的免疫物质 ◆有助于胎便排出
过渡乳	◆产后1~2周分泌的乳汁	◆蛋白质含量略有减少 ◆脂肪和糖的含量上升 ◆乳汁分泌量增加
成熟乳	◆产后2周后分泌的乳汁	◆外观与成分都有所变化 ◆乳汁呈水样液体 ◆蛋白质和矿物质相对减少 ◆脂肪含量高

三、母乳喂养指导要点

（1）实施“三早”原则。三早即早接触、早吸吮、早开奶。新生儿出生半小时内护理人员会实施母子肌肤接触，将新生儿置于产妇怀中，让新生儿吸吮产妇的乳头，可反射性引起产妇机体催乳素和缩宫素的分泌，从而促进产妇分泌乳汁。同时，早接触能对宝宝情绪起到安抚作用。

（2）哺乳要做到“三贴”。三贴即胸贴胸、腹贴腹、下颌贴乳房。

（3）哺乳要正确含接。哺乳时产妇先将乳头触碰新生儿口唇周围，刺激觅食反射，当新生儿张大口，产妇就顺势把乳头和大部分乳晕送到宝宝口中。新生儿在吸吮时充分挤压乳晕及乳窦，使乳汁排出，同时有效地刺激乳头上的感觉神经末梢，促进泌乳和射乳反射。

四、母乳喂养的姿势

1. 摇篮式

是一种常见、传统的哺乳姿势（图2-13），姿势要领如下。

（1）产妇将新生儿抱在怀里，使其头部枕在产妇的臂弯处。

（2）产妇的同侧手应托着新生儿的臀部，让新生儿和产妇腹部相贴。

（3）另一手辅助使新生儿正确含接。

（4）产妇可用哺乳枕支撑手臂，帮助缓解手臂肌肉的紧绷感。

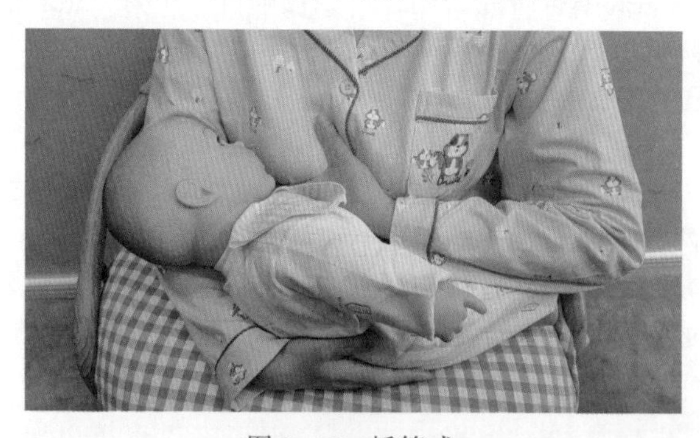

图2-13　摇篮式

2. 交叉式

适用于体重轻、吸吮力弱的婴儿（图 2-14）。

（1）产妇用左手掌托着新生儿的头枕部，使新生儿背部置于其左手臂。

（2）新生儿面朝产妇右侧乳房，嘴巴正对乳头。

（3）右手辅助使新生儿正确含接。

（4）产妇可用哺乳枕支撑手臂，帮助缓解手臂肌肉的紧绷感。

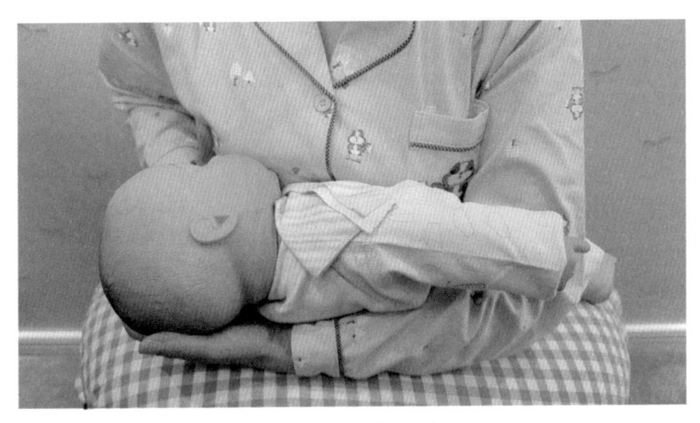

图 2-14　交叉式

3. 橄榄球式

适用于双胎、剖宫产产妇的哺乳（图 2-15）。

（1）产妇将新生儿抱在身体一侧，胳膊肘弯曲，前臂同时托起新生儿背部，手掌伸开托住新生儿头颈部。

（2）新生儿面对乳房，产妇另一手辅助使新生儿正确含接。

（3）产妇可用哺乳枕支撑手臂，帮助缓解手臂肌肉的紧绷感。

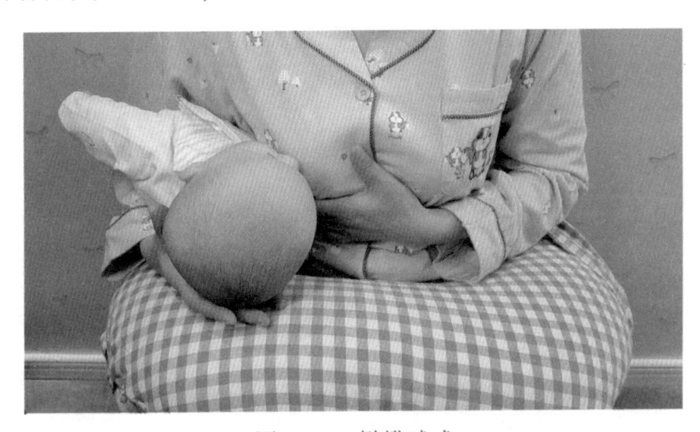

图 2-15　橄榄球式

4. 侧卧式

是产妇需要休息时哺乳的最佳选择（图 2-16）。

（1）产妇在床上侧卧，同侧手臂上举，背后用枕头支撑，使其体位舒适。

（2）新生儿侧卧，背后用小枕头支撑，脸朝向产妇的乳房。

（3）产妇另一手辅助使新生儿正确含接。

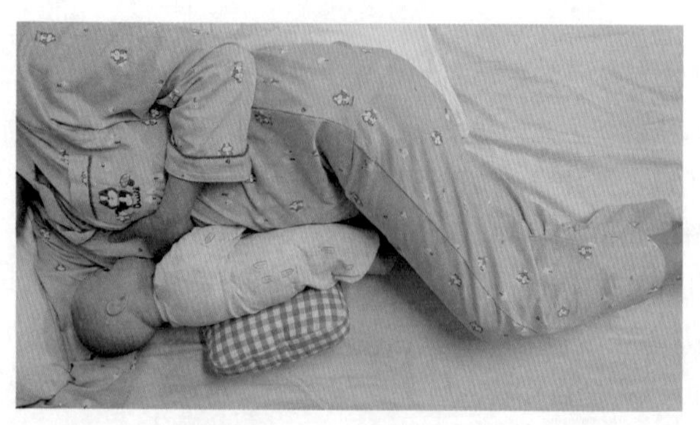

图 2-16　侧卧式

任务实施

一、评估

（1）询问并观察产妇精神情况，乳房有无肿胀、是否有充盈感，乳头有无凹陷。

（2）评估新生儿的精神状态，新生儿出生后的体重增减情况。

（3）询问家属喂奶时间、吸吮情况、二便次数。

二、计划

（1）环境准备：关闭门窗，干净整洁，光线适宜，温度 24~26 ℃，独立安静。

（2）操作人员准备：去除首饰，剪短指甲，清洁双手，协助产妇擦洗乳房，检查新生儿有无大小便并及时更换纸尿裤。

（3）产妇准备：精神愉悦，着装宽松，选择舒适体位。

（4）新生儿准备：更换纸尿裤。

（5）用物准备：哺乳枕、大小毛巾、小盆、温水、靠背椅或沙发、靠垫、哺乳凳。

三、实施

指导母乳喂养

见表 2-13。

表 2-13　正确指导产妇坐姿哺乳操作流程

操作步骤	操作过程	要点说明与注意事项
1. 哺乳前准备	◆环境准备 ◆操作人员准备 ◆产妇准备 ◆新生儿准备 ◆用物准备	• 哺乳前检查乳头情况 • 检查新生儿有无大小便并及时更换纸尿裤 • 哺乳时选择安静避风的环境
2. 解释沟通	◆向产妇及其家属解释母乳喂养的好处，使其愿意接受，积极配合 ◆关注家庭成员之间的焦虑点，有针对性地进行沟通	• 语言表达良好，与产妇及其家属沟通有效 • 解释语言通俗易懂

续表

操作步骤	操作过程	要点说明与注意事项
3. 操作流程	◆指导产妇坐在有靠背的椅子或沙发上，戴好哺乳枕，后背垫好靠垫，脚踩哺乳凳，放音量适中的舒缓音乐 ◆母婴护理员抱起宝宝，将其头放在产妇臂弯内，面向乳房 ◆产妇一手护着宝宝臀部，宝宝和产妇紧密相贴，宝宝的头和身体呈一条直线 ◆指导产妇另一只手呈“C”字形托起乳房，刺激宝宝口周，当宝宝张大嘴时含住整个乳头和大部分乳晕，听到宝宝的吞咽声则说明哺乳姿势正确 ◆指导产妇在哺乳时与宝宝进行眼神、语言、肢体的交流，促进亲子关系的建立 ◆15~20 分钟后轻压宝宝下颌，使其嘴巴张大，退出乳头和乳晕 ◆挤出一点乳汁涂在乳头上，保护乳头 ◆转换宝宝体位，同上用另一侧哺乳。 ◆正确拍嗝后右侧卧位	• 松解产妇衣物时，动作轻柔；根据室内温度注意保暖 • 哺乳过程中如出现新生儿边吃边睡的情况，产妇可轻拉新生儿耳垂使其清醒 • 若发现异常情况及时就医
4. 整理记录	◆物品归位 ◆洗手、记录	
5. 健康宣教	◆母乳喂养的好处 ◆母乳的阶段及成分 ◆母乳喂养的注意事项	• 知识点通俗易懂，表达合理、有效

四、评价

（1）准备工作是否到位。
（2）是否注意观察产妇和新生儿的反应。
（3）语言表达良好，是否与产妇及其家属进行有效沟通。

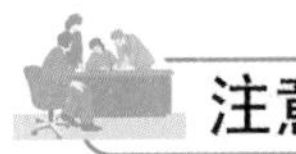

注意事项

（1）帮助产妇尽早开奶，学会观察和识别宝宝早期喂养的信号，哺乳时根据新生儿需求按需哺乳。
（2）产妇在喂奶时要保持清醒状态，避免乳房堵塞新生儿鼻孔造成窒息。
（3）产妇如感觉乳头疼痛，需要让宝宝退出乳头，改变喂奶体位，让新生儿尝试重新含接。
（4）日常注意观察新生儿体重增长和小便次数，以判断母乳是否充足。

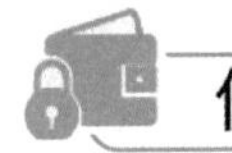

任务评价

见表 2-14。

表 2-14 正确指导产妇坐姿哺乳任务评价表

项目	评价标准
知识掌握	说出母乳喂养的好处（10 分） 说出母乳的三个阶段（15 分） 母乳喂养的指导内容（15 分） 回答熟练、全面、正确
操作能力	哺乳前的准备工作是否到位（15 分） 能掌握坐位哺乳的正确流程（15 分） 操作要娴熟、正确、到位
人文素养	有护理观念，有爱心和耐心（10 分） 对家庭成员的解释工作准确、到位（10 分） 具备有效沟通的能力（10 分）
总分（100 分）	

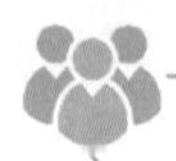

同步测试

同步测试

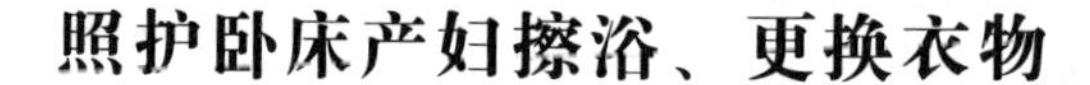

任务二 照护卧床产妇擦浴、更换衣物

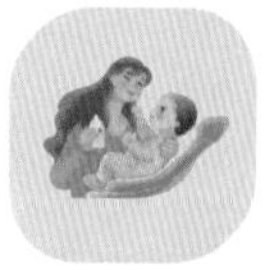

任务描述

刘某，29 岁，第 1 胎，足月剖宫产生下一女婴。腹部有刀口不能下床活动，出汗比较多，产妇想让母婴护理员帮助擦洗和更换衣物，婆婆担心儿媳妇月子里受凉，制止该做法，现家庭人员意见不统一。

工作任务：

1. 请为卧床产妇进行擦浴和衣物更换。
2. 请为该家庭成员进行产妇产后日常身体清洁健康宣教，使其能够配合工作。

任务分析

照护卧床产妇擦浴、更换衣物

完成该任务需要母婴护理员具备专业护理产妇的职业素养，具备一定的沟通能力；需要了解剖宫产洗澡的方法及时间要求，知悉衣物选择和洗涤的要点、擦浴要求和注意事项；掌握产后擦浴的要领，衣物更换的方法。便于及时对产妇进行身体清洁，可避免发生感染。

在任务实施过程中，要控制室温，注意保暖，保护产妇隐私。

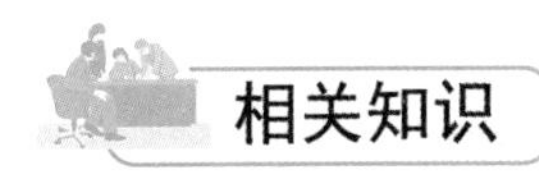

相关知识

产褥早期，因产妇皮肤排泄功能旺盛，产妇出汗较多，以夜间睡眠与初醒时最为明显，称为褥汗。此时应注意皮肤清洁。如果产妇体质许可，自然分娩者一般可于产后1周淋浴，有会阴侧切伤口或剖宫产者，应在产后3~5天擦浴，待伤口愈合后可淋浴。

一、剖宫产产妇洗澡的方式及频率

（1）剖宫产产妇在腹部伤口愈合后（产后10天左右）进行淋浴，此前可擦浴。

（2）如果产妇是顺产转剖宫产，会阴部有伤口，腹部又有刀口，须等待伤口愈合再洗澡，此前母婴护理员或家人可给予擦浴。

（3）夏季应每日擦浴，春、秋、冬季应3~5天擦浴一次。

二、擦浴要求和注意事项

（1）擦浴时应保持环境温暖，关闭门窗，避免对流风，水温40~45 ℃为宜。夏天不可用较凉的水，以免引起恶露排出不畅、腹痛及月经不调、身痛等。

（2）产妇产后身体虚，擦浴时间不宜太久，控制在10分钟以内。叮嘱产妇不宜空腹，在擦浴过程中最好有母婴护理员或家人陪伴身旁，擦浴过程中产妇若有不适应立即停止。

（3）擦浴时，母婴护理员应准备好干净的盆、温开水、清洁毛巾，协助擦浴。擦浴的方法：在消过毒的盆里加入温水，用干净毛巾沾湿、拧干后擦拭身体。

（4）擦浴后，及时用干毛巾蘸干身体，换上干净衣服，避免受凉。

三、衣物的选择及洗涤

（1）应选择纯棉、透气性较好、宽松的衣物。

（2）产妇换下的衣服要单独清洗。

（3）衣物要选用中性肥皂或皂液进行清洗，洗完后用清水漂洗干净。

（4）衣物清洗后在阳光下暴晒，晒干后折叠整齐存放。

（5）有血污的衣服，用凉水洗后拧干，放入加有盐水的盆中浸泡30分钟，再用肥皂搓洗，洗后晾晒。

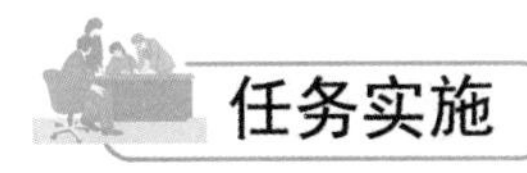

任务实施

一、评估

（1）产妇的自理能力及配合程度。

（2）产妇的分娩方式及产后时间。

（3）产妇及其家属对擦浴的接受程度。

二、计划

（1）操作人员准备：去掉首饰，盘起长发，洗净双手。

（2）环境准备：关闭门窗，调节室温为26~28 ℃，注意保护产妇隐私。

（3）产妇准备：两餐之间，精神愉悦。

（4）用物准备：水盆2个、40~45 ℃温开水、医用棉、毛巾1条、浴巾1条、干净的开衫套装1套。

三、实施

见表2-15。

表2-15　照护卧床产妇擦浴、更换衣物操作流程

操作步骤	操作过程	要点说明与注意事项
1. 准备	◆环境准备 ◆操作人员准备 ◆产妇准备 ◆用物准备	
2. 解释沟通	◆向产妇及其家属解释卧床擦浴的目的和方法，使其愿意接受，积极配合 ◆关注家庭成员之间的焦虑点，有针对性地进行沟通	• 语言表达良好，与产妇及其家属沟通有效 • 解释语言通俗易懂
3. 擦浴	◆盆内放入温开水和医用棉浸湿拧半干擦洗会阴部 ◆将毛巾放在另一盆温开水中浸湿，拧半干并折叠 ◆按照颜面部（眼、鼻、嘴、耳、脸颊）→颈部→上肢→腋下→胸部→腹部→背部→臀部→下肢→脚的顺序进行擦拭	• 每擦拭一个部位将毛巾清洗一次 • 擦洗会阴部和擦洗身体的盆要分开 • 擦洗哪个部位露出哪个部位 • 擦完后立即盖好，以免受凉
4. 更换衣物	◆脱穿上衣： 1. 站在床的一侧，把产妇上衣扣子依次打开，将靠近产妇一侧衣袖脱下，产妇上肢伸入干净的开衫衣袖中 2. 协助产妇翻身，把背部衣服铺平，协助产妇平躺 3. 产妇向护理员方向稍侧身，护理员拉出旧的衣袖及衣物，顺势穿上干净的另一侧衣袖 4. 将产妇身体放平，扣上扣子整理上衣 ◆脱裤子：产妇臀部抬起→将裤子退于臀下→产妇平躺，抬腿→抓住裤腿退下 ◆穿裤子：撑开裤筒→产妇将双腿伸进裤筒，拉裤腰至臀下→产妇臀部抬起，将裤腰拉至腰部	
5. 整理记录	◆为产妇盖好被子，整理床铺，清理换洗的衣物 ◆物品归位 ◆洗手、记录	• 注意及时保暖 • 丢弃物按照垃圾分类的提示进行投放（如用过的卫生纸不是可回收垃圾）

续表

操作步骤	操作过程	要点说明与注意事项
6. 健康宣教	◆擦浴的时间和注意事项 ◆擦浴身体的顺序 ◆穿衣顺序	• 知识点通俗易懂，表达合理、有效

四、评价

（1）熟悉操作流程，操作准确、动作规范，动作轻柔。
（2）操作过程中观察产妇反应。
（3）语言表达良好，与产妇及其家属沟通有效。

注意事项

（1）擦浴结束要及时穿上干净衣服，以免着凉。
（2）擦浴前可少量进食，避免空腹出现低血糖、头晕等不适情况。

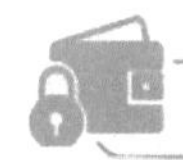

任务评价

见表 2-16。

表 2-16　照护卧床产妇擦浴、更换衣物任务评价表

项目	评价标准
知识掌握	说出剖宫产产妇洗澡的方式及频率（10 分） 说出卧位产妇擦浴的注意事项（15 分） 说出衣物的洗涤和选择（15 分） 回答熟练、全面、正确
操作能力	能正确为产妇卧床擦浴、更换衣物做操作准备（10 分） 能掌握给卧床产妇擦浴的正确方法（10 分） 能掌握给卧床产妇穿脱衣服的正确方法（10 分） 操作要娴熟、正确、到位
人文素养	有护理观念，有爱心和耐心（10 分） 对家庭成员的解释工作准确、到位（10 分） 具备有效沟通的能力（10 分）
总分（100 分）	

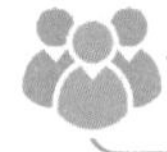

同步测试

同步测试

任务三

吸奶器的使用指导

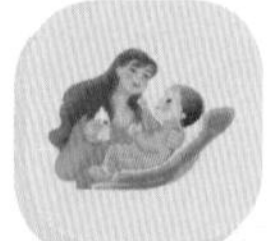

任务描述

王某，30岁，第1胎，足月顺产一女婴。该婴儿出生体重3 050 g。孩子出生2周后，妈妈乳汁充盈，宝宝吃不完，经常是吃一侧乳房的乳汁就吃饱了，现在需要母婴护理员教产妇使用吸奶器。

工作任务：

1. 请为该产妇对吸奶器的使用进行指导。
2. 请指导该家庭成员对母乳的储存进行宣教。

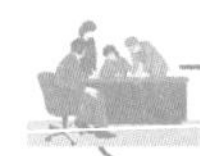

任务分析

吸奶器的使用指导

完成该任务需要母婴护理员具备专业护理的职业素养，具备一定的沟通能力；需要知悉吸奶器的分类、作用原理和使用方法以及乳汁的储存方法，以便及时排空乳房。

在任务实施过程中，要注意观察产妇乳房泌乳情况，正确清洁吸奶器，协助产妇进行吸奶工作。

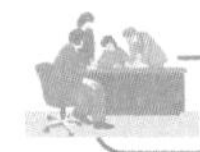

相关知识

吸奶器是利用负压吸引原理挤出乳房内乳汁的一种工具。

一、吸奶器的分类

目前市面所售的吸奶器有电动型和手动型两类。手动型又分按压式、简易橡皮球式和针筒式。电动型分为可刺激奶阵和不可刺激奶阵，还分单泵和双泵。

二、吸奶器的作用

（1）当因为特殊情况母婴分离时，使用吸奶器能使新生儿及时吃到初乳。
（2）使用吸奶器可缓解产妇乳头皲裂。
（3）使用吸奶器可辅助产妇疏通乳腺。
（4）使用吸奶器可了解产妇产奶量。
（5）使用吸奶器有利于科学断奶。

三、吸奶器的使用方法

1. 手动吸奶器的使用方法

（1）操作者洗净双手，准备好已消毒的吸奶器，使用之前阅读使用说明书，确保各个零件齐全，安装无误。

（2）选择一张舒适的座椅，让产妇放松身体，稍稍向前倾斜（背后垫靠枕），并且在旁边放一杯温水及时补充水分。

（3）从乳房中轻轻挤出一点乳汁以确保乳腺没有堵塞，将吸奶器的漏斗和按摩护垫紧紧压在乳房上，不要让空气进入，以免失去吸力。

（4）吸奶时，快速按压把手 5~6 次，停留 2~3 秒，把手自动回位，此操作循环进行。

（5）使用完毕进行热水煮沸或消毒器消毒。

注意：如果吸不出乳汁，不要持续用吸奶器挤压乳房超过 5 分钟。使用按摩护垫会加速乳汁的流出，从而使吸奶变得更容易。

2. 电动吸奶器的使用方法

（1）操作者洗净双手，准备好已消毒的吸奶器，检查各部件是否安装正确，使用之前可以仔细阅读使用说明书，确保各个零件齐全，安装无误；将喇叭罩到乳房上，确保乳房和乳杯紧密贴合，不漏气。

（2）长按开关按钮，几秒后吸奶器就能开始工作。吸奶器启动后先进入按摩模式，2~3 分钟后，刺激结束。

（3）进入到吸乳阶段后，乳房很容易来奶阵，这时候乳汁一般会呈现喷射状往奶瓶里面流，待奶阵结束后让乳房休息一下，等待下一次奶阵来临。

（4）吸乳完成后，按下开关键，关掉吸奶器。屏幕彻底关掉，切断电源。把吸奶器上面的奶瓶拿下来，把乳汁正确装入储奶袋或储奶杯，放到冰箱里保存。

注意：乳头要对准喇叭罩的中心位置，吸奶器与乳房接触的部位和乳头通道必须稍微向下倾斜，这样有利于乳汁流到奶瓶里。

四、母乳的储存和加热方法

吸奶器吸出的乳汁如超出宝宝的需求，要对其进行合理储存。

（1）乳汁在电冰箱冷藏室（0~4 ℃）可储存 3 天，在独立冷冻室可存储 3 个月。

（2）乳汁储存可使用一次性乳汁储存袋或者乳汁储存杯，保证乳汁在无菌状态下保存。

（3）冷藏储存的乳汁不宜放在微波炉或明火上直接加热，应使用温水（40 ℃左右）升温或者恒温暖奶器加热。冷冻的乳汁放冷藏室解冻后，用温水升温。解冻后的乳汁尽量一次用完，不可再次加热。

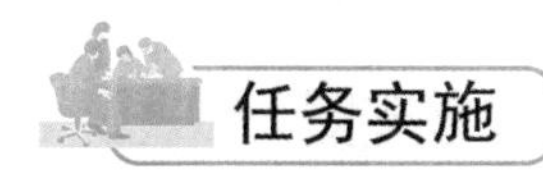

任务实施

一、评估

（1）检查评估产妇乳房及乳头有无异常情况。

（2）评估产妇对乳房护理知识的了解程度。

二、计划

（1）环境准备：环境干净整洁，光线适宜，室温 24~26 ℃。

（2）操作人员准备：着装整洁，剪短指甲，去除手腕部饰品，清洁并温暖双手，戴口罩。

（3）产妇准备：洗净双手，着方便吸乳的宽松衣物。

(4) 用物准备：电动吸奶器、椅子、毛巾、乳垫、奶瓶、50~60 ℃水、盆、温水、靠垫。

三、实施

见表2-17。

表2-17 电动吸奶器的使用指导操作流程

操作步骤	操作过程	要点说明与注意事项
1. 准备	◆环境准备 ◆操作人员准备 ◆产妇准备 ◆用物准备	•检查吸奶器安装是否正确，避免漏气
2. 解释沟通	◆向产妇及家属解释吸奶器使用的目的和方法，使产妇愿意接受，积极配合	•语言表达良好，与产妇及其家属沟通有效 •解释语言通俗易懂
3. 检查乳房	◆一松：解开产妇衣服，露出一侧乳房 ◆二看：观察产妇乳房情况，了解乳房有无肿胀结节、乳头皲裂等	•松解衣物时，动作轻柔；关注室内温度注意保暖 •检查内容全面 •若发现异常情况及时就医
4. 操作步骤	◆热敷并按摩乳房 ◆电动吸奶器：从最低速开始，逐渐升高速挡，直到调节至感觉最舒服的挡为止 ◆储存吸出的乳汁：将吸奶器的容器部分拿下，倒入清洁消毒的奶瓶内，盖紧瓶盖，冷却后置冰箱冷藏或冷冻	•吸出的乳汁冷却后放冰箱冷藏或冷冻
5. 整理记录	◆消毒后及时清理物品并对吸奶器和奶瓶进行消毒 ◆物品归位 ◆洗手、记录	•吸奶器消毒时，应拆开零部件
6. 健康宣教	◆吸奶器的作用 ◆乳汁储存的方法	•知识点通俗易懂，表达合理、有效

四、评价

(1) 熟悉操作流程，操作准确、动作规范。
(2) 操作过程中注意询问产妇有无不适感。
(3) 语言表达良好，与产妇及其家属沟通有效。

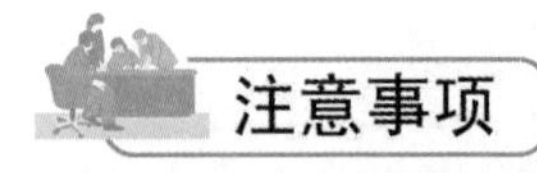

注意事项

(1) 保护产妇隐私，注意保暖，避免受凉。
(2) 产妇乳房和乳头有不适时，应停止吸乳，若情况严重及时就医。
(3) 按摩力度要适宜，切忌用力过猛，使产妇产生恐惧感。
(4) 注意吸奶时手及储奶容器的清洁，保证乳汁不被细菌污染。请勿使用杀菌剂或去污剂去污，使用蒸汽消毒器消毒或沸水中煮5分钟即可。

（5）若一侧乳房即可吃饱，可用吸奶器将另一侧乳汁适当吸出，注意下次交替喂养。

（6）吸奶过程中要与产妇沟通，增强产妇对母乳喂养的信心。

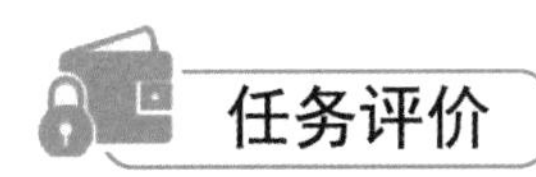

任务评价

见表 2-18。

表 2-18　吸奶器的使用指导任务评价表

项目	评价标准
知识掌握	说出吸奶器的作用（10 分） 说出乳汁的储存和加热方法（15 分） 说出吸奶器的使用方法（20 分） 回答熟练、全面、正确
操作能力	能正确判断产妇乳房情况是否正常（15 分） 能正确掌握吸奶器的使用方法（20 分） 操作要娴熟、正确、到位
人文素养	对家庭成员的解释工作准确、到位（10 分） 具备有效沟通的能力（10 分）
总分（100 分）	

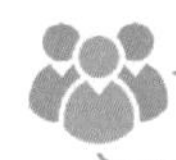

同步测试

同步测试

任务四　产妇会阴护理

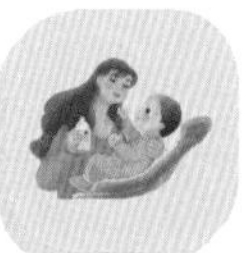

任务描述

李某，30 岁，足月剖宫产一女婴。1 周后出院回家，母婴护理员要为她做会阴部的护理，产妇感觉难为情。

工作任务：

1. 请为产妇做会阴部的护理。
2. 请为产妇进行个人卫生宣教。

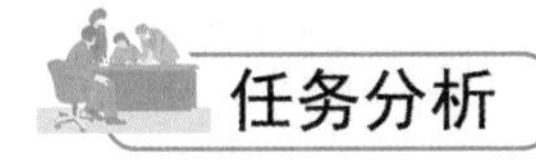

任务分析

产妇会阴护理

完成该任务需要母婴护理员具备护理的专业知识，有爱心和耐心，具备一定的沟通能力；需要知悉产褥期女性生殖系统的变化，产后恶露的变化，产后会阴的护理。便于及时发现会阴异常情况，保持会阴的清洁与干燥，避免感染。

在任务实施过程中，要注意观察恶露的量、颜色和气味，护理动作要轻柔，与产妇沟通时要用通俗易懂的语言，避免伤口感染。

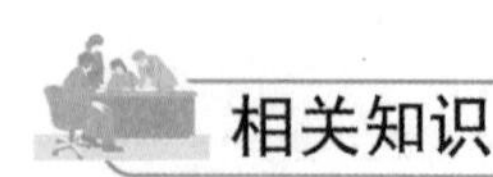

相关知识

通过会阴护理，可以清除会阴部污垢及血渍，保持外阴清洁，预防生殖系统和泌尿系统的逆行感染。

一、产妇外阴的生理变化

分娩时产妇外阴受压会有轻度水肿，于产后 2~3 天自行消退。会阴部如有轻度撕裂或会阴伤口缝合术后一般 3~5 天愈合。

二、产妇恶露的观察

1. 恶露的定义

恶露是产后随着坏死子宫蜕膜的脱落，从子宫经阴道排出的液体，内含血液、坏死蜕膜组织、宫颈黏液及细菌等。恶露的量、气味、颜色可以直接反映子宫复旧的情况，应密切观察。

2. 恶露的分类及特点

正常恶露有血腥味，但无臭味，总量 250~500 ml，持续时间 4~6 周。根据恶露的外观、成分和持续时间的不同，可将恶露分为以下几种。

（1）血性恶露：鲜红色，量多。持续 3~4 天，血液逐渐减少，浆液逐渐增加。

（2）浆液性恶露：淡红色，含大量浆液。持续约 10 天，浆液逐渐减少，白细胞逐渐增多。

（3）白色恶露：色白，略黏稠。持续约 3 周。

3. 恶露的观察

恶露量由多渐少，一般于 4~6 周排干净，具体持续时间需要根据创面的恢复情况而定。每日密切观察恶露的量、颜色和气味。如血性恶露持续时间长且量多，常伴有异味，且有胎膜样物或烂肉样物排出，可能为子宫复旧不良或宫腔有胎盘、胎膜残留，应建议产妇及时就诊。

三、产妇会阴的护理

（1）保持外阴清洁，勤换会阴垫及内衣裤，大便后用温开水擦洗会阴。

（2）当产妇会阴有切口时，嘱产妇健侧卧位。

（3）会阴伤口局部如有肿胀、结痂，分娩 10 天后，恶露量已明显减少时，遵医嘱可用 1∶5 000高锰酸钾溶液坐浴，每天 2 次，每次 15~20 分钟，可促进会阴伤口愈合、消肿、缓解局部肿胀。

（4）当会阴伤口出现明显疼痛或出现异常分泌物时，应及时就医。

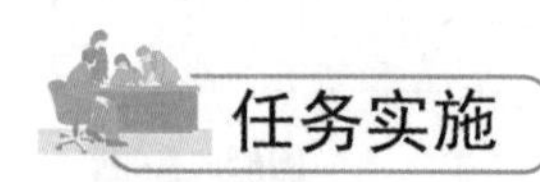

任务实施

一、评估

（1）评估产妇的年龄、产后恢复情况、意识状态、自理能力、需求和合作程度。

（2）有无留置尿管。
（3）会阴部皮肤情况及伤口情况。
（4）恶露的颜色、量、气味及性状。

二、计划

（1）母婴护理员准备：着装整齐，洗净双手，戴口罩和医用无菌手套。
（2）用物准备：防水垫、消过毒的盆、温开水、消毒棉球、无菌纱布、垃圾袋。
（3）环境准备：室内温度 24~26 ℃，请其他人员离开房间，关闭门窗。
（4）产妇准备：产妇处于清醒状态，排空大小便、取仰卧屈膝位，注意保暖。

三、实施

见表 2-19。

表 2-19　产妇会阴护理操作流程

操作步骤	操作过程	要点说明与注意事项
1. 准备	◆母婴护理员准备 ◆用物准备 ◆环境准备 ◆产妇准备	
2. 解释沟通	◆向产妇解释会阴护理的目的和方法，使其愿意接受，积极配合	•语言表达良好，与产妇沟通有效 •解释语言通俗易懂
3. 检查会阴	◆一看：看恶露颜色和量 ◆二闻：有无异味 ◆三观：观察会阴部恢复情况	•会阴部如有侧切伤口，观察伤口情况 •若发现异常情况及时就医
4. 擦洗	◆母婴护理员站在床的一侧，产妇取平躺仰卧位，脱下产妇裤子，在产妇臀下垫一个防水垫或棉布垫 ◆将会阴洗盆放在床边，加入 38~40 ℃的温开水 ◆产妇仰卧屈膝位，母婴护理员将一次性卫生纱布或棉球蘸水后捏至半干（以不滴水为准），询问产妇水温是否适宜，由上至下、由内向外依次擦洗会阴中间及两侧部位。注意只擦洗大阴唇外侧，对侧切伤口或者有撕裂伤口也要轻轻地蘸洗，不要来回擦洗	•消毒纱布不能重复使用
5. 整理记录	◆擦洗结束后为产妇更换会阴垫，并整理好床铺 ◆清理污物，物品归位 ◆洗手、记录	•合理放置无菌棉签、无菌纱布
6. 健康宣教	◆产后女性生殖系统的变化 ◆恶露的变化	•知识点通俗易懂，表达合理、有效

四、评价

（1）熟悉操作流程，操作准确、动作规范，动作轻柔。

（2）操作过程中注意观察产妇反应。

（3）语言表达良好，与产妇沟通有效。

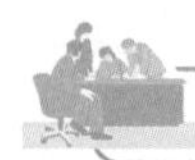

注意事项

（1）尊重产妇隐私和个人习惯，操作过程中不可过多暴露产妇身体，以免产妇着凉。

（2）如产妇身上有留置尿管，应保持尿管通畅，避免脱落、扭曲和受压。

（3）擦洗时避免弄湿衣被，如潮湿要及时更换。

（4）擦洗过程中动作要轻柔，注意观察会阴伤口和恶露的颜色、性状、气味，发现异常及时就医。

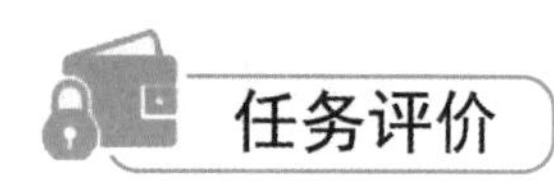

任务评价

见表 2-20。

表 2-20　产妇会阴护理任务评价表

项目	评价标准
知识掌握	说出产褥期女性生殖系统的变化（15 分） 说出恶露的正常变化（15 分） 说出恶露的观察内容（10 分） 回答熟练、全面、正确
操作能力	产妇会阴护理准备工作正确，无遗漏（15 分） 能正确判断产妇会阴部情况是否正常（15 分） 能正确掌握会阴护理的顺序（15 分） 操作要娴熟、正确、到位
人文素养	有照护观念（5 分） 与产妇沟通有效（10 分）
总分（100 分）	

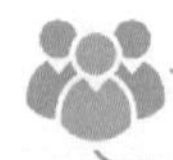

同步测试

同步测试

任务五 指导产妇形体恢复操训练

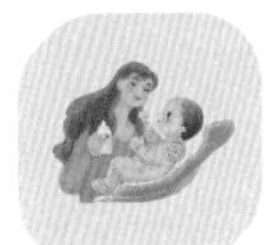

任务描述

王某，30岁，第2胎，足月顺产一女婴。产后1周，母婴护理员发现产妇情绪低落，询问原因。产妇认为目前自己腹部皮肤非常松弛，体形严重变形，看着镜子中的自己很烦躁，不知道是否能回到原来孕前的模样。为了使该产妇身体功能更好地恢复，母婴护理员指导产妇做产后形体恢复操。

工作任务：

1. 请指导该产妇做形体恢复操。
2. 请为产妇形体恢复进行宣教。

任务分析

指导产妇形体恢复操训练

完成该任务需要母婴护理员具备一定的沟通能力；需要知悉形体恢复操的运动原理、形体恢复操开始的时间和形体恢复操动作训练。

在任务实施过程中，要注意产妇的身体恢复情况，动作强度和难度不可过度，要在产妇身体承受的范围内进行，使其尽快掌握形体恢复操的动作技巧。

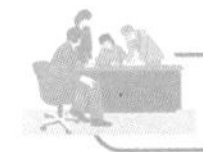

相关知识

分娩后产妇的盆底肌、腹壁肌肉、阴道等都变得松弛，内脏器官及其功能都需要一个恢复过程。在给婴儿喂奶时，产妇的头、肩、颈也容易受累。另外，由于产妇刚生产完身体虚弱，躺床上时间久了容易导致下肢血液循环不畅，易发生静脉栓塞。因此，母婴护理员应根据产妇的分娩情况和身体状况，有针对性地指导其进行锻炼。

一、形体恢复操的作用

分娩后的身体恢复需要一个漫长的过程，而产后形体恢复操对分娩后的恢复起到了很大的促进作用。

（1）弥补产妇在产褥期活动不足，缓解疲劳和压力。

（2）促进肠蠕动，增进食欲及预防便秘。

（3）促进血液循环，消除水肿，预防静脉血栓。

（4）帮助产妇加强腹直肌力量，促进骨盆韧带、腹部和骨盆肌肉群的功能恢复，促进产妇子宫收缩，预防产后尿失禁和子宫脱垂。

二、形体恢复操开始的时间

形体恢复操应根据产妇的身体情况进行，逐渐增加活动量，时间由短到长。

（1）一般顺产产妇分娩后第2天就可以开始做形体恢复操，每1~2天增加一节，每节做8~16次。

（2）剖宫产的产妇要等伤口愈合后（产后第14天），根据产妇身体恢复情况做形体恢复操。

（3）阴道和会阴切开或有裂伤的产妇，在伤口恢复以前，应避免做影响盆底肌肉恢复的动作。

（4）做形体恢复操的时间最好选择清晨起床前和晚上临睡前，每次做15分钟左右。

三、形体恢复操各项动作训练的作用

（1）呼吸运动：可促进肺活量，有利于产妇机体恢复，减轻腹部阵痛。

（2）扩胸运动：可锻炼胸部肌肉，防止乳房下垂，增加肺活量，缓解双肩和双臂肌肉酸痛。

（3）挺腹运动：可锻炼腰腹部，使肌肉紧致，修正骨盆倾斜。

（4）举腿运动：可加强腹肌力量，塑造腿形。

（5）缩肛运动：可预防子宫下垂，避免产后漏尿。

（6）仰卧运动：颈部和背部肌肉得到伸展，预防颈椎病；增强腹部肌肉的弹性和腰部的力量，减少皮下脂肪。

（7）转腰运动：增强腰部肌肉力量，减少腰部脂肪，促进血液循环。

（8）全身运动：促进血液循环，减少肌肉紧张，保持身体的协调性和身体的柔韧度。

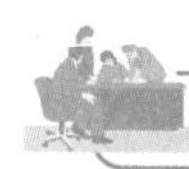

任务实施

一、评估

1. 了解产妇分娩方式。
2. 检查产妇身体恢复情况。

二、计划

1. 环境准备：室温适宜，空气清新，放舒缓的音乐。
2. 用物准备：小型音响设备、瑜伽垫。
3. 产妇准备：精神愉悦，穿宽松透气衣服，排空大小便。
4. 操作人员准备：去除首饰、洗净双手。

三、实施

见表2-21。

表2-21　指导产妇形体恢复操训练操作流程

操作步骤	操作过程	要点说明与注意事项
1. 准备	◆环境准备 ◆用物准备 ◆产妇准备 ◆操作人员准备	• 详见计划内容
2. 解释沟通	◆向产妇解释产妇形体恢复操的好处，使其愿意接受并积极配合	• 语言表达良好，与产妇沟通有效、语言通俗易懂

续表

操作步骤	操作过程	要点说明与注意事项
3. 检查	◆检查伤口恢复情况	• 伤口异常及时就医
4. 操作流程	◆呼吸运动：指导产妇仰卧位或站立腹式呼吸，产妇闭上双眼，放慢呼吸，用鼻子缓缓吸气，使腹部慢慢鼓起。屏住呼吸3~5秒，然后轻轻呼气，慢慢使腹部下陷 ◆扩胸运动：产妇仰卧位或站立，双臂置于身体两侧。双臂向左右两侧伸展，呈“一”字形；双臂合拢掌心相对，垂直于胸前；十指交叉，翻掌，拉伸双臂置于腹；双臂置于身体两侧；双臂再次向左右两侧伸展，呈“一”字形；双臂合拢掌心相对，垂直于胸前；十指交叉，翻掌，拉伸双臂置于头顶；双臂从两侧缓缓放下 ◆挺腹运动：产妇仰卧位，双手掌心向下置于身体两侧。双腿屈膝，与肩同宽，足跟向臀部靠拢；尽力抬高臀部及背部，保持3~5秒，缓缓回落；双腿放平 ◆举腿运动：产妇仰卧位，双臂放于身体两侧，足尖绷直。左腿缓缓上举至垂直，缓缓回落，右腿缓缓上举至垂直，缓缓回落；双腿并拢缓缓上举至垂直，缓缓回落 ◆缩肛运动：产妇仰卧位，双臂放于身体两侧。双腿屈膝，与肩同宽；全身放松，吸气的同时有意识地收缩盆底肌和肛门括约肌，保持3~5秒；呼气时缓缓放松盆底肌和肛门括约肌；双腿放平 ◆仰卧运动：产妇仰卧位，双手掌心向下交叠放于腹部。双腿并拢伸直，吸气时腰腹部用力，双肩及头部缓缓上抬（抬起高度、量力而行）；呼气时缓缓回落 ◆转腰运动：产妇屈膝跪俯于床，大腿与床面垂直；小臂支撑，肩肘垂直，掌心向下，两小臂平行与肩同宽；目视前方。以腰部力量带动臀部向左缓缓转动，然后缓缓回正。再以腰部力量带动臀部向右缓缓转动，然后缓缓回正 ◆全身运动：产妇屈膝跪俯于床，大腿与床面垂直；手掌支撑，两臂平行、与肩同宽、与床面垂直；目视前方。抬起左膝向前的同时低头，左腿向后伸平的同时抬头，再次抬起左膝向前的同时低头，归位；抬起右膝向前的同时低头，右腿向后伸平的同时抬头，再次抬起右膝向前的同时低头，归位	• 做产后恢复操时，注意观察产妇身体状态，在身体许可的情况下循序渐进训练
5. 整理记录	◆让产妇仰卧休息片刻补充水分 ◆整理并记录	• 及时补充水分
6. 健康宣教	◆形体恢复操的作用功效	• 知识点通俗易懂，表达合理、有效

四、评价

（1）熟悉操作流程，操作准确、动作规范，动作轻柔。
（2）操作过程中及时询问产妇有无不适。
（3）语言表达良好，与产妇沟通有效。

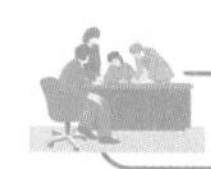

注意事项

（1）做产后恢复操时，应在身体许可时由母婴护理员指导进行。
（2）室内空气要新鲜，室温适宜。产妇心情要愉快，轻装锻炼为宜。
（3）应从轻微的运动开始，逐渐增加运动量，以身体不过度疲劳为限。锻炼应持之以恒，每天坚持方可有效。
（4）运动后若有恶露增多或疼痛增加，需要暂停运动，情况严重者应及时就医。

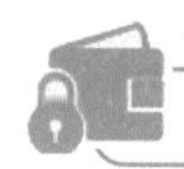

任务评价

见表 2-22。

表 2-22　指导产妇形体恢复操训练任务评价表

项目	评价标准
知识掌握	说出形体恢复操的作用功效（15 分） 说出形体恢复操开始的时间（15 分） 说出形体恢复操每节的作用（15 分） 回答熟练、全面、正确
操作能力	能正确掌握产妇做操时间（15 分） 能正确指导产妇形体恢复操的操作（20 分） 操作要娴熟、正确、到位
人文素养	指导动作准确、到位（10 分） 具备有效沟通的能力（10 分）
总分（100 分）	

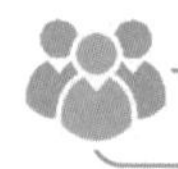

同步测试

同步测试

项目一　喂养照护

【项目介绍】

新生儿出生后消化功能尚未发育成熟，营养获取方式发生转变，如因产妇疾病或乳汁不足的原因而不能正常进行母乳喂养的新生儿，需要进行人工喂养，以避免因营养物质摄入不足而影响新生儿正常的生长发育。因此，母婴护理员应加强新生儿期的喂养照护，主要包括为新生儿冲调奶粉和为新生儿人工喂奶的护理。

【知识目标】

了解冲调奶粉要求和人工喂养的知识；
熟悉新生儿常用的喂养照护常识；
掌握冲调奶粉的方法。

【技能目标】

能判断新生儿的喂养是否正常；
能正确规范实施新生儿喂养照护的各项技术操作。

【素质目标】

具有高度的责任心、爱心；
具有良好的操作能力；
具有爱婴、护婴的服务意识。

任务一

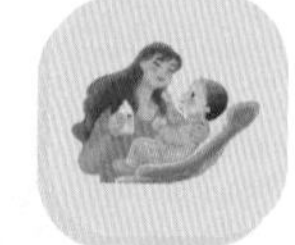

为新生儿冲调奶粉

任务描述

丁丁，出生2天，因产妇有结核病而不能进行母乳喂养，该女婴出生后实施人工喂养。随着女婴的成长，奶量也在增加。母婴护理员发现其家长在冲调奶粉时奶粉量加得过多，摇匀奶液的方法也不正确。

工作任务：

1. 请正确为新生儿进行冲调奶粉。
2. 请为该家庭成员进行冲调奶粉知识的宣教。

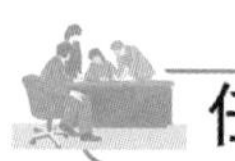

任务分析

为新生儿冲调奶粉

完成该任务需要母婴护理员具备爱婴、护婴的职业素养，具备一定的实操技能；需要知悉新生儿出生后及新生儿期的消化系统生理功能的变化；掌握冲调奶粉的操作要点；熟练完成冲调奶粉的操作流程。注意观察新生儿喂食奶量的变化，便于及时发现新生儿喂养异常情况，避免因喂养不当或消化道疾病而造成的生长发育障碍。

在任务实施过程中，要注意对奶量估算准确，冲调奶粉程序正确。与家属沟通时要用通俗易懂的语言，使其尽快掌握辨别新生儿奶量变化的方法和冲调奶粉的技巧。

相关知识

新生儿出生后生长发育迅速，对营养的需求量比较大，但胃容量小，消化系统功能不健全，肠道菌群结构不完善，消化能力弱，因此科学喂养对新生儿的健康成长至关重要。

如母亲因疾病或其他原因不能进行母乳喂养的，完全采用代乳品喂养的方式为人工喂养。

一、奶粉的选择

婴儿配方奶粉依据适用对象可分为以下三大类。

（1）以牛乳为基础的婴儿配方奶：适用于一般的婴儿。

（2）特殊配方的婴儿奶粉：一些特殊生理状况的婴儿，需要食用经过特别加工处理的婴儿配方食品。此类婴儿配方奶需要经医生和营养师指导后方可食用。

（3）早产儿配方奶：根据早产儿身体状况及营养需求，配制奶粉的主要成分（如乳糖改为葡萄糖聚合物，以及中链脂肪酸油取代部分长链脂肪酸油）已经修正，适合早产儿食用。

母婴护理员应结合新生儿的身体状况及医生的建议，帮助妈妈为新生儿选择适合的奶粉。

二、奶瓶的选择

（1）根据所使用的原料可分为玻璃奶瓶、塑料奶瓶和硅胶奶瓶。其中塑料奶瓶的材质一般有PC、PP、PES和PPSU。对于新生儿建议选择玻璃奶瓶，耐热性较好，安全，易清洁消毒。

（2）根据口径可分为标准口径奶瓶和宽口径奶瓶。标准口径奶瓶比较方便抓握，但添加奶粉时容易洒出。建议选择宽口径奶瓶，易加奶粉、易清洗。

（3）根据形状可分为圆形、弧形和带手柄奶瓶。喂养新生儿建议选择圆形奶瓶，便于喂养与清洗。

三、奶嘴的选择

要根据婴儿月龄选择适合的奶嘴，奶孔不要太大（一般为圆孔）。新生儿使用SS号，随着月龄的增加逐渐改为S号、M号。

四、奶粉的冲调

1. 准备

清洁双手，取出消毒备用的奶瓶，烧开水调好水温备用。

2. 冲兑奶粉

（1）参考奶粉包装上的用量说明，按婴儿体重和经验确定新生儿奶量，用量杯量出所需水量加入奶瓶中。

（2）用奶粉专用的计量勺准确量出奶粉量，在奶粉盒口平面处刮平，放入奶瓶中。

（3）旋紧奶瓶盖，朝一个方向轻轻摇晃奶瓶，使奶粉溶解至浓度均匀。

（4）将配制好的奶液滴至手腕内侧，感觉温度适宜便可给婴儿食用。

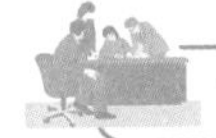

任务实施

一、评估

（1）评估新生儿发育状况，了解新生儿奶量情况。

（2）评估新生儿家属对冲调奶粉知识的了解程度。

二、计划

（1）环境准备：环境干净整洁，光线适宜。

（2）操作人员准备：着装整洁，剪短指甲，去除手腕部饰品，清洁双手。

（3）用物准备：奶粉、奶瓶、奶嘴、温开水、洗刷用具、奶瓶消毒锅等。

三、实施

见表3-1。

表 3-1　为新生儿冲调奶粉操作流程

操作步骤	操作过程	要点说明与注意事项
1. 准备 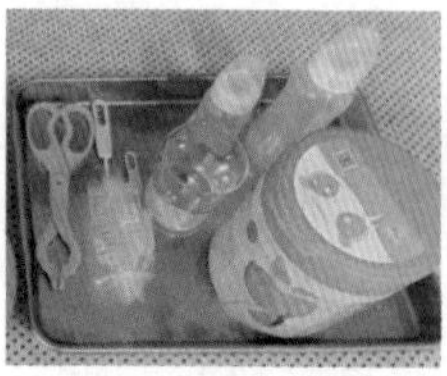 图 3-1　用物	◆环境准备 ◆操作人员准备 ◆用物准备（图 3-1） 准备充足、合理	• 根据新生儿体质选择适宜的奶粉 • 根据新生儿的需求确定奶量
2. 解释沟通	◆向家属介绍冲调奶粉的方法和注意事项 ◆关注家庭成员对冲调奶粉的疑惑点，有针对性地进行沟通	• 语言表达良好，与产妇及其家属沟通有效 • 解释语言通俗易懂
3. 冲调奶粉 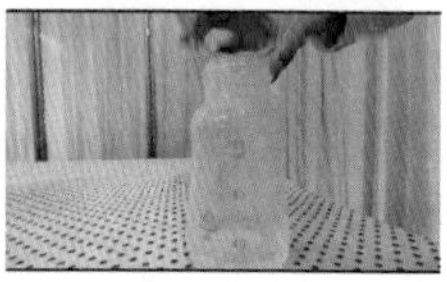 图 3-2　加水 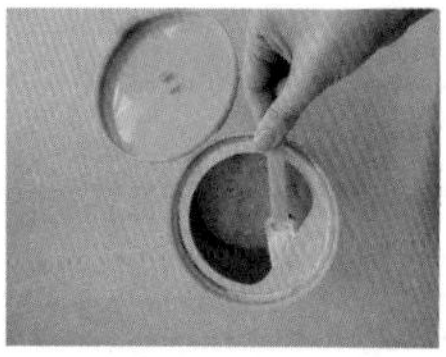 图 3-3　加奶粉 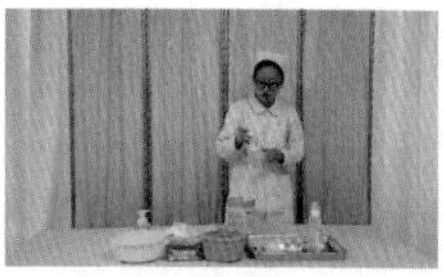 图 3-4　摇匀奶液 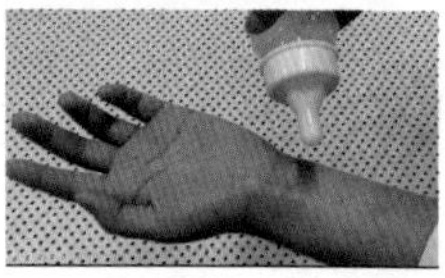 图 3-5　试奶温	◆清洁双手，取出消毒好备用的奶瓶 ◆参考奶粉的用量说明，按照新生儿的体重，取适量温开水倒入奶瓶中（图 3-2） ◆用奶粉专用量勺取适量奶粉并在奶粉盒处刮平，放入奶瓶中（图 3-3） ◆旋紧奶嘴盖，按一个方向轻轻摇晃奶瓶，使奶粉充分溶解（图 3-4） ◆试奶温：将冲调好的奶液滴于手腕内侧皮肤，感觉温度适宜便可给新生儿喂食（图 3-5）	• 奶粉及水量要准确 • 水温以 40～60 ℃适宜 • 摇匀奶液时应注意不可以用力过大，以免产生过多气泡 • 试奶温的方法要正确
4. 整理记录	◆喂奶后及时整理物品 ◆物品归位 ◆洗手、记录	• 注意奶瓶的清洁与消毒

续表

操作步骤	操作过程	要点说明与注意事项
5. 健康宣教	◆新生儿奶量的确定 ◆冲调奶粉的方法正确 ◆注意喂奶后奶瓶的清洁与消毒	• 知识点通俗易懂，表达合理、有效

四、评价

（1）熟悉操作流程，操作步骤完整、规范。

（2）语言表达良好，与新生儿家属沟通有效。

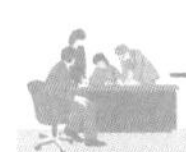

注意事项

（1）冲调奶粉的水温为 40~60 ℃，不宜过高，以免烫伤新生儿。

（2）加水时，母婴护理员视线应平视奶瓶刻度。

（3）冲调奶粉时应先加水，再加对应量的奶粉，严格按照奶粉包装上的比例冲调奶粉。

（4）取奶粉时量勺要刮平，以免奶粉量过多。

（5）摇匀奶液时，奶瓶需要倾斜 45°，朝一个方向摇匀奶液。

（6）试奶温时，需要将奶液滴在手腕内侧皮肤上，便于准确判断温度高低。

知识拓展

选购奶粉小窍门

除仔细检查产品包装上的标签标识、“XK”标志（《中华人民共和国工业产品生产许可证》）、“QS”标志（食品安全卫生标志）外，还可通过以下几种方法进行鉴别。

1. 一捏

用手捏住奶粉包装进行摩擦运动，好的奶粉质细，会发出“吱吱”的声音。

2. 二看

奶粉颜色一般为乳白色或乳黄色，颗粒均匀一致，细看无结晶状，冲调好以后奶粉没有结块，液体呈乳白色。

3. 三考验

通过碘酒考验法。将奶粉用水溶解，滴入碘酒。真正的奶粉是纯牛奶做的，加入碘酒不会变色。如果掺淀粉或者掺麦芽糊精的假奶粉，颜色会变蓝。

4. 火烤法

将奶粉均匀地撒在一张纸上，然后用打火机点燃，有焦臭味是真正含有蛋白质的奶粉，类似于羊毛点着后的气味，假的则无此味道。

知识拓展

5. 水溶法

优质奶粉用水冲后，奶粉和水能很快溶在一起，没有沉淀；质量较差的奶粉，溶解起来较慢，结块较多。

任务评价

见表3–2。

表3–2 为新生儿冲调奶粉任务评价表

项目	评价标准
知识掌握	说出新生儿喂奶量的估算（15分） 说出冲调奶粉的注意事项（25分） 回答熟练、全面、正确
操作能力	能正确掌握冲调奶粉的方法（30分） 动作娴熟、方法正确
人文素养	有爱婴观念（10分） 对家庭成员的解释工作准确、到位（10分） 具备有效沟通的能力（10分）
总分（100分）	

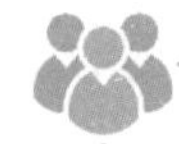

同步测试

同步测试

任务二

为新生儿人工喂奶

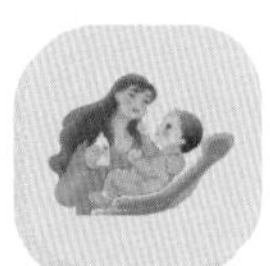

任务描述

孙某，27岁，第1胎。12年前因“先天性心脏病”手术治疗，术后日常体力活动不受限制，妊娠38周后即使休息状态下也出现心悸、气喘、呼吸困难。入院评估为心功能Ⅲ级，选择剖宫产分娩一女婴。经检查新生儿健康情况良好，现出生3天，因产妇心功能Ⅲ级不宜哺乳，医生建议人工喂奶。孩子奶奶为更好地照顾宝宝，特意让产妇和宝宝入住产后休养中心。

工作任务：

1. 请为该女婴进行人工喂奶。
2. 请为该家庭成员进行新生儿人工喂奶的健康宣教。

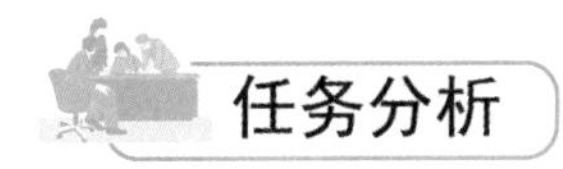

任务分析

为新生儿人工喂奶

完成该任务需要母婴护理员具备爱婴、护婴的职业素养，具有一定的沟通能力；需要知悉新生儿的生理特点，需要了解新生儿营养方面的相关知识及人工喂奶的操作要点；需要完成对新生儿人工喂奶的效果观察和熟练地掌握人工喂奶操作流程；能正确评估喂奶是否合理有效，能否满足新生儿的营养需求。

在任务实施过程中，要注意动作轻柔，温度适宜，避免烫伤新生儿，可与新生儿进行目光交流。与家属沟通时要用通俗易懂的语言，使其尽快掌握新生儿人工喂奶的相关知识和护理技巧。

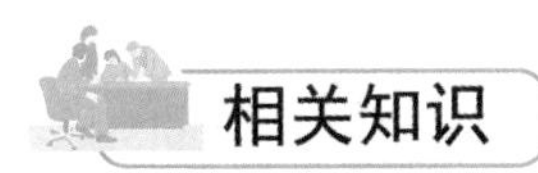

相关知识

人工喂奶首选婴儿配方奶粉。目前市场上配方奶粉种类繁多，应根据新生儿的月龄和体质选择适合的优质配方奶粉。4 个月以内的婴儿可选择含蛋白质较低的婴儿配方奶粉，6~8 个月可选用蛋白质含量较高的婴儿配方奶粉。对乳类蛋白质过敏的婴儿，可选用以大豆作为蛋白质的配方奶粉。配方奶粉不需要加热，直接用温开水冲调即可饮用。

每个新生儿的出生情况、体重和新陈代谢速度不同，生长发育情况也不一样，因此新生儿喂奶量是没有统一标准的。新生儿的奶量取决于胃容量的大小，一般足月新生儿出生后胃容量在 20~45 ml，生后第 1 天的新生儿只能吃 5~7 ml 的奶，此后逐渐增量，1 周左右约 40 ml，生后 10 天 60~80 ml，满月时可增至 90~120 ml。乳类胃排空时间为 3~4 小时，因此奶粉排空慢一些，如果新生儿吃奶量足了，喂奶间歇应该在 3~4 小时。母婴护理员在每次喂奶之后都要仔细观察孩子的食量，然后根据经验调整喂奶量。人工喂奶每日需要的参考奶量见表 3-3。

表 3-3　人工喂奶每日需要的参考奶量

月龄	每日奶量（ml）	每日哺喂次数（次）	每次奶量（ml）
1~2 周	200~400	6~7	13~60
2~4 周	400~600	6~7	60~90
1 个月	680~720	6~7	100~120
2~3 个月	720~900	6	120~150
4~5 个月	900~1000	5~6	150~200
5~6 个月	1000	4~5	200~250

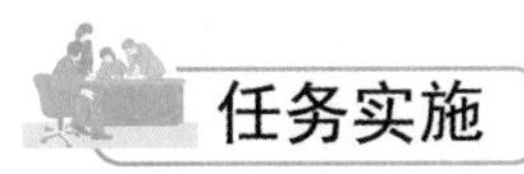

任务实施

一、评估

（1）检查新生儿发育状况，了解分娩方式，是否是足月儿，有无腹泻、过敏、头发干枯等异常情况。

（2）评估新生儿家属对人工喂奶知识的了解程度。

二、计划

（1）环境准备：环境干净整洁，温湿度适宜。

（2）操作人员准备：着装整洁，摘除首饰，剪短指甲，洗净双手。

（3）新生儿准备：检查新生儿大小便，及时更换纸尿裤（尿布）。

（4）用物准备：奶瓶、奶粉、凉开水、热开水、小毛巾、抽纸、椅子、哺乳枕（图3-6）、奶瓶刷（图3-7）、小盆、纱布、奶瓶夹（图3-8）、纯净水、奶瓶消毒锅（图3-9）。

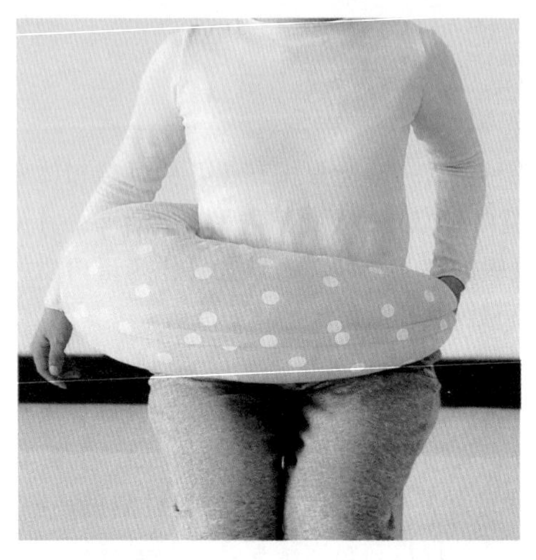

图3-6　哺乳枕

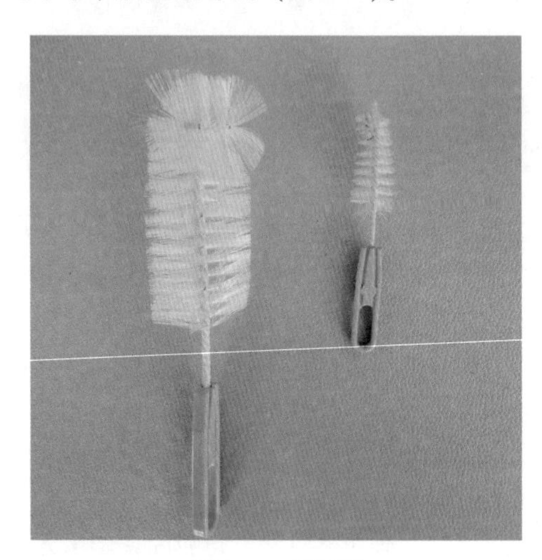

图3-7　奶瓶刷

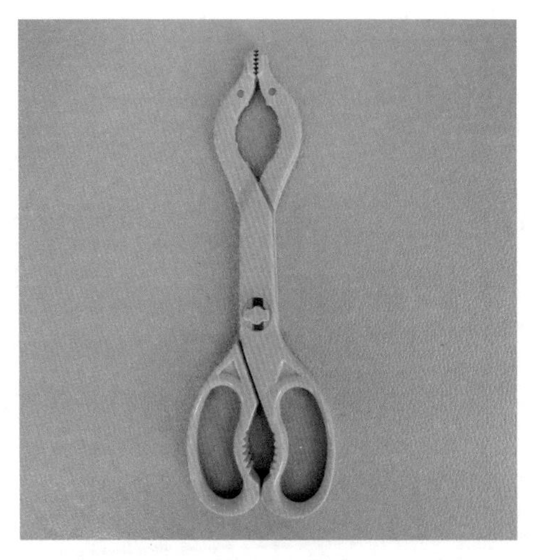

图3-8　奶瓶夹

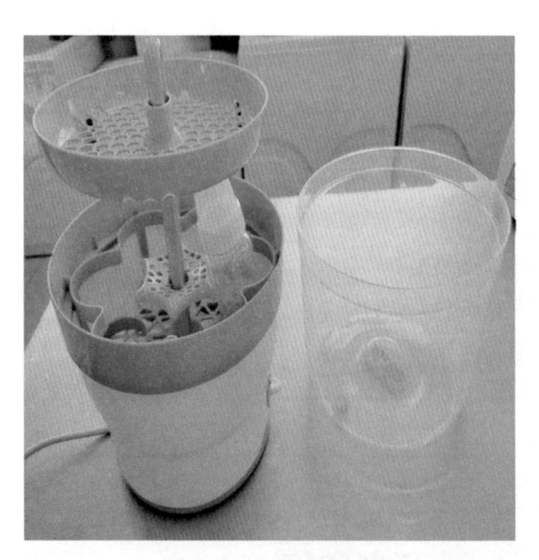

图3-9　奶瓶消毒锅

三、实施

见表3-4。

表 3-4　为新生儿人工喂奶操作流程

操作步骤	操作过程	要点说明与注意事项
1. 准备 图 3-10　准备用物	◆环境准备 ◆操作人员准备 ◆新生儿准备 ◆用物准备（图 3-10） 准备充足、合理	• 摘除首饰，剪短指甲，洗净双手，避免划伤宝宝 • 家庭中奶瓶可多备几个，用完立即清洁消毒 • 注意奶嘴的奶孔要适中，以奶瓶倒置后奶液能连续滴出为宜
2. 解释沟通	◆向产妇及其家属解释人工喂奶的目的和方法 ◆关注家庭成员对于人工喂奶的疑惑，有针对性地进行沟通	• 语言表达良好，与产妇及其家属沟通有效 • 解释语言通俗易懂
3. 检查全身 图 3-11　更换尿布	◆一松：打开抱被，解开新生儿衣服，更换尿布（图 3-11） ◆二看：观察新生儿全身，了解有无红疹、红臀、过敏现象等	• 松解新生儿衣物时，动作轻柔；根据室内温度注意保暖 • 检查内容全面 • 若发现异常情况及时就医
4. 人工喂奶 图 3-12　放奶嘴 图 3-13　擦拭口周 图 3-14　拍嗝	◆冲调奶粉：详见任务一 ◆将配好的奶液滴到手腕内侧测试奶温，温度合适便可以给新生儿食用 ◆将新生儿抱入怀中坐下，并在其下颌处铺垫小毛巾，头颈部在成人肘弯处，用前臂支撑新生儿的后背，使其呈半坐姿势 ◆反手拿奶瓶，用奶嘴轻触新生儿下唇，待其张开口后顺势放入奶嘴，奶瓶与嘴呈 90°（图 3-12） ◆喂奶时，始终保持奶瓶倾斜，使奶液充满奶嘴。避免新生儿吸入空气，引起溢乳 ◆哺喂后，用小毛巾轻轻将新生儿的嘴巴擦拭干净（图 3-13） ◆拍嗝：喂奶完毕，身体前倾用肩接住新生儿头部，将新生儿竖抱，用空心掌轻轻拍打新生儿后背，使其打嗝（图 3-14） ◆打嗝后，让新生儿右侧卧位半小时	注意： • 奶温以 40～60 ℃为宜，避免过热烫伤新生儿 • 用奶粉勺加奶粉时，奶粉勺不能触碰奶瓶边缘 • 哺喂时产妇以坐姿为宜，肌肉放松，可借助哺乳枕 • 将奶嘴放入新生儿口中后，注意奶瓶要有一定的倾斜角度，才能使奶嘴充满奶液，不让空气进入奶嘴 • 动作轻柔，并用儿语与宝宝沟通

续表

操作步骤	操作过程	要点说明与注意事项
5. 奶具的清洁与消毒	◆倒掉剩余的奶液，将奶瓶所有组件包括奶瓶、奶嘴、防尘盖及套环全部拆开 ◆用奶瓶刷清洗奶瓶内部及瓶口螺纹处 ◆用奶嘴刷将奶嘴洞、奶嘴内侧及奶瓶盖的沟纹处刷洗干净，避免奶渍滞留 ◆刷干净之后，用流水反复冲洗瓶身、奶嘴及配件 ◆用消毒锅消毒或热水煮沸消毒。将洗干净的奶瓶放入消毒锅内，加入纯净水应没过奶瓶，水烧开 5~7 分钟后，将奶嘴及瓶盖用纱布包住放入煮 3 分钟。整个消毒过程一般在水沸后约 10 分钟内结束 ◆消毒后，用奶瓶夹取出奶瓶、奶嘴及配件，放在干净盘中沥干水分 ◆晾干后将奶瓶组装起来放入专用小盆中，盖上小毛巾备用	• 旋转盖、瓶颈、螺纹必须拆开刷净 • 消毒时间从水沸开始计算，以 8~10 分钟为宜。奶瓶煮 5~10 分钟，奶嘴及瓶盖煮 3 分钟 • 避免因消毒时间不足而造成新生儿口腔、胃肠感染 • 不同品牌奶瓶的消毒时间以产品说明为准 • 组装奶瓶时不要用手直接抓捏奶嘴处
6. 整理记录	◆整理、清洁所用物品，摆放整齐 ◆物品归位 ◆洗手、记录	• 合理放置物品
7. 健康宣教	◆选择合适的奶粉，一定要先了解奶粉的成分和冲泡方法 ◆喂养前一定要做好婴儿奶瓶的消毒工作，并妥善保管 ◆注意调配时间，冲调后及时喂哺 ◆注意喂奶后奶瓶的清洁、消毒	• 知识点通俗易懂，表达合理、有效

四、评价

（1）熟悉操作流程，步骤准确、规范，动作轻柔。

（2）操作过程中注意喂哺技巧。

（3）语言表达良好，与产妇及其家属沟通有效。

注意事项

（1）选择奶嘴孔的大小应以婴儿月龄和吸吮能力为主要依据。

（2）奶粉冲调时应严格按照产品说明进行调配，避免奶过稀或过浓，无须额外加糖。

（3）喂哺者应选取舒适的姿势，坐在有扶手或有靠背的椅子上，扶手可以支撑手臂，以摇篮式姿势喂哺新生儿为宜，切记不要让新生儿完全平躺，以免增加窒息的风险。

（4）喂养时奶嘴不要进入新生儿嘴巴过深，以免噎着或呛着新生儿。

（5）喂养过程中应尽可能多地与新生儿进行目光交流、语言交流，培养母婴感情。

（6）应即冲即食，未喝完的奶要及时倒掉，不能放在保温器具里，以防奶液变质。

（7）当新生儿患病需要服药时，不可将药物加到奶粉中给新生儿喂服。

（8）新生儿食量存在个体差异。应根据新生儿的食欲、粪便性状和体重随时调整奶量。新生儿发育良好，二便正常，食奶后安静睡眠是成功喂养的标志。

知识链接

配方奶粉的种类

1. 普通配方奶粉

适用于体格发育正常而又不能进行母乳喂养的婴儿。

2. 早产儿配方奶粉

适应于早产儿和低体重婴儿。因其胃肠消化吸收功能不成熟、需要较多的热量及特殊营养素所调配的奶粉。

3. 脱敏奶粉

又称为黄豆配方奶粉，不含乳糖，适用于先天性乳糖酶缺乏或因“秋季腹泻”导致肠黏膜表层乳糖酶流失的婴儿，以及患有哮喘和皮肤病的婴儿。

4. 水解蛋白奶粉

又称为腹泻奶粉，适用于对牛乳蛋白过敏的婴儿。

5. 免疫奶粉

由生物科技研制的含有特殊抗体、活性生理因子及奶类营养成分的奶粉。

6. 苯丙酮尿症奶粉

适用于苯丙酮尿症的婴儿。

任务评价

见表 3-5。

表 3-5　为新生儿人工喂奶任务评价表

项目	评价标准
知识掌握	说出新生儿的生理特点（10 分） 说出人工喂奶的注意事项（15 分） 说出喂养成功有效的标志（15 分） 回答熟练、全面、正确
操作能力	能正确判断发育不同时期的新生儿的需奶量（15 分） 能正确掌握人工喂奶的操作顺序（15 分） 动作娴熟、正确、到位
人文素养	有爱婴观念（10 分） 对家庭成员的解释工作准确、到位（10 分） 具备有效沟通的能力（10 分）
总分（100 分）	

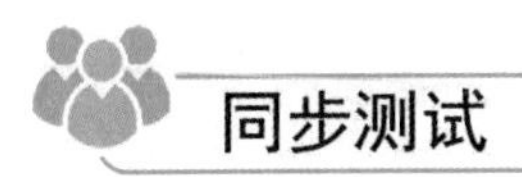

同步测试

同步测试

项目二　生活照护

【项目介绍】

新生儿各个系统及器官的生理功能尚未发育成熟，皮肤娇嫩，皮下脂肪薄，保温差，散热快，免疫功能低下，对外界适应能力差，是婴幼儿阶段发病率和死亡率最高的时期。因此，母婴护理员应加强新生儿期的生活照护，主要包括新生儿抱被和衣物的整理、纸尿裤的更换、日常盥洗、脐带护理、五官护理、臀部护理等任务。

【知识目标】

了解新生儿生理结构的特点；
熟悉新生儿常用的生活护理常识；
掌握新生儿生活护理的内容及方法。

【技能目标】

能判断新生儿外观、日常表现是否正常；
能正确规范实施新生儿日常生活护理的各项操作。

【素质目标】

具有高度的责任心、爱心；
具有良好的沟通协调能力；
具有爱婴、护婴的服务意识。

任务一　包裹新生儿

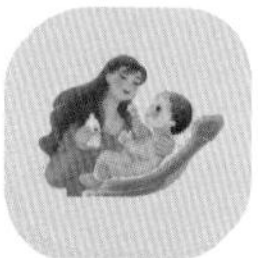

任务描述

王某，28 岁，第 1 胎，足月顺产一女婴。该新生儿出生体重 3 050 g。经检查新生儿健康状况良好，现出生 3 天。为更好照顾宝宝，产妇住进了月子中心。一家人为包裹新生儿的问题意见不统一。宝宝的奶奶认为包裹得厚和包裹得紧宝宝不着凉，宝宝的妈妈认为应该咨询母婴护理员。

工作任务：

1. 请为该女婴进行正确的包裹。
2. 请为该家庭成员进行包裹新生儿的健康宣教。

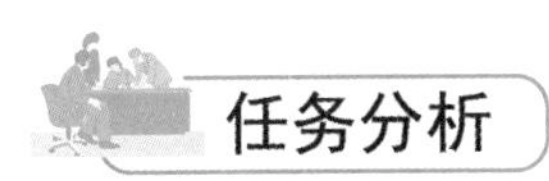

任务分析

包裹新生儿

完成该任务需要母婴护理员具备爱婴、护婴的职业素养，具备一定的沟通能力；需要知悉新生儿的生理特点，包裹新生儿的操作要点；需要完成新生儿的观察、包裹新生儿等操作流程。

在任务实施过程中，要注意新生儿的保暖，动作要轻柔，包裹松紧要适度，可与新生儿进行目光交流。与家属沟通时要用通俗易懂的语言，使其尽快掌握包裹新生儿的技巧。

相关知识

新生儿皮下脂肪薄、散热快，容易受到外界温度的影响，身体柔嫩，颈部软，在受到外界刺激时会出现不自主的抖动，跟神经系统还未发育完善有关，母婴护理员要掌握包裹新生儿的方法和技巧。

一、包裹新生儿的优点

（1）使用抱被包裹新生儿有保暖作用，让新生儿感觉温暖和舒适。

（2）包裹新生儿的身体，可减少新生儿的惊吓反射，能让新生儿更好地感受到安全感。

（3）新生儿身体柔软，不能抬头，将其包裹起来更方便照护者抱起喂养。

二、“蜡烛包”的缺点

“蜡烛包”是指包裹新生儿时将新生儿的双臂紧贴躯干，双腿拉直，用抱被紧紧包裹，外面再用绳子捆绑起来。它的缺点主要有以下几点。

（1）限制了新生儿胸廓的活动，影响肺的发育。

（2）包裹过紧会对腹部造成压迫，影响胃和肠道蠕动。

（3）新生儿四肢活动受限，影响其动作发育。

（4）若强硬拉直新生儿下肢，还可造成关节脱位或损伤。

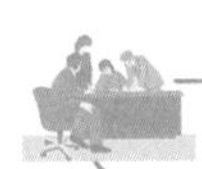

任务实施

一、评估

（1）检查新生儿状况，了解皮肤有无发红、破损等异常情况。

（2）评估新生儿家属对包裹新生儿知识的了解程度。

二、计划

（1）环境准备：环境干净整洁，光线适宜，温湿度适宜。

（2）操作人员准备：着装整洁，剪短指甲，去除手腕部饰品，清洁并温暖双手，戴口罩。

（3）新生儿准备：新生儿仰卧于床上。

（4）用物准备：棉薄被或棉薄毯，尿布或纸尿裤（根据需要）等。

三、实施

见表 3-6。

表 3-6　包裹新生儿操作流程

操作步骤	操作过程	要点说明与注意事项
1. 准备	◆环境准备 ◆操作人员准备 ◆新生儿准备 ◆用物准备 准备充足、合理	•室内温度不可过高或过低 •光线充足
2. 解释沟通	◆向产妇及其家属讲解包裹新生儿的目的和方法，使其愿意接受，积极配合 ◆解决家庭成员的疑惑，有针对性地进行沟通	•语言表达良好，与产妇及其家属沟通有效 •解释语言通俗易懂
3. 检查	◆打开抱被，查看新生儿纸尿裤（尿布），了解有无大小便 ◆若有大小便，先更换尿布或纸尿裤；若无大小便，开始包裹新生儿	•打开抱被和查看纸尿裤（尿布），动作要轻柔，根据室内温度注意保暖 •注意观察臀部皮肤有无红肿、破溃
4. 包裹新生儿的步骤 （1）蝉蛹包 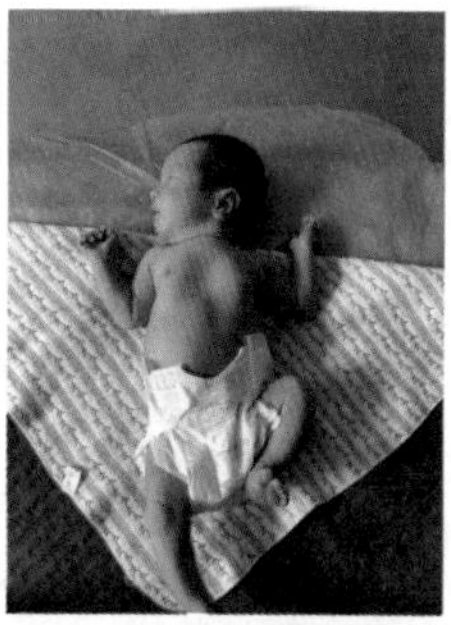 图 3-15　反折抱被一角 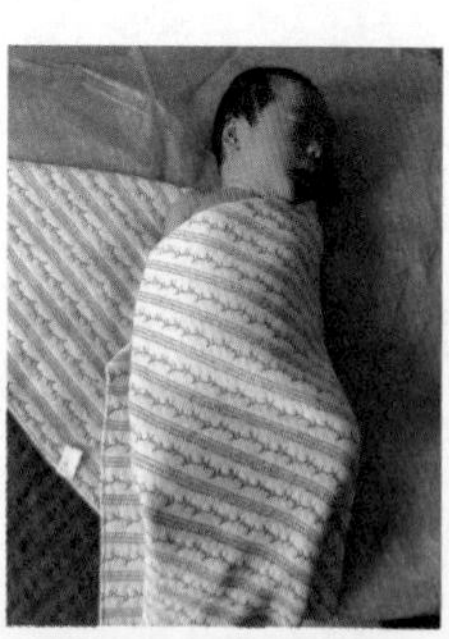 图 3-16　折叠一侧	◆将抱被呈菱形铺开 ◆将最上面一角向内折 15～25 cm，将新生儿面朝上平放在抱被上，让新生儿的颈部大致处于折痕处（图 3-15） ◆把新生儿左手位置的一角拉向身体右侧，裹住新生儿的左侧手臂和身体，抬起新生儿右侧手臂，边缘从新生儿的右胳膊处塞到身下（图 3-16）	•根据室内温度选择合适厚薄的抱被 •抱被要柔软、亲肤

续表

操作步骤	操作过程	要点说明与注意事项
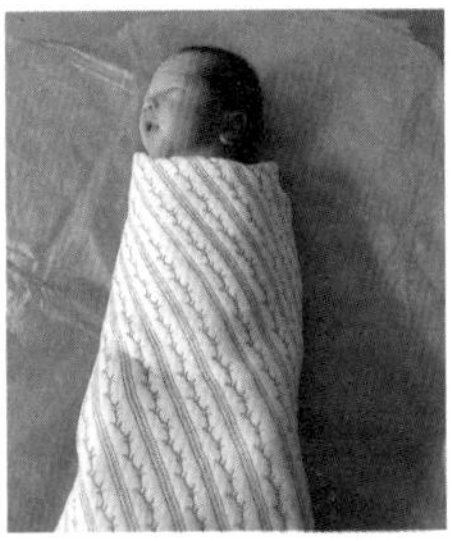 图 3-17　蝉蛹包	◆拉起棉被的下角向上盖住新生儿身体 ◆再把新生儿右侧位置的一角拉起来，裹住新生儿的右侧手臂和身体，把抱被的角塞进新生儿左侧身后（图 3-17）	• 不要包得太紧或太松 • 操作动作轻柔，并用儿语与宝宝沟通
（2）外出包 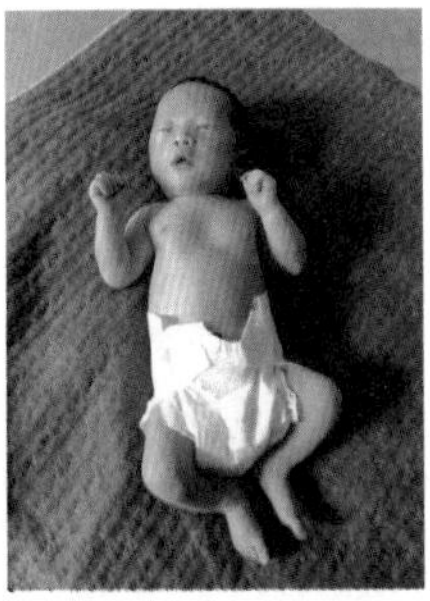 图 3-18　菱形铺开 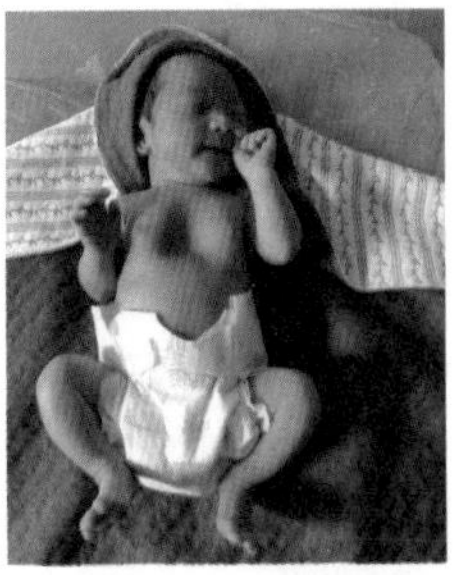 图 3-19　折成三角形 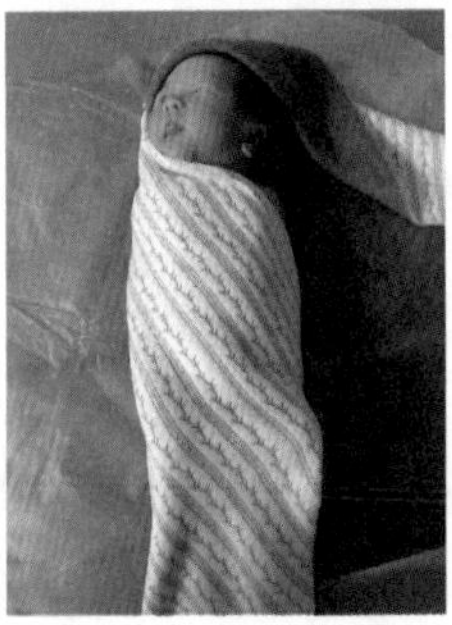 图 3-20　一侧压紧	◆将抱被呈菱形铺开，将新生儿的头放在最上角，这个角翻折处能盖住新生儿下巴为宜(图 3-18) ◆将左右两边中一侧角翻折成三角形状，拉到新生儿对侧肩膀处压紧（图 3-19） ◆把新生儿左手位置的一角拉向身体右侧，裹住新生儿的左侧手臂和身体（图 3-20）	

续表

操作步骤	操作过程	要点说明与注意事项
图 3-21　下角上折 图 3-22　外出包成品	◆一手轻轻压新生儿双腿，另一手拉起抱被最下面的角向上折（图 3-21） ◆将两侧中的另一侧角翻折成三角形状拉到新生儿对侧肩膀处压紧（图 3-22）	
5. 整理记录	◆包裹完新生儿，放在合适的位置 ◆物品归位 ◆洗手、记录	• 注意观察新生儿反应
6. 健康宣教	◆新生儿生理变化特点 ◆包裹新生儿的注意事项 ◆包裹新生儿的必要性和重要性	• 知识点通俗易懂，表达合理、有效

四、评价

（1）熟悉操作流程，操作步骤规范，动作轻柔。

（2）操作过程中注意新生儿的身体状态。

（3）语言表达良好，与产妇及其家属沟通有效。

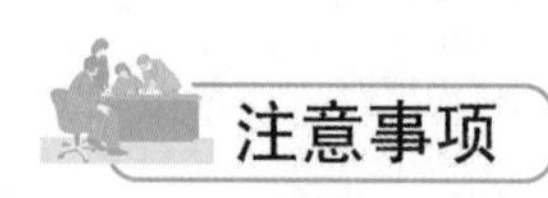

注意事项

（1）根据季节和室温的不同，包裹方法也稍有不同。冬季室温较低时，可用抱被的一角绕宝宝头围成半圆形帽状；如果室内温暖可不必包绕头部。

（2）抱被包裹松紧要适度，太松或太紧都会令宝宝感到不舒服。

（3）包裹新生儿的抱被要柔软、暖和，宜选用棉质的布料。

知识拓展

科学育儿的理念

近年来，计划生育政策调整后，家庭中的育儿话题再一次成为人们关注的焦点。对于很多新手爸妈来说，怎么科学养育孩子成了他们要做的新功课。科学育儿包含了很多内容，从孕期保健、胎教、幼儿保健、科学饮食、幼儿教育等，它涵盖了从孩子出生前到出生后一系列科学的保健、育儿知识。

科学育儿不仅会让孩子拥有高质量的童年生活，同时也可以缓解夫妻育儿压力，协调家庭关系。重视、加强和发展科学育儿是孩子自身成长的需求，也是社会发展的必然。

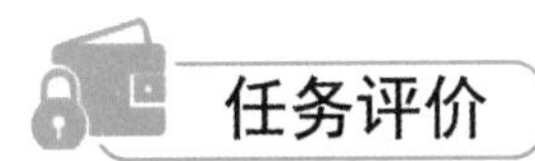

任务评价

见表 3-7。

表 3-7　包裹新生儿任务评价表

项目	评价标准
知识掌握	说出新生儿生理变化的特点（10 分） 说出包裹新生儿的注意事项（15 分） 说出包裹新生儿的方法与步骤（15 分） 回答熟练、全面、正确
操作能力	能正确判断新生儿表现是否正常（15 分） 能正确掌握包裹新生儿的步骤（15 分） 动作要娴熟、正确、到位
人文素养	有爱婴观念（10 分） 对家庭成员的解释工作准确、到位（10 分） 具备有效沟通的能力（10 分）
总分（100 分）	

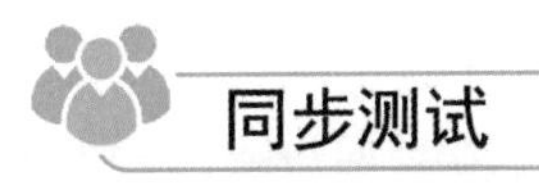

同步测试

同步测试

任务二

为新生儿穿、脱衣物

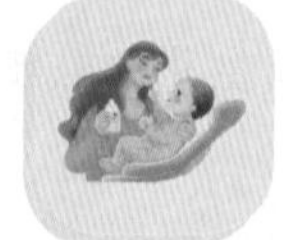

任务描述

李某，28岁，第1胎，足月顺产一女婴。该婴儿出生体重3 050 g。经检查新生儿健康状况良好，现出生3天。为更好照顾宝宝，产妇住进了月子中心。一家人为新生儿穿、脱衣物的问题意见不统一。宝宝的奶奶认为应该穿得越厚越好，怕宝宝着凉，宝宝的妈妈认为应咨询母婴护理员。

工作任务：

1. 请为该女婴进行正确穿、脱衣物。
2. 请为该家庭成员进行新生儿穿、脱衣物的健康宣教。

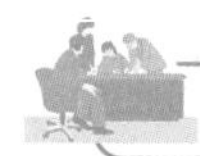

任务分析

为新生儿穿、脱衣物

完成该任务需要母婴护理员具备爱婴、护婴的职业素养，具备一定的沟通能力；需要知悉新生儿的生理特点，新生儿穿、脱衣物的操作要点；需要完成新生儿的观察和新生儿穿、脱衣物等操作流程。

在任务实施过程中，要注意新生儿的保暖，动作要轻柔，可与新生儿进行目光、儿语交流。与家属沟通时要用通俗易懂的语言，使其尽快掌握新生儿穿、脱衣物的方法与技巧。

相关知识

新生儿身体柔软，皮肤娇嫩，四肢弯曲，不会配合，若穿、脱衣物的方法不正确时很容易造成其关节脱臼等情况。新生儿衣物常见款式有开衫、连体衣和套头衫。母婴护理员要非常注意穿、脱衣物的方法与技巧。

一、新生儿衣物的要求

（1）新生儿皮肤娇嫩、汗腺分泌旺盛，最好选用轻柔、宽松、棉质的衣料。

（2）以斜襟式为宜，这类衣服前襟稍长，后背稍短，可以避免或减少大小便的污染。

（3）衣服要稍宽松，便于新生儿活动，也方便穿脱。

（4）衣服上不要有纽扣、花边，更不能使用别针，避免划伤新生儿娇嫩的皮肤。

（5）新生儿衣服的颜色最好选用浅色。

（6）衣服上的商标要剪去，避免刺激皮肤。

（7）不要给新生儿戴手套，以免限制新生儿的动作发展。

二、新生儿衣物的清洗与晾晒

（1）不宜将新生儿衣物与成年人衣物放在一起洗，避免交叉感染。

（2）清洗新生儿衣物应选用婴儿专用的洗涤用品。

（3）清洗新生儿衣物前，应阅读其上的标识，注意清洗衣物所需的水温、能否用洗衣机清洗等。

（4）清洗完的衣物最好放置于阳光下晾晒。

任务实施

一、评估

（1）检查新生儿状况，了解皮肤有无发红、破损等异常情况。

（2）评估新生儿家属对新生儿穿、脱衣物的了解程度。

二、计划

（1）环境准备：环境干净整洁，光线适宜，温湿度适宜。

（2）操作人员准备：着装整洁，剪短指甲，去除手腕部饰品，清洁并温暖双手，戴口罩。

（3）新生儿准备：新生儿仰卧于床上。

（4）用物准备：新生儿衣物、尿布或纸尿裤（根据需要）等。

三、实施

见表 3-8。

表 3-8 为新生儿穿、脱衣物操作流程

操作步骤	操作过程	要点说明与注意事项
1. 准备	◆环境准备 ◆操作人员准备 ◆新生儿准备 ◆用物准备 准备充足、合理	•室内温度不可过高或过低 •光线充足
2. 解释沟通	◆向产妇及其家属讲解穿、脱衣物的目的和方法，使其愿意接受，积极配合 ◆解决家庭成员的疑惑，有针对性地进行沟通	•语言表达良好，与产妇及其家属沟通有效 •解释语言通俗易懂
3. 检查	◆查看新生儿纸尿裤或尿布，了解有无大小便 ◆若有大小便，先更换尿布或纸尿裤，若无大小便，开始给新生儿穿、脱衣服	•动作轻柔；根据室内温度注意保暖 •检查内容全面 •若发现异常情况及时就医

续表

操作步骤	操作过程	要点说明与注意事项
4. 穿、脱开衫的步骤 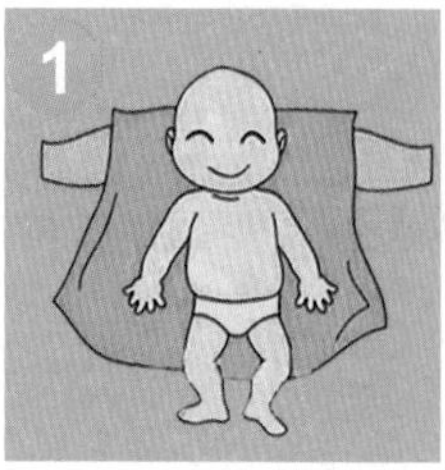 图 3-23　衣服平放 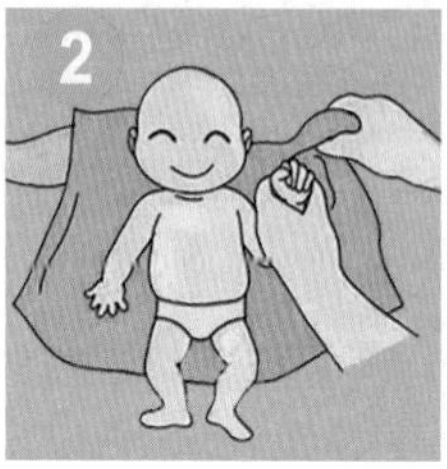 图 3-24　套一侧袖子 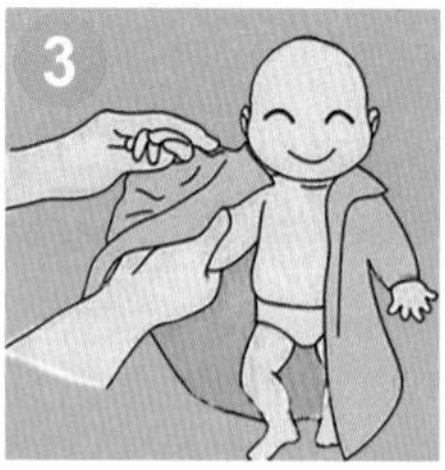 图 3-25　套另一侧袖子 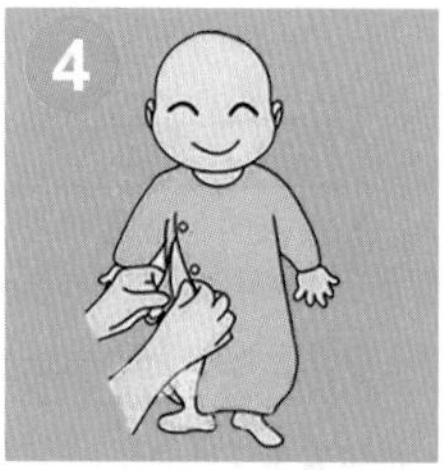 图 3-26　整理	穿： ◆将衣服打开，平放在床面上，让新生儿面朝上平躺在衣服上（图 3-23） ◆将一侧袖口收捏在一起，操作者一手轻握新生儿手掌，另一手将袖子拉至肩部（图 3-24） ◆再将另一侧袖口收捏在一起，以同样的方法穿另一侧袖子（图 3-25） ◆最后把衣服绑好或扣上（图 3-26） 脱： ◆新生儿平躺在床面上，解开衣服 ◆轻拉出一手，然后再轻拉出另一手后脱去衣物	• 根据室内温度选择合适厚薄的衣物 • 衣物要柔软、亲肤 • 操作动作轻柔，并用儿语与宝宝沟通
5. 穿、脱裤子的步骤	穿： ◆一手伸入新生儿右侧裤管中，另一手抓住新生儿右脚 ◆将新生儿右脚套入右侧裤管中 ◆再用同样的方法将左腿套入左侧裤管中 ◆将新生儿的裤子提到腰部 ◆最后把裤子整理平整	• 根据室内温度选择合适厚薄的衣物 • 衣物要柔软、亲肤

续表

操作步骤	操作过程	要点说明与注意事项
	脱： ◆新生儿平躺在床面上，母婴护理员一手抬起其下肢，另一手将裤腰脱到臀下 ◆最后，轻轻将裤子完全脱下	•操作动作轻柔，并用儿语与宝宝沟通
6. 穿、脱套头衫的步骤 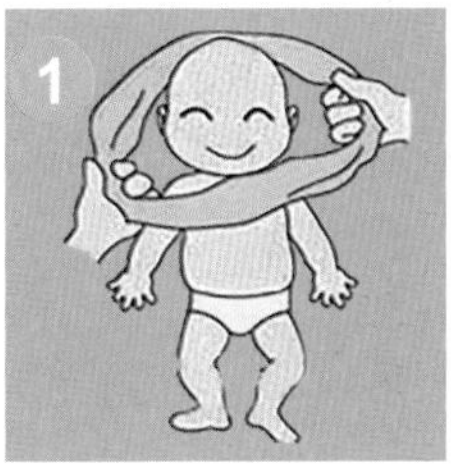 图 3-27　领口堆叠 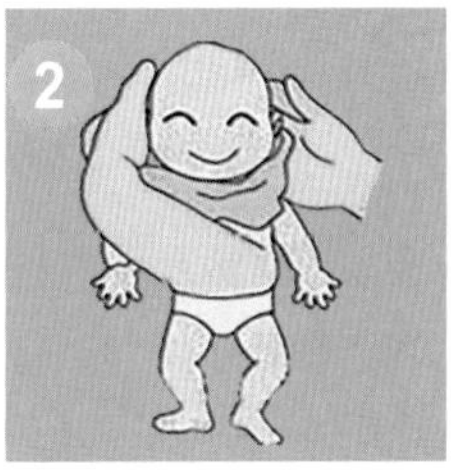 图 3-28　拉至颈部 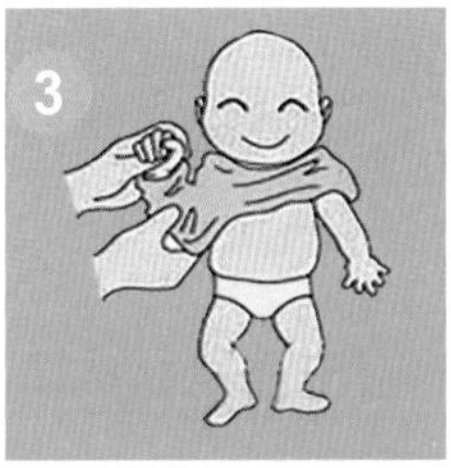 图 3-29　穿袖子 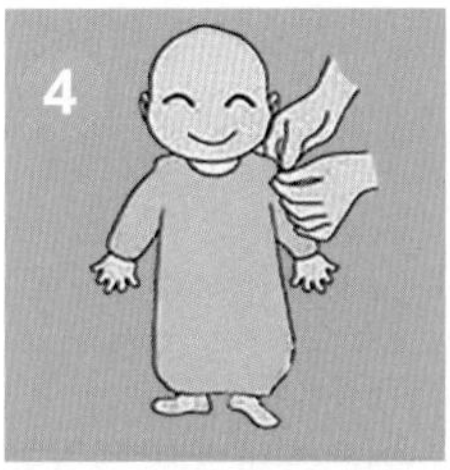 图 3-30　整理	穿： ◆先把上衣沿领口堆叠环形，把领口拉宽(图 3-27) ◆把领口套到新生儿头上，将衣服拉到颈部(图 3-28) ◆母婴护理员一只手伸进袖口，将新生儿一只手轻轻拉出来，把衣袖套在新生儿手臂上，同法穿另一只袖子（图 3-29） ◆最后，母婴护理员用一只手将新生儿轻轻抬起，另一只手将背部的衣服整理平整（图 3-30） 脱： ◆母婴护理员用一只手将新生儿轻轻抬起，把衣服卷到颈部 ◆轻握新生儿肘部，拉出胳膊 ◆撑开领口，先穿过新生儿的前额和鼻子，然后再穿过头的后部脱下	•脱套头衫时，不要让衣服直接剐蹭新生儿的面部皮肤 •操作动作轻柔，并用儿语与宝宝沟通

续表

操作步骤	操作过程	要点说明与注意事项
7. 穿、脱连体衣的步骤	穿： ◆将连体衣的所有扣子解开，让新生儿平躺在连体衣上，脖子的位置与衣领平齐 ◆母婴护理员将一手伸进一侧裤腿，轻拉同侧婴儿的脚腕，将一侧裤腿穿好。同法将另一侧裤腿和两侧衣袖穿好 ◆最后，扣好所有的扣子或系好带子，把连体衣整理平整 脱： ◆新生儿平躺于床面，母婴护理员解开所有的扣子或带子 ◆轻拉出一手，然后再轻拉出另一手 ◆同法脱下两侧裤腿	•根据室内温度选择合适厚薄的衣物 •衣物要柔软、亲肤 •操作动作轻柔，并用儿语与宝宝沟通
8. 整理记录	◆穿、脱衣物后及时整理衣物 ◆物品归位 ◆洗手、记录	•注意观察新生儿反应
9. 健康宣教	◆新生儿生理变化的特点 ◆新生儿穿、脱衣物的注意事项 ◆新生儿穿、脱衣物的必要性和重要性	•知识点通俗易懂，表达合理、有效

四、评价

（1）熟悉操作流程，步骤规范，动作轻柔。
（2）操作过程中注意观察新生儿的反应。
（3）语言表达良好，与产妇及其家属沟通有效。

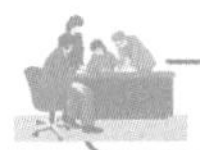

注意事项

（1）给新生儿穿、脱衣服时，室内温度要适宜。
（2）给新生儿穿、脱衣物时，手法一定要轻柔。
（3）一定要勤剪指甲并磨平，以免刮伤宝宝。
（4）新生儿哭闹时先安抚其情绪，稳定后再换衣服。
（5）新生儿的衣物不要用樟脑丸等物品防蛀。

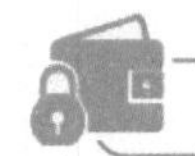

任务评价

见表 3-9。

表 3-9　为新生儿穿、脱衣物任务评价表

项目	评价标准
知识掌握	说出新生儿生理变化的特点（10 分） 说出新生儿穿、脱衣物的注意事项（15 分） 说出不同方法的新生儿穿、脱衣物的步骤（15 分） 回答熟练、全面、正确
操作能力	能正确判断新生儿表现是否正常（15 分） 能正确掌握新生儿穿、脱衣物的步骤（15 分） 动作要娴熟、正确、到位
人文素养	有爱婴观念（10 分） 对家庭成员的解释工作准确、到位（10 分） 具备有效沟通的能力（10 分）
总分（100 分）	

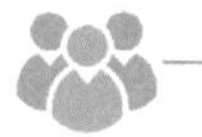

同步测试

同步测试

任务三

为新生儿更换纸尿裤（或尿布）

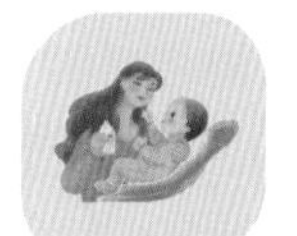

任务描述

王某，26 岁，第 1 胎，足月顺产一男婴。现出生第 1 天。宝宝的爸爸、爷爷、奶奶此时均围绕在孩子周边，谈论为新生儿换纸尿裤的问题。奶奶说没用过纸尿裤，不知道怎么换，作为新手爸爸更是手足无措。此时聘请的母婴护理员来到了产妇房间。

工作任务：

1. 请为该新生儿更换纸尿裤。
2. 请为该家庭成员进行更换纸尿裤（或尿布）的宣教。

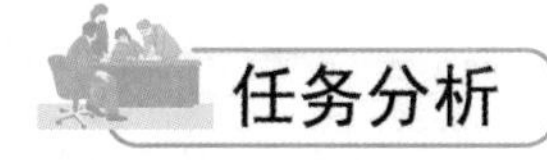

任务分析

为新生儿更换纸尿裤（或尿布）

完成该任务需要母婴护理员具备爱婴、护婴的职业素养，具备一定的沟通能力；需要知悉新生儿排尿、排便特点，更换纸尿裤的操作要点；需要完成大小便量及性状的观察、更换纸尿裤（或尿布）的操作流程，以便于保持

臀部、会阴部的清洁、干燥与舒适，避免发生尿道感染、红臀等异常情况。

在任务实施过程中，要注意新生儿的保暖，拆解抱被和纸尿裤（或尿布）的动作要轻柔，可与新生儿进行目光和语言（儿语）交流。与家属沟通时要用通俗易懂的语言，使其尽快掌握更换纸尿裤（或尿布）的技巧。

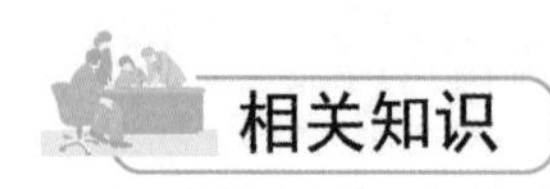

相关知识

更换纸尿裤（或尿布）是新生儿生活照护的基本任务之一，是新生儿大小便之后的常规处理。

一、新生儿大小便的特点

1. 小便的特点

（1）排尿时间与频率。新生儿一般在出生后24小时内排尿。如出生后48小时仍未见排尿，需要医生查明原因。尿量的多少与新生儿摄入水分、环境温度等因素有关。出生后前几日因摄入水量少，每日排尿次数4~5次，量少。出生后1周左右，新生儿每日尿量约200 ml。

（2）尿液颜色。正常尿液外观为淡黄色、清亮。少数新生儿排尿后纸尿裤（或尿布）出现浅红色斑迹，尿液呈橘红色，此属正常现象，是因为新生儿尿液呈酸性，含有大量尿酸盐所致。

（3）尿液气味。正常尿液无特殊气味，静止一段时间后，尿液中分解出氨，有氨臭味。

2. 大便的特点

（1）排便时间与频率。新生儿出生后24小时内可排出胎便，2~3天排完。若出生后24小时仍无胎粪排出，应报告医生，检查有无消化道畸形等异常情况。母乳喂养的新生儿每日排便4~5次；人工喂养的新生儿每日排便1~2次。

（2）大便性状。胎便呈墨绿色，黏稠状，这是由消化道分泌物、吞咽的羊水和脱落的上皮细胞组成的。新生儿吃奶后，因喂哺方式不同，大便的性状可有差异。母乳喂养的新生儿大便呈金黄色，糊状黏稠；人工喂养的新生儿大便一般呈淡黄色，略干，质地稍硬。

二、更换纸尿裤（或尿布）的时机

新生儿大小便后要及时更换纸尿裤（或尿布）。在给新生儿喂奶前、睡觉前、睡醒后、新生儿外出前应及时检查，以保持臀部的干燥和清洁。

三、纸尿裤（或尿布）的选择

新生儿的皮肤非常娇嫩，受尿便、粪便的刺激易发生尿布疹，因此，尿布和纸尿裤应及时更换和清洗。尿布材质应选择吸水性强、柔软、耐洗的棉织品，根据尺寸自行裁剪，使用之前洗净、晒干，折叠备用；纸尿裤应选择安全可靠、质量达标、尺寸合适的品牌。

四、尿布的折叠方法

布尿布因各地习俗、习惯不同而有大小或形状之分。一般来说，其主要包括长方形和正方形。长方形尿布的长、宽分别约100 cm、35 cm，对折成细长条后垫于宝宝臀部。正方形尿布的边长约 80 cm，折叠成三角形使用，步骤如下。

（1）将正方形尿布平铺于床面或操作台面（图 3-31）。

（2）对折一次，成一长方形（图 3-32）。

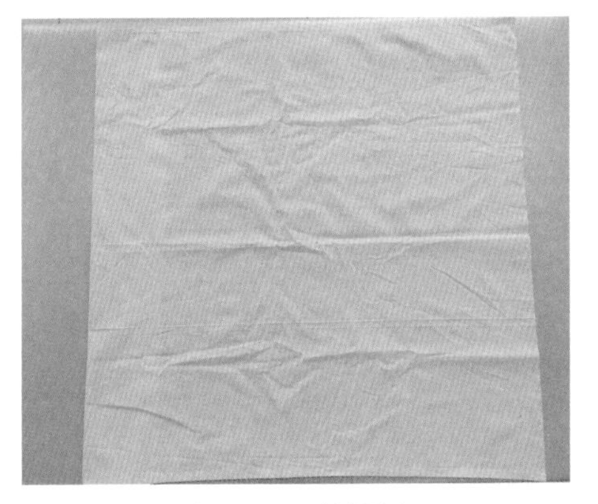

图 3-31　平铺尿布

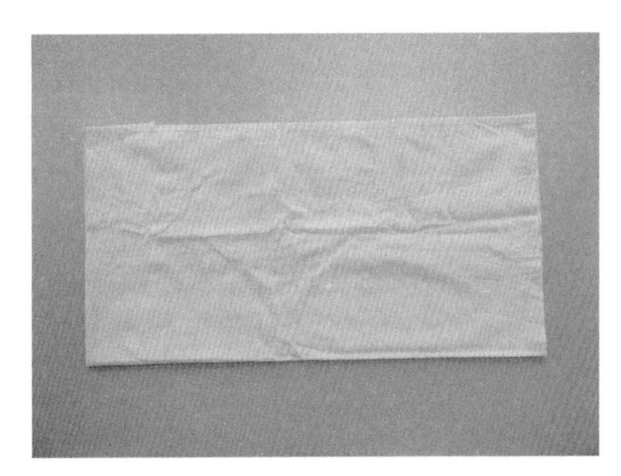

图 3-32　对折成长方形

（3）再对折一次，成一小正方形（图 3-33）。

（4）拉开上面正方形的一个角，形成一个三角形（图 3-34），下面仍为正方形。

（5）更换方向，使正方形在上，三角形在下，将正方形分两次折叠，约分为 3 份，形状见图 3-35，使其中央部分稍厚，便于吸收尿液。

图 3-33　再对折

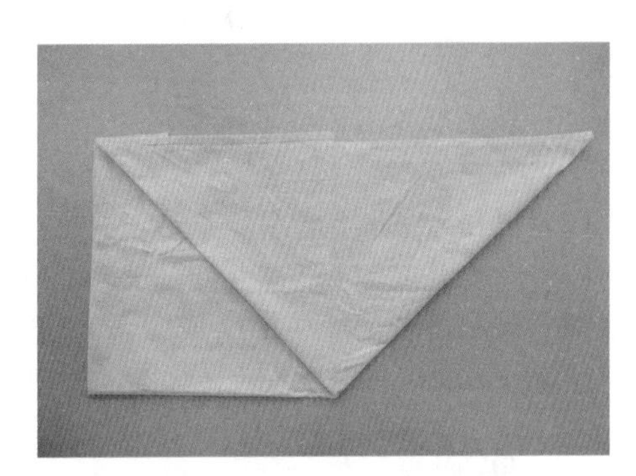

图 3-34　三角形在上，正方形在下

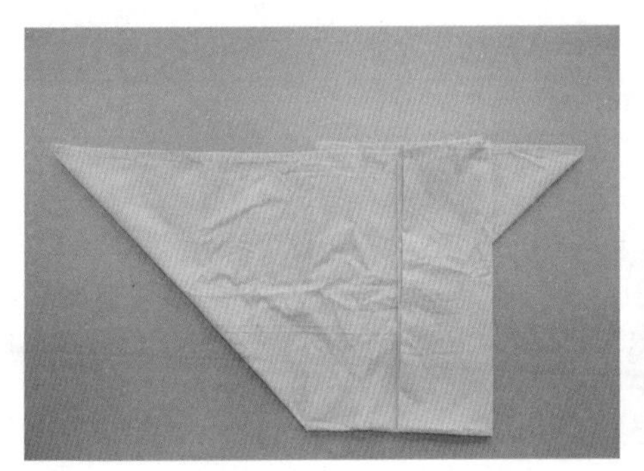

图 3-35　折叠效果

五、尿布的清洗、晾晒与整理

（1）清洗尿布时不宜选用洗衣粉、药皂和碱性强的肥皂，以免刺激新生儿的皮肤，引发尿布疹。

（2）清洗有小便的尿布时，先用清水冲洗，再用专用婴儿皂清洁，冲洗 2~3 遍后拧干水分，最后使用滚烫的开水清洗一遍，可使尿布柔软，增加宝宝使用的舒适度；清洗有大便的尿布时，先在流动水下冲刷尿布上的大便，然后用婴儿专用皂搓洗尿布并浸泡 20~30 分钟，再用清水冲洗 2~3 遍，将残留在尿布上的肥皂冲洗干净并拧干，最后用滚烫的开水清洗一遍。

（3）尿布洗干净后，最好在阳光下晒干，以达到杀菌的作用。如果天气条件不允许，可用电熨斗或吹风机去湿，以防尿布返潮刺激宝宝皮肤。

（4）晒干后，将干净的尿布依次叠好，放在便于取用的地方。

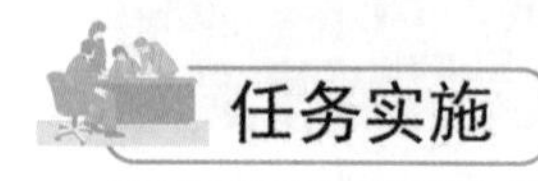

任务实施

一、评估

（1）检查新生儿大小便情况，了解是否需要清洗臀部。

（2）检查新生儿臀部情况，了解有无红臀等异常情况。

（3）评估新生儿家属对更换纸尿裤（或尿布）的了解程度。

二、计划

（1）环境准备：环境干净整洁，光线适宜，温度 24~26 ℃，湿度 55%~65%，关闭门窗，避免对流风。

（2）操作人员准备：着装整洁，剪短指甲，去除手腕部饰品，清洁并温暖双手，戴口罩。

（3）新生儿准备：新生儿仰卧于床上或操作台上。

（4）用物准备：纸尿裤（或尿布）、湿巾、纸巾、软毛巾、温开水、隔尿垫、垃圾桶等。如有尿布疹，还需要准备尿疹膏或护臀膏。

为新生儿更换纸尿裤

三、实施

见表 3-10。

表 3-10　为新生儿更换纸尿裤操作流程

操作步骤	操作过程	要点说明与注意事项
1. 准备 图 3-36　部分用物	◆环境准备 ◆操作人员准备 ◆新生儿准备：臀下放置隔尿垫 ◆用物准备（图 3-36） 准备充足、合理	• 在更换之前准备工作要充分，避免将新生儿独自留在床上

续表

操作步骤	操作过程	要点说明与注意事项
2. 解释沟通	◆向产妇及其家属讲解尿布的折叠方法，选择纸尿裤的技巧和注意事项 ◆及时了解家庭成员关于更换纸尿裤的困惑之处，及时鼓励	•语言表达良好，与产妇及其家属沟通有效 •解释语言通俗易懂
3. 松解抱被及原纸尿裤 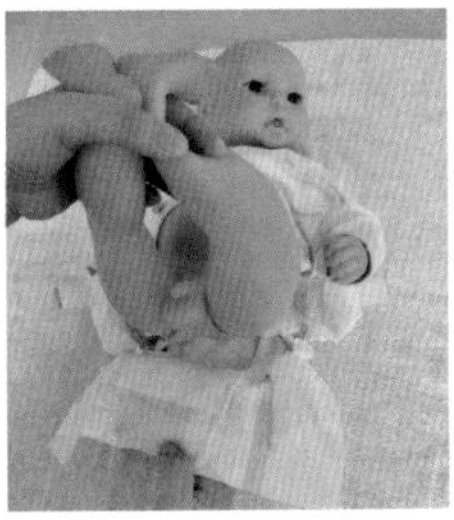 图 3-37　打开纸尿裤	◆一松：打开抱被，解开纸尿裤粘贴处，暴露臀部 ◆二折：如有粪便，以原纸尿裤前端洁净处向后轻拭会阴部及臀部，折叠后垫于臀部下方(图 3-37)	•松解新生儿衣物时，动作轻柔；根据室内温度注意保暖 •松开使用过的纸尿裤，注意这个过程中新生儿可能会正在小便（尤其是男婴）和排便，松开纸尿裤的速度应放慢
4. 清理大小便 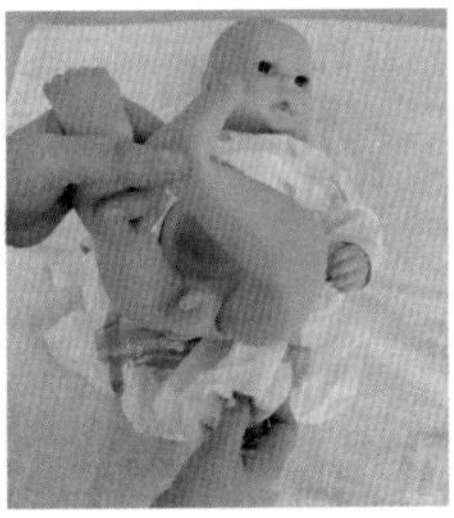 图 3-38　清理大便	◆大便时用湿巾及时擦拭会阴部、臀部，有条件者可直接托抱新生儿至流动水（温度 38 ℃）下冲洗干净（图 3-38） ◆清洗干净后用干纸巾擦干，左手握住新生儿脚踝，右手将原纸尿裤从臀部下方抽出，放入垃圾桶	•女婴擦洗会阴部，顺序是由前向后 •男婴在清理大便时，要注意睾丸下方、腹股沟等部位的清洁 •操作动作轻柔，过程中可使用儿语与宝宝沟通
5. 更换新纸尿裤 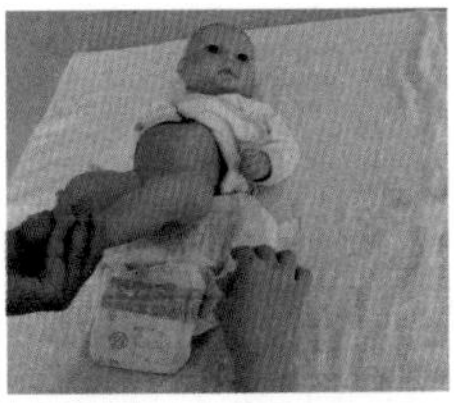 图 3-39　将纸尿裤放置于臀下 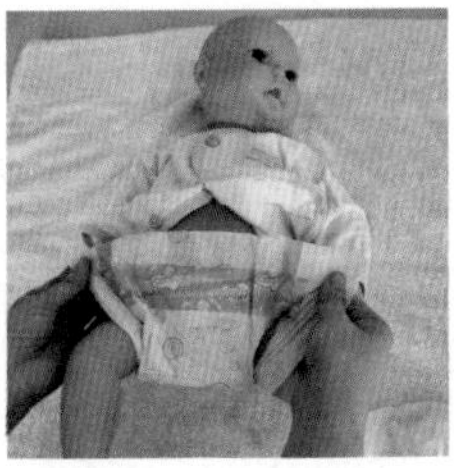 图 3-40　穿戴纸尿裤	◆打开新的纸尿裤，将其展开 ◆一手轻提新生儿脚踝，一手将干净纸尿裤放置于臀下（图 3-39） ◆将纸尿裤前端向前反折到腹部，打开两侧粘贴，沿粘贴区粘贴（图 3-40）	•粘贴松紧度要适宜，以能放入两个手指为准

续表

操作步骤	操作过程	要点说明与注意事项
图 3-41　检查纸尿裤松紧度	◆用手顺着大腿根捋一圈，贴合臀部，褶边不要内折（图 3-41）	•脐带残端未脱落的新生儿，穿戴纸尿裤不能遮挡脐部，避免发生脐部感染
6. 整理记录	◆及时整理抱被和衣物 ◆物品归位 ◆洗手、记录	•合理处置被粪便污染的纸尿裤
7. 健康宣教	◆新生儿下肢活动的特点 ◆新生儿（女）会阴卫生知识 ◆新生儿臀部、会阴部保持清洁干燥的必要性和重要性	•知识点通俗易懂，表达合理、有效

四、评价

（1）熟悉操作流程，操作规范，动作轻柔。

（2）操作过程中注意观察新生儿的反应。

（3）语言表达良好，与产妇及其家属沟通有效。

注意事项

（1）更换纸尿裤要及时，新生儿尿量少，但次数多，应每隔 1~2 小时检查一次。大小便中的成分会对新生儿皮肤产生刺激性，如不及时更换，可导致尿布疹，严重者可引起皮肤溃疡、感染等。

（2）佩戴纸尿裤（或尿布）的松紧度要适宜，防止因过紧影响新生儿腰部和腿部的血液循环或肢体活动度，过松易造成大小便外溢。

（3）纸尿裤尺码要根据孩子的体重、月龄、身长等因素综合选择。

知识拓展

婴儿纸尿裤新国标发布

2021 年 4 月 13 日，中国轻工业联合会主张制定的国家标准《纸尿裤 第 1 部分：婴儿纸尿裤》（GB/T 28004—2021，以下简称纸尿裤新国标）正式发布，并将于 2022 年 5 月 1 日正式实施。

纸尿裤新国标新增了使用性能指标、安全指标，并修改了防侧漏性能、渗透性能等方面的指标，进一步提高了纸尿裤标准的权威性、适用性，促进了婴幼儿纸尿裤产品质量的提升，增加了婴幼儿使用的舒适性，保护婴幼儿的皮肤，有利于婴幼儿健康成长。

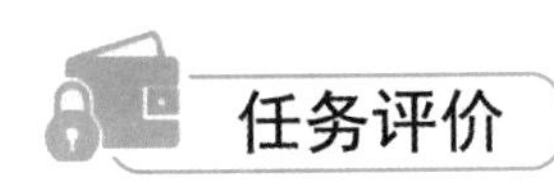

任务评价

见表 3-11。

表 3-11　为新生儿更换纸尿裤任务评价表

项目	评价标准
知识掌握	说出新生儿小便的特点（10 分） 说出新生儿大便的特点（10 分） 说出更换纸尿裤的时机（10 分） 说出纸尿裤（或尿布）选择的要点（10 分） 回答熟练、全面、正确
操作能力	能正确判断新生儿大小便情况是否正常（15 分） 能正确掌握更换纸尿裤的方法（15 分） 操作娴熟、动作到位
人文素养	有爱婴观念（10 分） 对家庭成员的解释工作准确、到位（10 分） 具备有效沟通的能力（10 分）
总分（100 分）	

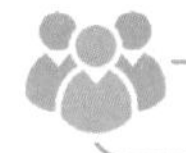

同步测试

同步测试

任务四

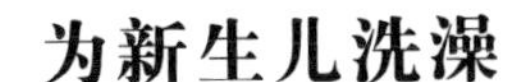

为新生儿洗澡

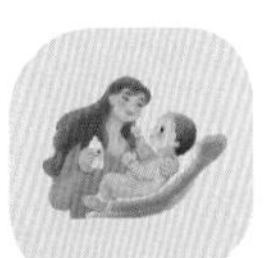

任务描述

刘某，28 岁，第 2 胎，足月顺产一女婴。该婴出生体重 3 020 g。经检查新生儿健康状况良好，出生后第 3 天出院回家。因夏季天气炎热，产妇询问母婴护理员是否要给宝宝洗澡，给宝宝洗澡前都需要准备哪些物品。

工作任务：

1. 请为该女婴进行洗澡。
2. 请为该家庭成员进行婴儿洗澡的宣教。

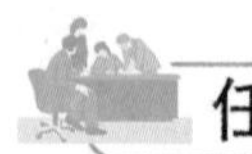

任务分析

为新生儿洗澡

完成该任务需要母婴护理员具备爱婴、护婴的职业素养，需要知悉新生儿皮肤的特点，洗澡环节的安全操作要点；需要完成洗脸、洗身体、脐部护理等操作流程。正确的洗澡可以保持新生儿皮肤的清洁，预防感染；促进血液循环，加速新陈代谢，有利于宝宝的生长发育；在洗澡时通过全身检查，便于及时发现异常情况。

在任务实施过程中，要注意水电安全，拆解抱被、衣物和纸尿裤的动作要轻柔，不可生搬硬拽。在洗澡过程中可与新生儿进行目光和语言的交流。与家属沟通时要用通俗易懂的语言，使其尽快掌握为新生儿洗澡的操作要点。

相关知识

为新生儿洗澡是清洁护理中一项基本任务。母婴护理员要完成此项任务需要了解关于新生儿皮肤状况的特点、体温调节的特点和洗澡用物的选择等方面的相关知识。

一、新生儿皮肤特点

足月新生儿刚出生时全身皮肤覆盖胎脂，皮肤红润、薄嫩，皮下脂肪丰满。毳毛少，可在面部鼻尖及鼻翼处见粟粒疹。

新生儿皮肤角化层较薄，皮下血管丰富，汗腺分泌旺盛，大小便次数多，如果不经常洗澡护肤，这些有害的代谢产物会不断刺激皮肤，特别是颈部、耳后、腋下、腹股沟、臀部等皮肤皱褶处，很容易发生皮肤溃烂或感染。所以日常生活中，要给新生儿勤洗澡、勤更衣，保持皮肤清洁十分重要。

二、新生儿体温调节

新生儿体温调节中枢发育不完善，体表面积相对较大，皮下脂肪少，保温能力差，容易散热，因此，体温可随外环境温度变化而波动，实施洗澡等日常护理操作时应注意保暖。当室温过高时，新生儿通过皮肤蒸发和出汗散热，如体内水分不足及散热不足，血液浓缩，可使体温增高而发生“脱水热”；室温过低则可引起低体温和硬肿症。

三、新生儿洗澡用物的选择

（1）清洁用品。新生儿清洁用品应选用安全、温和、刺激性小的洗浴用品，以泡沫状、pH值呈弱酸性为宜，并含有一定的保湿成分，对眼部的刺激性较小，不会过多破坏新生儿皮肤表面的皮脂。

（2）洗澡用具。洗澡盆应选择安全、无毒材质的产品，有防滑靠板，可增加洗澡时的安全性。

四、洗澡时间

一般在新生儿出生后第 2 天就可以洗澡。冬季每天 1 次，夏季每天 1~2 次。经常洗澡有利于血液循环，帮助皮肤呼吸，还可以通过水的压力、温度等刺激起到锻炼身体的作用。

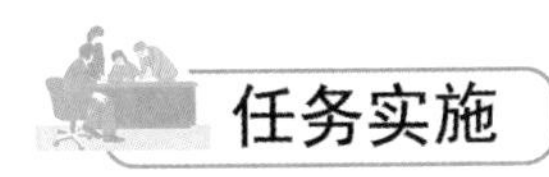

任务实施

一、评估

（1）检查新生儿全身皮肤状况，了解脐带残端情况，有无红肿、渗血、渗液等异常情况。

（2）评估新生儿家属对新生儿洗澡的了解程度。

二、计划

（1）环境准备：室温 26~28 ℃，关闭门窗，避免对流风。

（2）操作人员准备：着装整洁，剪短指甲，去除手腕部饰品，清洁双手，戴口罩。

（3）新生儿准备：新生儿皮肤无破损，喂奶后 1 小时左右。

（4）用物准备：浴盆、浴巾（2 条）、洗脸盆、小毛巾（2 条）、干净衣物、纸尿裤（或尿布）、沐浴液、洗发液、水温计、医用棉签、75%乙醇、润肤露、38~40 ℃的温水。

为新生儿洗澡

三、实施

见表 3-12。

表 3-12　为新生儿洗澡操作流程

操作步骤	操作过程	要点说明与注意事项
1. 准备 图 3-42　用物准备	◆环境准备 ◆操作人员准备 ◆新生儿准备 ◆用物准备（图 3-42）：调制温水时，如果需要冷、热水混合，应先放冷水，再放热水，操作者用手背或手腕内侧试水温 各项准备充足、合理	●冬季应提前开启空调或暖气保持室温 ●洗澡间顶部安装有浴霸装置的情况下，待温度满足条件后，应及时关闭，以免浴霸灯光过于强烈刺激新生儿眼睛 ●沐浴室做好防滑措施，沐浴过程保证新生儿安全 ●可以使用专门的水温计测量水温，使水温控制更加准确
2. 解释沟通	◆向产妇及其家属解释洗澡的目的和方法，使其愿意接受，积极配合 ◆关注家庭成员关于洗澡操作的疑惑点，有针对性地进行讲解	●语言表达良好，与产妇及其家属沟通有效 ●解释语言通俗易懂
3. 洗脸 图 3-43　洗脸	◆打开抱被，退去新生儿上衣，保留纸尿裤，包裹大浴巾 ◆摇篮式怀抱新生儿，将小毛巾折叠后放入脸盆温水中，沾湿后依次擦洗眼部→前额→面颊→下颌（图 3-43）	●新生儿眼部的清洗顺序是内眦→外眦 ●擦洗一个部位换一面毛巾

续表

操作步骤	操作过程	要点说明与注意事项
4. 洗头 图 3-44 洗头	◆夹：将新生儿托起放在前臂上，臀部夹在操作者的腰部，使其头向前，脸向上，托住新生儿的头及肩(图 3-44) ◆盖：用一手拇指和中指从耳后向前轻轻地将耳廓压住，遮盖耳孔，避免洗澡水进入耳内 ◆洗：另一手将新生儿头发用温水打湿，涂适量洗发液在新生儿头发上轻轻搓洗，再用温水冲洗干净，用干毛巾拭干头发	• 使用洗发液时轻轻揉洗，不要用指甲用力搔抓新生儿头部皮肤 • 新生儿头皮若有污垢，可用棉签在洗澡前将植物油涂抹于头上，软化后再去除
5. 清洗身体（前侧） 图 3-45 清洗身体（前侧）	◆去除浴巾和纸尿裤 ◆左手从新生儿后颈背部抓握左肩和腋窝，左前臂支撑新生儿头颈部 ◆右手手掌托新生儿臀部，同时手指抓握新生儿左侧大腿根部，保证安全 ◆托起新生儿身体后缓慢放入水中，适应片刻后抽出托臀部的手，使用毛巾依次清洗新生儿颈部、双侧腋下、上肢、手部（手心、手背、手指缝）、胸腹部、腹股沟、下肢、足部（足背、足心、足趾缝）（图 3-45）	• 清洗女婴会阴部应从前向后清洗；清洗男婴外阴时，应将男婴包皮轻轻上翻，便于洗净污垢 • 新生儿体形肥胖者，颈部、腰部、关节处皮肤褶皱内应注意清洗干净 • 给新生儿洗澡过程中，可以用一条毛巾盖在宝宝腹部，避免腹部受凉
6. 清洗身体（后侧） 图 3-46 清洗身体（后侧）	◆让新生儿身体前倾，右手自新生儿胸前横过，抓握固定新生儿左肩和腋窝 ◆左手依次清洗后背、腰部、臀部、下肢背面（图 3-46）	• 让新生儿俯卧于操作者右手手臂时，应注意避开新生儿鼻孔的位置
7. 拭干身体水分、穿衣 图 3-47 拭干身体水分	◆洗澡后将新生儿抱出，干浴巾拭干水分（图 3-47） ◆用棉签拭干外耳廓、鼻孔周围水分 ◆如脐带残端未脱落，应进行脐带消毒 ◆为新生儿穿衣、穿纸尿裤	• 冬季天气干燥时可在拭干水分后涂抹润肤露 • 注意用毛巾把新生儿颈部、腋下和腘窝皮肤褶皱处水分轻轻蘸干
8. 整理记录	◆物品归位 ◆洗手、记录	• 合理放置无菌棉签及乙醇
9. 健康宣教	◆新生儿洗澡安全特点 ◆新生儿洗澡的必要性	• 知识点通俗易懂，表达合理、有效

四、评价

(1) 熟悉操作流程，操作规范，动作轻柔，无安全问题发生。
(2) 操作过程中注意观察新生儿的反应，与新生儿有互动。
(3) 语言表达良好，与产妇及其家属沟通有效。

注意事项

(1) 洗澡时选用纯棉柔软的毛巾，动作要轻柔，避免损伤新生儿的娇嫩皮肤。
(2) 洗澡过程中要避免水流入眼睛、耳朵、鼻腔，若不慎流入，应及时用棉签拭干。
(3) 洗澡过程中，操作人员应始终注意用手掌托住新生儿头颈部、腰臀部，防止发生意外。
(4) 洗澡时间不宜过长，一般控制在10分钟内。

知识拓展

新生儿水浴

新生儿水浴是新生儿三浴之一，包括日常生活中用水洗脸、洗脚、擦身或淋浴、游泳等方式。其是通过身体表面和水的温差达到刺激皮肤感受器的作用，增强新生儿全身体温调节功能，促进血液循环，增强机体对外界冷热温度的适应能力，以锻炼身体，一年四季均可实施。

水浴锻炼要根据个体差异，循序渐进地进行，可以从温水逐渐过渡到冷水。新生儿期宜做温水浴训练，控制室温在20 ℃以上，水温35 ℃左右。根据新生儿的接受情况，每间隔2~3天降低水温1 ℃。

任务评价

见表3-13。

表3-13　为新生儿洗澡任务评价表

项目	评价标准
知识掌握	说出新生儿皮肤的生理特点（10分） 说出新生儿体温调节的特点（15分） 说出新生儿洗澡的基本步骤（15分） 回答熟练、全面、正确
操作能力	能正确实施新生儿头面部、身体清洗（25分） 能正确掌握眼部清洗的顺序（5分） 操作要娴熟、正确、到位
人文素养	有爱婴观念（10分） 对家庭成员的解释工作准确、到位（10分） 具备有效沟通的能力（10分）
总分（100分）	

同步测试

同步测试

任务五 为新生儿抚触

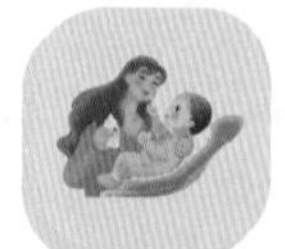

任务描述

刘某，28岁，第2胎，足月顺产一女婴。该婴儿出生体重3 020 g，经检查新生儿健康情况良好。出生后第3天，产妇和新生儿转入当地一所月子护理中心。产妇在分娩前做了很多育儿攻略，关注了一些母婴护理公众号，得知新生儿抚触是一种科学育婴新方法，向母婴护理员咨询如何给宝宝进行抚触。

工作任务：

1. 请为该女婴进行抚触。
2. 请为该家庭成员进行婴儿抚触宣教。

任务分析

为新生儿抚触

完成该任务需要母婴护理员具备爱婴、护婴的职业素养，需要知悉抚触的时间、时长，抚触前准备工作，身体各部位抚触安全要则等相关知识；需要掌握头部抚触、胸部抚触、腹部抚触、四肢抚触、背部抚触、臀部抚触等操作手法。正确的抚触可以增强宝宝的免疫力，改善睡眠，有利于建立良好的亲子关系。

在任务实施过程中，要注意抚触的力度，各部位抚触的安全要点。在抚触过程中可与新生儿进行目光和儿语交流。与家属沟通时要用通俗易懂的语言，使其尽快掌握为新生儿抚触的操作要点。

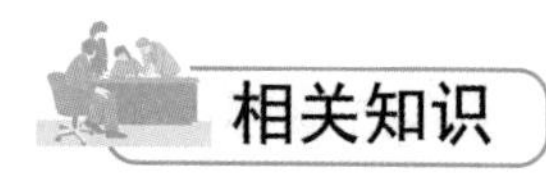

相关知识

新生儿抚触是通过有手法技巧的抚摸，将大量温和的刺激通过皮肤的体表感受器传至中枢神经系统，产生良好生理效应的一项婴儿保健医疗技术。

一、新生儿抚触的益处

（1）促进胃泌素、胰岛素释放，增加肠道蠕动，促进食物的吸收和消化。

（2）促进新生儿血液循环和新陈代谢。

（3）增强和改善新生儿睡眠状况，稳定情绪。

（4）促进新生儿神经系统发育，有利于智能发展。

（5）刺激淋巴系统，增强免疫力。

（6）促进亲子关系，给新生儿安全感。

二、新生儿抚触的原则

（1）抚触时机合理。为新生儿实施抚触时，母婴护理员要选择在新生儿情绪稳定、身体无异常的情况下，在两餐奶之间，或者是喂哺后 1 小时左右，也可以在新生儿洗澡后实施抚触。

（2）抚触力度要适宜。操作者为新生儿抚触时的力度要根据每个新生儿的反应来进行调整。当力度较大时，宝宝会有不适的感觉，可通过表情及哭声来进行判断。抚触完毕后看到宝宝的皮肤微微发红，表情自然，表示力度适宜。

（3）抚触顺序不必循规蹈矩。抚触新生儿身体的每个部位时，不一定按照从头到脚、先前面再到后面的顺序，可根据每个宝宝的喜好决定先开始实施抚触的部位。

三、新生儿抚触的安全要点

（1）头部。新生儿头颈部较软，进行头部抚触时要注意颈部的支撑。

（2）胸部。交叉按摩胸部时，应避开新生儿乳头。

（3）腹部。抚触顺序应按照肠道蠕动的方向，顺时针进行按摩。当新生儿脐带残端未脱落时，应注意避开脐部。

（4）四肢。抚触新生儿四肢时，在关节处的按压力度应降低，以免引起新生儿不适。

除此之外，进行背部抚触给新生儿翻身的过程中，应注意避免被褥、衣物遮盖新生儿口鼻周围，以免发生窒息。

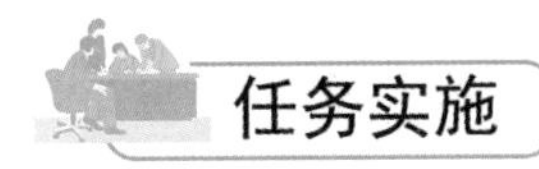

任务实施

一、评估

（1）检查新生儿全身皮肤状况，了解脐带残端恢复情况，了解有无黄疸，脐带残端有无红肿、渗血、渗液等异常情况。

（2）评估新生儿家属对新生儿抚触的了解程度。

二、计划

（1）环境准备：室温 26~28 ℃，关闭门窗，避免对流风。

（2）操作人员准备：着装整洁，剪短指甲，去除手腕部饰品，清洁并温暖双手，戴口罩。

（3）新生儿准备：新生儿情绪良好，皮肤无破损；洗澡后或喂奶后 1 小时左右。

（4）用物准备：操作台或床面、隔尿垫、抚触油、纸尿裤。

三、实施

见表 3-14。

为新生儿抚触

表 3-14 为新生儿抚触操作流程

操作步骤	操作过程	要点说明与注意事项
1. 准备 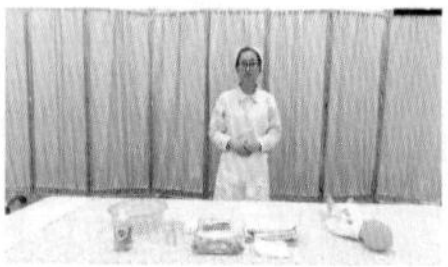 图 3-48 用物准备	◆环境准备 ◆操作人员准备 ◆新生儿准备 ◆用物准备（图 3-48） 准备充足、合理	• 冬季应提前开启空调或暖气保持室温 • 室内可播放轻松、舒缓的音乐或胎教音乐 • 操作者应充满爱意，用温和的语言和目光与新生儿交流
2. 解释沟通	◆向产妇及其家属解释抚触的目的和方法，使其愿意接受，积极配合 ◆可在产妇身体状况较好的情况下，指导其给宝宝实施抚触	• 语言表达良好，与产妇及其家属沟通有效 • 语言通俗易懂
3. 检查 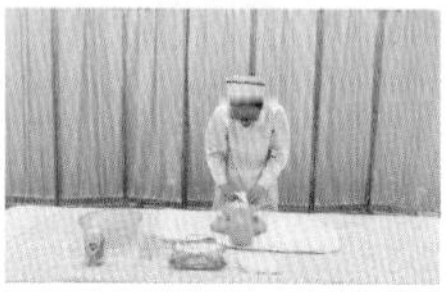 图 3-49 检查大小便	◆操作台面铺上隔尿垫 ◆松解新生儿抱被、衣物 ◆检查有无大小便（图 3-49） ◆手掌中倒适量新生儿抚触油，将双手搓热	• 手部涂抹抚触油时应注意不要滴入新生儿眼睛
4. 头面部 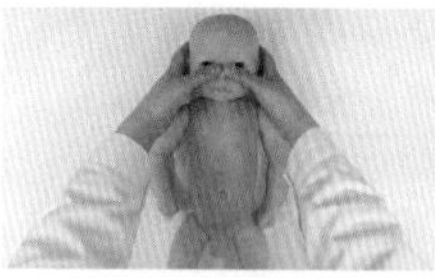 图 3-50 眼部抚触 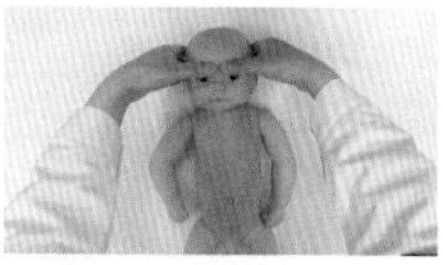 图 3-51 额头抚触 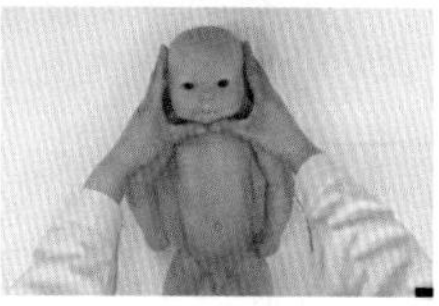 图 3-52 下颌抚触 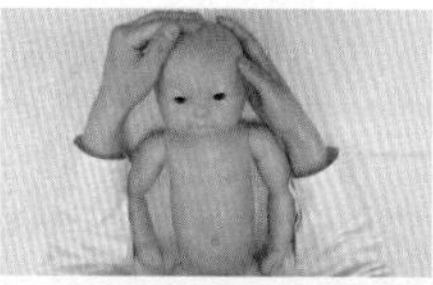 图 3-53 头部抚触	◆眼部：双手四指置于新生儿头部两侧，拇指置于内眼角，从一侧内眼角推向对侧眉头，双拇指交替为一组，连续做四组（图 3-50） ◆额头：双手拇指指尖相对，从印堂穴滑向眉尾，从印堂和大发际中点滑向双侧太阳穴，从大发际滑向小发际，三个部位为一组，连续做四组（图 3-51） ◆下颌：两拇指指尖之间相对，指腹从下颌中点滑向耳垂前方，从承浆穴滑向耳垂前方，两个部位为一组，连续做四组（图 3-52） ◆头部：一手托起新生儿头部，另一手四指并拢，呈半握拳状，从前发际中点滑向百会穴，再经过第七颈椎滑向耳后，从小发际滑向百会穴，再经过第七颈椎滑向耳后，两个部位为一组，连续做四组（图 3-53）	• 面部抚触可舒缓脸部因吸吮、啼哭及长牙所造成的肌肉紧绷

续表

操作步骤	操作过程	要点说明与注意事项
图 3-54　耳垂抚触	◆耳垂：四指在耳后，拇指在耳前，以中指、拇指为着力点，捋耳廓外缘，揉捏耳垂（图 3-54）	• 面部抚触可舒缓脸部因吸吮、啼哭及长牙所造成的肌肉紧绷
5. 胸部 图 3-55　胸部抚触	◆双手放在新生儿的两侧肋缘，先是右手从左侧肋缘缓慢向上滑行至右肩，复原；换左手，方法同前（图 3-55）	• 可以顺畅呼吸循环，促进肺部的发育 • 双手交叉滑向对侧肩部时，应注意避开乳头
6. 腹部 图 3-56　腹部抚触	◆双手食、中指依次从新生儿右下腹、右上腹、左上腹、左下腹、右下腹移动，呈顺时针方向画半圆（图 3-56）	• 脐带未脱落的新生儿应避开脐部 • 此动作可促进新生儿胃肠道蠕动，防止新生儿便秘
7. 四肢 图 3-57　上肢抚触 图 3-58　下肢抚触	◆上肢：双手先捏住新生儿的一只胳膊，从上臂到手腕轻轻挤捏，搓滚，再抚触新生儿手掌、手背和手指（图 3-57） ◆下肢：从新生儿的大腿开始轻轻挤捏至膝、小腿，然后按摩足踝、足及足趾（图 3-58）	• 手掌按摩时呈麦穗状 • 该动作可增强四肢灵活反应，增加运动协调能力

续表

操作步骤	操作过程	要点说明与注意事项
8. 背部 图 3-59　臀部抚触	◆让新生儿趴在床上（注意保持头偏向一侧，保证呼吸顺畅），双手轮流从头部开始沿颈顺着脊柱向下按摩 ◆用双手指尖轻轻从脊柱向两侧按摩 ◆用双手大鱼际部位按揉新生儿臀部（图 3-59）	• 该动作可舒缓背部肌肉
9. 整理记录	◆给新生儿穿戴整齐 ◆物品归位 ◆洗手、记录	• 合理放置用物
10. 健康宣教	◆新生儿抚触安全特点 ◆新生儿抚触的必要性	• 知识点通俗易懂，表达合理、有效

四、评价

（1）熟悉操作流程，操作规范，动作轻柔，无安全问题发生。

（2）操作过程中注意观察新生儿的反应，与新生儿有互动。

（3）语言表达良好，与产妇及其家属沟通有效。

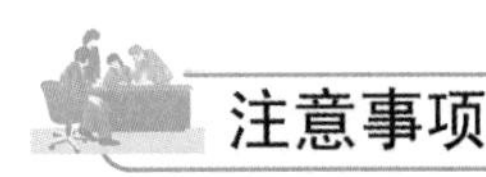

注意事项

（1）抚触前准备应充分。创设温暖舒适、轻松舒缓的环境，时间最好是在新生儿沐浴后或睡觉前、喂奶 1 小时后。

（2）抚触时机合理。不能选择新生儿太饿或者太饱时间进行抚触，不能选择新生儿过于疲倦时进行抚触，当新生儿情绪不佳时应马上停止抚触。建议选择沐浴前或者午睡、晚睡之前进行抚触。

（3）抚触过程手法、力度要适宜。以皮肤微微发红为宜。切忌蛮横用力，以免损伤皮肤。

知识拓展

抚触疗法的应用

抚触，英语称之为“fouch”，是近年来流行的一种新健康概念。抚触疗法的作用目前在临床已被证实，从临床儿科、妇产科等向其他临床科室扩散，从产妇、新生儿到老人，从正常新生儿、癌症患者到临终患者，从临床到社区，再进入家庭，应用领域不断地被扩展。

近年来，研究者将新生儿抚触与新生儿游泳、新生儿黄疸蓝光治疗、药物治疗结合起来，在新生儿黄疸治疗过程中通过抚触皮肤使新生儿获得安全感，可有效安抚患儿的心理状况，提高新生儿黄疸治疗效果。

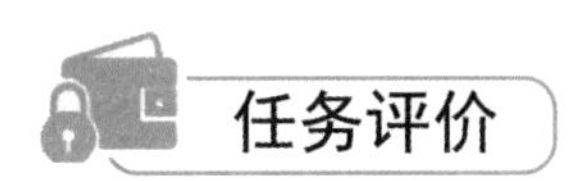

任务评价

见表 3-15。

表 3-15　为新生儿抚触任务评价表

项目	评价标准
知识掌握	说出新生儿抚触的益处（10 分） 说出新生儿抚触的原则（15 分） 说出新生儿抚触的基本步骤（15 分） 回答熟练、全面、正确
操作能力	能正确实施新生儿头面部、胸部、腹部、四肢、背部、臀部的抚触操作（25 分） 能正确掌握各部分抚触的安全要点（5 分） 操作要娴熟、正确、到位
人文素养	有爱婴观念（10 分） 对家庭成员的解释工作准确、到位（10 分） 具备有效沟通的能力（10 分）
总分（100 分）	

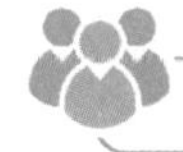

同步测试

同步测试

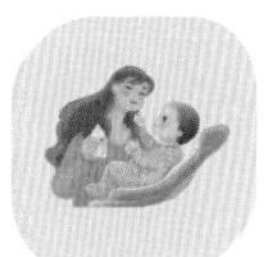

任务六　新生儿游泳

任务描述

刘某，28 岁，第 2 胎，足月顺产一女婴。该婴出生体重 3 020 g，经检查新生儿健康情况良好。出生后第 3 天出院，入驻当地一家产后休养中心。第 2 天，母婴护理员来到产妇的房间，告知新生儿游泳的准备事项。

工作任务：

请为该女婴进行新生儿游泳训练。

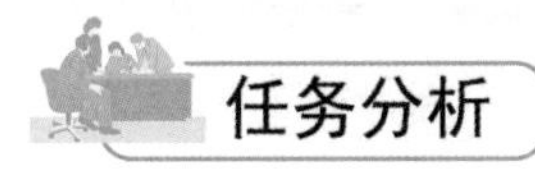

任务分析

新生儿游泳

完成该任务需要母婴护理员具备爱婴、护婴的职业素养；需要知悉新生儿游泳的益处、游泳的安全操作要点；需要做好游泳前的准备、套颈圈、放入泳缸等操作流程。正确的游泳可有效地刺激宝宝神经系统、消化系统、呼吸系统和循环系统的发育，促进新生儿大脑、骨骼和肌肉的发育。

在任务实施过程中，要注意正确使用游泳专业颈圈，以免出现新生儿呛水等危险情况。在游泳的过程可用小玩具吸引宝宝的注意力，进行语言、目光和动作的安抚。

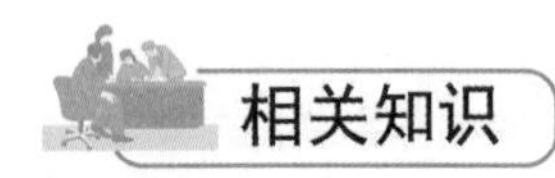

相关知识

新生儿游泳是宝宝在妈妈子宫羊水中活动的延续，是指在专业母婴照护人员或经过游泳培训的新生儿父母的看护下，运用专业婴儿游泳器材在水中进行泳疗的一项健身运动。新生儿游泳有利于促进神经系统、消化系统、呼吸系统和循环系统的发育，有利于促进宝宝骨骼系统的灵活性和身体的柔韧性。

一、新生儿游泳的益处

（1）促进大脑和神经系统的发育。人体大脑的发育约在 3 岁之前完成，此阶段给予语言、运动、音乐、环境等良好的刺激对新生儿大脑和神经系统的发育尤为重要。人体皮肤覆盖全身，对水的刺激最为敏感，外界的刺激越频繁、越强烈，脑神经细胞发育的速度越快。当宝宝在水下进行自由运动时，水作为介质，水的压力、浮力、冲力和水温会对新生儿皮肤产生触觉刺激，在新生儿大脑和神经系统形成良性反应，可以刺激神经系统，对新生儿早期神经行为的发育有着积极的作用。

（2）有助于新生儿的生长发育。新生儿在游泳时，躯干和四肢在水中不停地运动，通过水的浮力，毛细血管扩张，改善血液循环，促进胃肠道蠕动，使胰岛素、胃泌素释放增多，有利于增加哺乳量，增加对营养成分的消化吸收，促进蛋白质、糖原的合成，增加新生儿出生时的体重。游泳时可对新生儿腹部产生刺激，使肠蠕动加快，促进胎便尽早排出。

游泳时，新生儿的四肢肌肉、关节和韧带可以在水中舒展，在浮力的作用下，四肢在水中划动，关节得到伸展，提高四肢骨骼的灵活性和柔韧性，对关节、韧带的发育有良好的刺激作用，有利于骨骼发育生长。

（3）有助于降低黄疸高峰期。对于发生黄疸的患儿，游泳可促进胎便排出，增加肠道蠕动，减少胆红素的重吸收，加速胆红素的代谢，可有效降低新生儿体内血清胆红素的水平，有助于黄疸的预后。

（4）提高机体抵抗力。游泳时，温度的变化可以提高机体对体温的调节能力，提高人体对冷热变化的适应性，同时还可对呼吸系统产生良好的刺激，能有效降低婴儿患病率。

（5）有助于建立规律的睡眠节律。睡眠是一种周期性、可逆的静息现象，包括正相睡眠和异相睡眠。正相睡眠主要是大脑皮质的休息，而异相睡眠是皮质下神经结构兴奋性的降低。研究发现，正相睡眠与人的体力相关，而异相睡眠则与人的智力有关。

新生儿从宫内到宫外环境的变化，使其失去了安全感，出现晚上哭闹的情况，表现为正相睡眠与异相睡眠紊乱。通过游泳，可让新生儿消耗一定的体力，在夜间能很快入睡，促进新生儿正相和异相正常睡眠节律的建立，且睡眠时间长，不易惊醒；有利于培养良好的睡眠习惯，减少新生儿夜间的哭闹，有利于身心健康。

（6）有利于新生儿心理发展。在游泳过程中，母婴护理员和家庭成员对新生儿目光、语言的鼓励，使新生儿与外界产生了更多的情感交流，有利于亲子关系的建立和心理健康的发展。

二、新生儿游泳的必备条件

1. 新生儿的身体条件

（1）正常分娩的足月儿、剖宫产新生儿，无窒息史、阿普加（Apgar）评分>8 分者。

（2）早产儿、低体重儿的体重>2 000 g，孕周>34 周无并发症者。

（3）因缺血缺氧性脑病等各种原因引起的脑损伤，经治疗病情稳定，处于康复训练期者，征得专家、医生的同意，并严格遵守儿科医生根据患儿个体病情制订的个性化康复计划。

（4）佝偻病及新生儿疾病的后期康复治疗者。

（5）患有轻度缺铁性贫血、阶段性营养不良的婴儿。

2. 游泳对水的要求

（1）水温：因新生儿的体温调节中枢还未成熟，水温过低时易导致新生儿受凉，水温过高引起出汗过多则可导致新生儿脱水。在刚开始训练游泳时，水温可控制在 38 ℃左右，随着月龄的增长和游泳次数的增加，婴儿对于水温和环境温度的适应能力逐渐增强，可慢慢降低水温至 36~37 ℃。

（2）水质：一般选用自来水，参照饮用水质标准来检测游泳水质的各项指标。

（3）水深：水池水深在 55~60 cm，达到足跟不能触底的条件即可。

三、新生儿游泳的禁忌证

（1）脐部感染者。

（2）有胎儿窘迫和新生儿窒息史，Apgar 评分≤8 分。

（3）体弱儿，体重<2 000 g，胎龄<34 周的早产儿。

（4）患有先天性心脏病、脑积水等疾病的患儿。

（5）心肺功能不良的患儿。

（6）正处于其他严重疾病急性期、治疗期的患儿。

（7）有癫痫发作史的患儿。

四、新生儿游泳的安全守则

（1）正确使用游泳颈圈。下水前应仔细检查游泳颈圈的纽带是否扣牢固，新生儿的双耳和下颏部是否托出水面，避免出现呛水的情况。如发现新生儿游泳颈圈的扣带松开，要尽快将新生儿抱出水面，使新生儿足高头低位，轻拍背部，尽量让口中或双耳中的积水排出，并擦干身体。

（2）预防脐部炎症。新生儿脐带未脱落或有渗血、渗液情况时，在游泳前应使用防水脐贴遮盖脐带残端，以避免引起脐部感染。游泳结束后，应及时保持脐带残端清洁干燥，及时用75%乙醇消毒脐带。

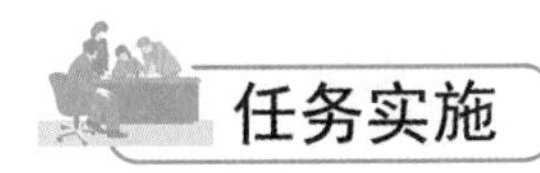

一、评估

（1）检查新生儿全身皮肤状况，了解脐带残端恢复情况，了解有无黄疸、新生儿精神状态。

（2）评估新生儿家属对新生儿游泳的了解程度。

二、计划

（1）环境准备：室温 26~28 ℃，关闭门窗，避免对流风。

（2）操作人员准备：着装整洁，剪短指甲，去除手腕部饰品，清洁双手，戴口罩。

（3）新生儿准备：新生儿意识清醒，情绪良好，皮肤无破损，喂奶后 1 小时左右。

（4）用物准备：专用游泳颈圈、换洗衣物、纸尿裤、抱被、浴巾、小毛巾、沐浴液、防水脐贴（新生儿脐带未脱落者使用）、无菌棉签、75%乙醇（新生儿脐带未脱落者使用）。

三、实施

见表 3-16。

表 3-16　新生儿游泳操作流程

操作步骤	操作过程	要点说明与注意事项
1. 准备	◆环境准备 ◆操作人员准备 ◆新生儿准备 ◆用物准备：应根据新生儿体重、身长选择颈圈的型号，下水前检查游泳颈圈有无漏气、颈圈充气情况，颈圈双气道充气达 90%	• 公共游泳场所，应保证“一孩一套”，游泳池更换一次性 PE 薄膜，避免交叉感染 • 泳室光线要柔和，可播放轻柔背景音乐 • 在泳缸中可放置一些能引起孩子注意力的玩具
2. 解释沟通	◆向产妇及其家属解释游泳的目的和方法，使其愿意接受，积极配合	• 语言表达良好，与产妇及其家属沟通有效 • 解释语言通俗易懂
3. 佩戴颈圈	◆打开抱被，退去新生儿衣物和纸尿裤，包裹大浴巾 ◆双人合作将颈圈套在新生儿的脖子上	• 仔细检查新生儿的双耳和下颏是否露于颈圈上，纽带是否已扣紧
4. 入水	◆操作者右手伸到新生儿右侧腋下将其托住，左手托住其臀部 ◆先将其双下肢轻轻放入水中，待新生儿适应后取下浴巾，将整个身体放入水中	• 注意观察其面色及全身皮肤颜色的变化，实施全程监护，保证安全
5. 辅助游泳	◆游泳时长控制在 10~15 分钟 ◆操作者或家属可与新生儿进行情感和语言交流	• 整个游泳过程应全程监控，保证安全 • 训练时间的长短取决于其每次游泳时的状态、本身具备的体力素质及月龄大小等因素 • 如出现过度兴奋或者打盹、哭闹，要立即停止训练，尽快将新生儿抱出浴缸
6. 游泳后处理	◆游泳后将新生儿抱出，干浴巾拭干水分 ◆用棉签拭干外耳廓、鼻孔周围水分 ◆如脐带残端未脱落，应进行脐带消毒 ◆为新生儿穿衣、穿纸尿裤	• 冬季天气干燥时可在拭干水分后涂抹润肤露
7. 整理记录	◆物品归位 ◆洗手、记录	• 合理放置无菌棉签及乙醇
8. 健康宣教	◆新生儿游泳的条件 ◆新生儿游泳的益处	• 知识点通俗易懂，表达合理、有效

四、评价

（1）熟悉操作流程，动作规范，无安全问题发生。
（2）操作过程中注意观察新生儿的反应，与新生儿有互动。
（3）语言表达良好，与产妇及其家属沟通有效。

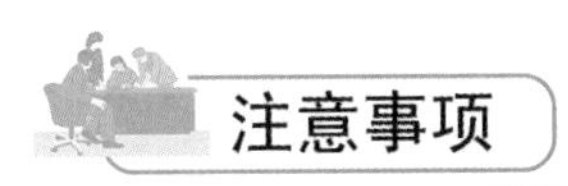

注意事项

（1）保持游泳用具的干净并严格消毒。

（2）新生宝宝游泳时机要合理选择，勿在宝宝生病、饥饿、哭闹或进食后 1 小时内游泳。

（3）根据新生儿的接受程度控制好其在水中的游泳时间和运动量。新生儿游泳训练时间的长短取决于其每次游泳时的状态、本身具备的体力素质及月龄大小等因素，不可强行延长游泳训练时间。一般而言，新生儿在游泳训练的初期最好只持续 7 分钟左右，以后每次可增加 10~15 秒，逐渐增加至 10~15 分钟。

知识拓展

婴儿游泳的发展史

婴儿游泳起源于 20 世纪 60 年代，21 世纪初开始在全球广泛开展。婴儿在医护人员和游泳教练的监护下，在专用泳缸中学习游泳。研究发现这项运动可促进婴儿发育，对体格和神经系统的发育有着积极的作用。

1983 年，国内第一个婴儿游泳训练班在上海开办，之后全国各大城市相继开办了游泳学习机构。广东省妇幼保健院在 2002 年率先推出新生儿游泳项目。研究证实，该方法可以增加新生儿肺活量，有助于新生儿各系统的生长发育。目前，全国大多数城市的妇幼保健机构、产后休养中心都建立了婴儿游泳项目，为提高下一代人口素质创设了有利的条件。

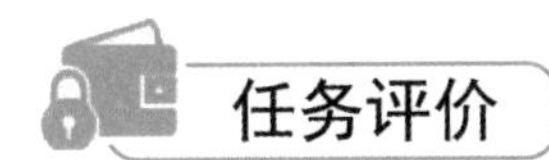

任务评价

见表 3-17。

表 3-17　新生儿游泳任务评价表

项目	评价标准
知识掌握	说出新生儿游泳的益处（10 分） 说出新生儿游泳的条件和禁忌证（20 分） 说出新生儿游泳的安全守则（10 分） 回答熟练、全面、正确
操作能力	能正确实施新生儿游泳的各项程序（25 分） 能正确掌握佩戴颈圈的方法（5 分） 操作要娴熟、正确、到位
人文素养	有爱婴观念（10 分） 对家庭成员的解释工作准确、到位（10 分） 具备有效沟通的能力（10 分）
总分（100 分）	

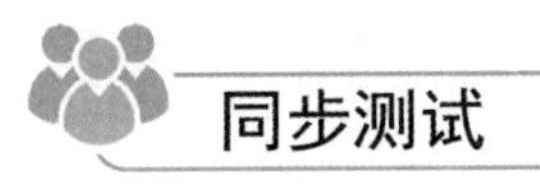

同步测试

同步测试

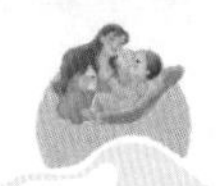

任务七

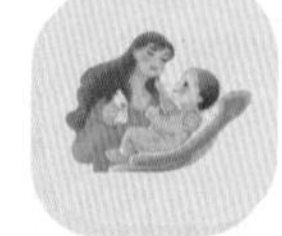

新生儿五官护理

任务描述

刘某，28 岁，第 2 胎，足月顺产一女婴。该婴出生体重 3 020 g，经检查新生儿健康情况良好。出生后第 3 天，产妇和新生儿转入当地一所月子护理中心。产妇在早晨发现孩子鼻孔内有分泌物，询问母婴护理员如何处理。

工作任务：

请为该女婴进行五官护理。

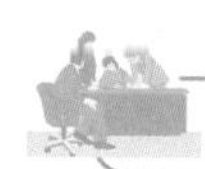

任务分析

新生儿五官护理

完成该任务需要母婴护理员具备爱婴、护婴的职业素养；需要知悉新生儿眼、耳、口腔、鼻腔的解剖和生理特点；需要掌握眼、耳、口腔、鼻腔的护理要点。正确的日常护理可以避免新生儿出现五官的异常情况。

在任务实施过程中，要注意各部位护理要点，能及时识别各部位的异常情况。

相关知识

正确实施新生儿五官的护理，应熟悉眼、耳、口腔、鼻腔的解剖和生理特点。

一、眼

新生儿眼睛发育尚未成熟，眼部肌肉调节功能不良，常有生理性斜视。新生儿泪腺尚未发育，有不良刺激易产生分泌物。新生儿视力较差，视力范围约 20 cm，看到的影像为黑白。

大多数新生儿出生不久就可以睁开眼睛，出生后眼部略肿胀，是因分娩时在产道内受到挤压所致，肿胀在几天内可自行消退。

二、耳

足月新生儿耳廓已成型，外耳道相对狭窄，咽鼓管短、宽、直，一旦污水进入耳道深处极易引起炎症，严重者可致外耳道疖肿，应及时到医院就诊。新生儿出生后 2~7 天开始有听觉，2~4 周时能较专注地听外界声音。

三、口腔

新生儿口腔浅小，黏膜薄嫩，血运丰富，唾液腺分泌较少，尚未发育完善，容易发生口腔的局部感染或损伤。口腔内牙龈和硬腭上有小白点，俗称“马牙”，属正常现象，一般在出生后 2~3周逐渐消失。正确、有效的新生儿口腔护理对维持新生儿健康至关重要。

四、鼻腔

新生儿五官护理

新生儿鼻黏膜柔软并有丰富的血管，遇到轻微刺激就容易充血、水肿，使原来较狭窄的鼻腔更加狭窄而致呼吸不畅。

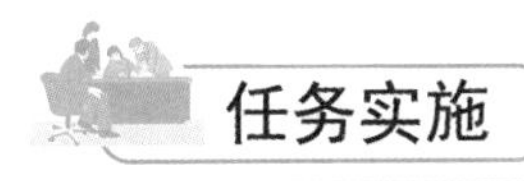
任务实施

一、眼部护理

（1）眼部日常生活保健。因新生儿的眼睛对强光很敏感，家长在使用手机、相机拍照时，应避免使用闪光灯；洗澡时、升高室内温度时尽量避免使用浴霸等强灯光，如果使用，应在温度达到要求后关闭浴霸灯光，再抱孩子进入浴室；户外日光浴时应避免强烈的阳光直射眼睛。进行早期视觉能力训练时，物体应与新生儿保持 20~30 cm 的距离；悬吊响铃玩具的高度和位置也要定期更换，避免出现斜视。

（2）异常情况处理。当眼睛有分泌物时，可用干净的小毛巾或棉球蘸温水从眼内眦向外眦轻轻擦拭。若为脓性分泌物，并伴有眼睛红肿、结膜充血，首先应到医院就诊，遵医嘱治疗。

二、耳部护理

因婴幼儿咽鼓管短、宽、直，当出现急性上呼吸道感染、溢奶时可引发急性中耳炎，所以日常生活中应注意保持口腔及鼻咽部清洁卫生，避免上呼吸道感染。游泳、盥洗时用手堵住外耳道，防水流入；喂奶后应及时拍嗝，防止溢奶。一旦发生中耳炎应及时就医，遵医嘱用药；在洗澡、游泳后要及时拭干外耳道及外耳的水分；注意耳背的清洁，预防发生湿疹或皲裂，一旦发生湿疹可在局部涂婴儿湿疹膏。

三、口腔护理

正确有效的口腔护理是维护新生儿健康的重要条件。

（1）“马牙”的处理。新生儿“马牙”属于生理现象，会自行消失，生活中切不可用针挑破，以免发生感染。

（2）口腔清洁。日常生活中，新生儿口腔可以进行基本的清洁。具体做法就是在喂奶后给新生儿喂温开水，或者使用新生儿专用口腔清洁棒蘸取温开水清洁口腔。具体操作流程见表 3-18。

表 3-18　新生儿口腔清洁操作流程

操作步骤	操作过程	要点说明与注意事项
1. 准备 图 3-60　口腔清洁棒	◆操作人员着装规范，清洁双手 ◆准备适量温开水、新生儿口腔清洁棒（图 3-60）准备充足、合理	• 新生儿口腔清洁棒最好采用独立包装式样

续表

操作步骤	操作过程	要点说明与注意事项
2. 评估、解释	◆评估新生儿口腔情况，有无出血、溃疡、感染等异常情况 ◆解释口腔清洁的目的，使家属容易接受	• 语言表达良好，与产妇及其家属沟通有效 • 语言通俗易懂
3. 擦拭 图 3-61　擦拭口腔	◆操作者面向宝宝 ◆将口腔清洁棒蘸温水 ◆手持口腔清洁棒慢慢触碰新生儿口唇，待新生儿嘴巴张开后将清洁棒深入宝宝口腔（图 3-61） ◆依次擦拭上、下牙龈，双侧颊黏膜，舌头表面	• 口腔清洁棒不可过分深入宝宝口腔，以免引起不适
4. 整理记录	◆物品归位 ◆洗手、记录	• 合理放置用物

（3）口腔异常情况的护理。若发现新生儿口腔黏膜附着白色膜状物，用棉签头拭去可见底部潮红基层，这种疾病属于新生儿鹅口疮，是由一种真菌感染所致，应及时就医，并注意新生儿奶具、用具及时消毒。

四、鼻腔护理

新生儿鼻黏膜柔软而富有血管，遇到轻微刺激就容易充血、水肿。当鼻内有鼻痂时，切勿用手指强行抠出或使用镊子蛮力夹出，应先用棉棒蘸清水往鼻腔内各滴 1~2 滴，等待 1~2 分钟鼻痂软化后再用干棉棒将其带出，或用软物刺激鼻黏膜引起新生儿打喷嚏，鼻腔的分泌物即可随之排出，从而使鼻腔通畅。鼻腔清洁操作流程见表 3-19。

表 3-19　新生儿鼻腔清洁操作流程

操作步骤	操作过程	要点说明与注意事项
1. 准备	◆操作人员着装规范，清洁双手 ◆准备适量温开水、清洁棉棒 准备充足、合理	• 周围环境的光线要充足
2. 评估、解释	◆评估新生儿鼻腔情况，有无鼻塞、鼻痂等情况 ◆解释鼻腔清洁的目的，使家属容易接受	• 语言表达良好，与产妇及其家属沟通有效 • 语言通俗易懂
3. 鼻痂处理	◆操作者选择面向宝宝 ◆将棉棒蘸温水 ◆一手轻轻固定宝宝头部，另一手持棉棒，将前端放于鼻腔口，转动棉棒湿润鼻痂，待软化后用干棉签在鼻腔轻轻旋转取出	• 棉棒不可过分深入宝宝鼻腔，以免引起不适
4. 整理记录	◆物品归位 ◆洗手、记录	• 合理放置用物

五、评价

（1）熟悉新生儿五官各部位护理要点，操作规范，动作轻柔，无安全问题发生。
（2）操作过程中注意观察新生儿的反应，与新生儿有互动。
（3）语言表达良好，与产妇及其家属沟通有效。

注意事项

（1）日常勤观察。日常生活中，母婴护理员应每天检查眼、鼻、口腔、鼻腔，有分泌物应及时处理，发现异常情况及时就医。

（2）注意各部位的安全护理。五官是人体非常精细的器官，母婴护理员应注意各部位的安全操作要点。如眼部的护理要注意手部和用物卫生；清理鼻腔分泌物时棉棒不宜插入太深，以免损伤鼻腔黏膜。

知识拓展

母乳在早产儿口腔护理中的应用

早产儿出生后数天内均在新生儿重症监护室接受监护，因无法经口喂养，需要借助管饲喂养。此类早产儿的口腔护理中采用母乳有助于早产儿口腔清洁度的提高及体重的增长，在儿科护理中得到广泛应用。

临床试验表明，针对管饲喂养的早产儿，通过母乳进行口腔护理，用棉棒蘸取母乳清洁牙龈、颊部、舌面等部位，早产儿口腔的清洁度得以维持，可有效降低口腔感染率，还可提高早产儿的肠道功能和免疫功能，有助于早产儿的生长和发育。

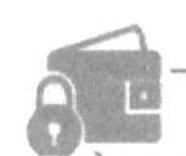

任务评价

见表 3-20。

表 3-20 新生儿五官护理任务评价表

项目	评价标准
知识掌握	说出新生儿五官的解剖、生理特点（20 分） 说出新生儿五官各部位的护理要点（20 分） 回答熟练、全面、正确
操作能力	能正确实施新生儿五官护理操作（25 分） 能正确掌握各部分护理的安全要点（5 分） 操作要娴熟、正确、到位
人文素养	有爱婴观念（10 分） 对家庭成员的解释工作准确、到位（10 分） 具备有效沟通的能力（10 分）
总分（100 分）	

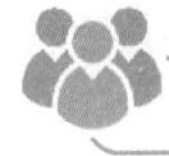

同步测试

同步测试

任务八 新生儿脐部护理

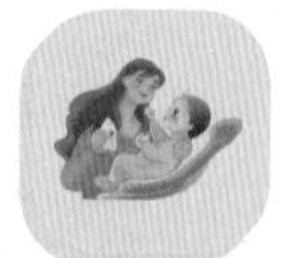

任务描述

王某，30岁，第3胎，足月顺产一女婴。该婴出生体重3 050 g。经检查新生儿健康情况良好，现出生5天。为更好地照顾宝宝，产妇住进了产后休养中心。一家人为新生儿的脐部护理问题意见不统一。宝宝的奶奶认为新生儿脐部不需要天天消毒，而宝宝的妈妈则主张听母婴护理员的安排，新生儿要每天进行脐部消毒，这样才会保证脐部的卫生，预防感染。

工作任务：

1. 请为该女婴进行脐部护理。
2. 请为该家庭成员进行新生儿脐部护理的健康宣教。

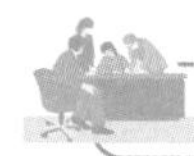

任务分析

新生儿脐部护理

完成该任务需要母婴护理员具备爱婴、护婴的职业素养，具备一定的沟通能力；需要知悉新生儿脐带结扎后残端的生理变化过程，消毒环节的操作要点；需要完成脐带残端情况的观察和判断、脐部消毒等操作流程。以便于及时发现脐带异常情况，保持脐带残端局部的清洁与干燥，避免感染。

在任务实施过程中，要注意新生儿的保暖，拆解抱被和纸尿裤的动作要轻柔，可与新生儿进行目光交流。与家属沟通时要用通俗易懂的语言，使其尽快掌握观察新生儿脐带残端愈合特点和家庭护理技巧。

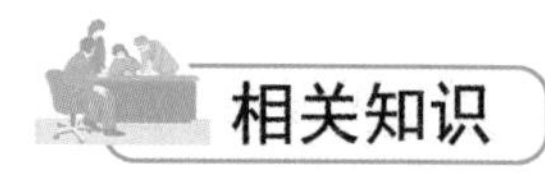

相关知识

脐带残端是新生儿身体上的一个伤口，极易发生感染，母婴护理员要非常注意脐部的护理。

一、脐带残端的生理变化

脐带是连接母体与胎儿之间的通道，新生儿出生后，脐带被结扎、切断，脐带残端在断脐后的几小时变成棕白色，24小时后脐带表面基本干枯，并逐渐变黑、变细。因新生儿个体差异，脐带残端脱落时间一般在7～10天。脐带残端初脱落后，创面稍有发红、湿润，几天后完全愈合。

二、日常脐部的护理方法

（1）在脐带脱落之前要注意观察脐部有无红肿、渗血、渗液，保持脐部的清洁与干燥。若脐部敷料浸湿应及时更换。出院后母婴护理员要注意每日用75%乙醇消毒脐带残端。

（2）使用、更换尿布或纸尿裤时，要注意尿布柔软，避免覆盖、摩擦脐带残端；纸尿裤的腰际不要覆盖脐带根部，避免新生儿活动时摩擦脐带，引起破裂而出血。

（3）给新生儿洗澡时尽量避免脐部淋水，洗澡后保持脐部干燥，用消毒液对脐带根部和脐带残端进行消毒。

（4）脐带脱落后的初期，部分新生儿的脐窝会出现少量的出血，属正常现象，注意继续保持脐部干燥、清洁，使用乙醇消毒即可。

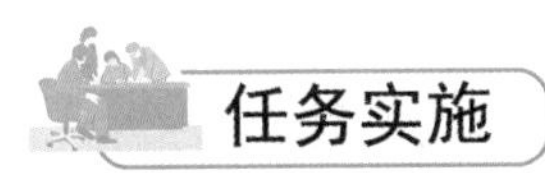

任务实施

一、评估

（1）检查新生儿脐部状况，了解有无红肿、渗血、渗液等异常情况。

（2）评估新生儿家属对脐部护理知识的了解程度。

二、计划

（1）环境准备：环境干净整洁，光线适宜，室内温度24~26 ℃，湿度55%~65%。

（2）操作人员准备：着装整洁，剪短指甲，去除手腕部饰品，清洁并温暖双手，戴口罩。

（3）新生儿准备：新生儿仰卧于床上或操作台上。

（4）用物准备：75%乙醇、无菌棉签、尿布（或纸尿裤）、新生儿上衣（根据需要）等。

新生儿脐部护理

三、实施

见表3-21。

表3-21　新生儿脐部护理操作流程

操作步骤	操作过程	要点说明与注意事项
1. 准备	◆环境准备 ◆操作人员准备 ◆新生儿准备 ◆用物准备 准备充足、合理	• 75%医用乙醇或碘伏一旦打开有效期很短，应及时密闭保存 • 尽量使用单独包装的棉签
2. 解释沟通	◆向产妇及其家属解释脐部护理的目的和方法，使其愿意接受，积极配合 ◆关注家庭成员之间的焦虑点，有针对性地进行沟通	• 语言表达良好，与产妇及其家属沟通有效 • 解释语言通俗易懂
3. 检查脐部	◆一松：打开抱被，解开新生儿衣服，暴露脐部 ◆二看：观察新生儿脐部残端情况，了解有无渗血、渗液、红肿等 ◆三闻：了解有无异味	• 松解新生儿衣物时，动作轻柔；根据室内温度注意保暖 • 检查内容全面 • 若发现异常情况及时就医

续表

操作步骤	操作过程	要点说明与注意事项
4. 消毒 图 3-62　消毒顺序	◆取 4 根医用棉签蘸 75% 乙醇或碘伏放于左手无名指与中指之间夹紧备用 ◆取 1 根消毒棉签消毒左手大拇指及食指指腹 ◆用左手的拇指及食指撑开脐带根部周围皮肤，右手取 1 根消毒棉棒对脐带根部由里向外呈螺旋状消毒脐窝（图 3-62） ◆同上方法消毒脐带残端及脐缘 ◆取 1 根干棉签蘸干残留消毒液体	•棉签蘸消毒液时浸入棉头 2/3 即可 •一根棉签单次消毒后立即丢弃且不往复擦拭 •消毒顺序为由内向外 •保证脐部干燥，一旦被水或尿液浸湿，要立刻蘸干并进行消毒 •操作动作轻柔，并用儿语与宝宝沟通
5. 整理记录	◆消毒后及时整理抱被 ◆物品归位 ◆洗手、记录	•合理放置无菌棉签及乙醇
6. 健康宣教	◆新生儿脐部残端变化特点 ◆新生儿脐部残端脱落时间 ◆新生儿脐部保持干燥的必要性和重要性	•知识点通俗易懂，表达合理、有效

四、评价

（1）熟悉操作流程，操作规范，动作轻柔。
（2）操作过程中注意观察新生儿的反应。
（3）语言表达良好，与产妇及其家属沟通有效。

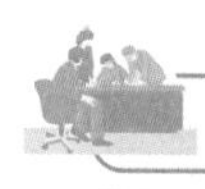

注意事项

（1）脐部护理每日 1 次，保持脐部清洁干燥，随时观察脐带残端有无渗血、渗液及感染征象，如分泌物呈现绿色、脓性、黑色，有臭味，需要立即就医。

（2）脐带脱落后 2~3 天会出现少量淡黄色或淡咖啡色分泌物，仍须加以消毒。

（3）脐部有脓性分泌物、脐轮有炎性表现者，应遵医嘱用药治疗。指导家属定时更换尿布，避免尿布（纸尿裤）上段反折污染脐部。

知识拓展

新生儿脐带暴露法

新生儿出生后采用无菌技术断脐，然后在结扎处远端用无菌剪刀切断脐带，使脐带暴露在空气中或覆盖宽松的衣物。注意不需要消毒脐带残端和脐周，无须涂抹任何药物和包扎脐带残端。

新生儿出生后，脐部会从无菌状态逐渐培养出正常菌落，这是生理现象而非感染征象，脐带自然脱落这一过程也是自然定律。脐带暴露法是让脐部暴露，促使脐带残端干燥结痂，避免包扎敷料摩擦刺激脐部增加甚至出血，暴露脐部的方法也更便于直观地判断脐部情况。

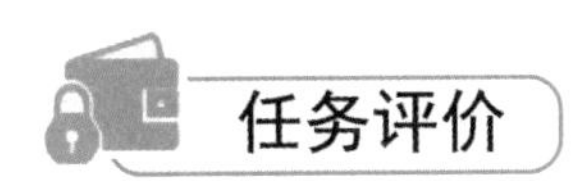

任务评价

见表 3–22。

表 3–22　新生儿脐部护理任务评价表

项目	评价标准
知识掌握	说出脐带残端结扎后的生理变化过程（10 分） 说出新生儿脐带护理的注意事项（15 分） 说出脐带异常情况的处理（15 分） 回答熟练、全面、正确
操作能力	能正确判断新生儿脐带残端情况是否正常（15 分） 能正确掌握脐部消毒的顺序（15 分） 操作要娴熟、正确、到位
人文素养	有爱婴观念（10 分） 对家庭成员的解释工作准确、到位（10 分） 具备有效沟通的能力（10 分）
总分（100 分）	

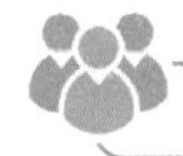

同步测试

同步测试

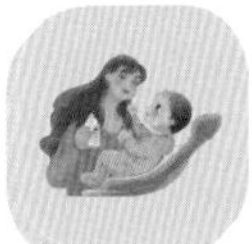

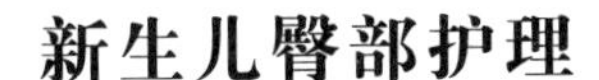

任务九　新生儿臀部护理

任务描述

王某，25 岁，第 1 胎，足月顺产一男婴。新生儿出生后 6 小时左右，宝宝爸爸发现孩子排便了，因为之前对妻子做过承诺，孩子出生后的尿布都是自己来换，要参与到孩子的整个养育过程中。爸爸拿出在生产前准备的纸巾包、湿纸巾、纸尿裤，准备更换，但当打开纸尿裤发现孩子的臀部皮肤沾满了墨绿色、黏稠的粪便，顿时束手无策。只能求助旁边聘请的母婴护理员。

工作任务：

1. 请为该男婴进行臀部护理。
2. 请为该家庭成员进行臀部护理方法的宣教。

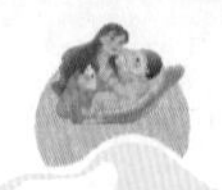

任务分析

新生儿臀部护理

完成该任务需要母婴护理员具备爱婴、护婴的职业素养；需要知悉臀部护理的要点及措施；需要掌握大小便后臀部护理的操作流程与方法。正确的臀部护理可以保护宝宝的臀部皮肤，避免出现红臀等异常情况。

在任务实施过程中，要注意男婴、女婴的生理解剖结构不同，臀部护理的手法有差异。

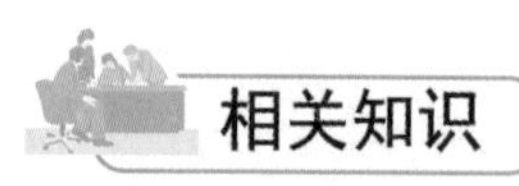

相关知识

新生儿大小便不受控制，次数较多，而臀部皮肤较为娇嫩，易受到尿液和粪便的刺激，若出现腹泻等情况，对臀部皮肤的刺激性更大，日常生活中应做好大小便后臀部的清洁和护理。

一、大便后臀部护理

（1）臀部清洗前准备工作。操作者清洗并温暖双手，准备好臀部清洗专用盆、婴儿棉柔巾、婴儿湿纸巾、温水、纸尿裤、换洗衣物等用物。

（2）女婴清洗臀部的方法。先用湿纸巾轻轻将粪便擦去，用湿毛巾擦洗婴儿大腿根部及臀部所有皮肤，尤其是褶皱处，按照由前向后、由内向外的顺序擦拭，最后再用干纸巾或毛巾将臀部擦干。女婴外阴部应注意由前向后擦洗，可避免肛门周围污物进入阴道或尿道口。夏天可将臀部皮肤暴露片刻，再穿纸尿裤。如有红臀，在臀部皮肤干爽后涂抹护臀膏。

（3）男婴清洗臀部的方法。打开纸尿裤，用相对干净的纸尿裤前面擦拭肛周皮肤的粪便，将纸尿裤折叠后置于新生儿臀部下方。用湿纸巾或干净的湿毛巾擦拭臀部，先擦洗新生儿腹部，再清洁大腿根部和外生殖器官周围皮肤，尤其注意皮肤褶皱处及阴囊下方皮肤，清洗男婴阴茎时，由根部向外侧进行擦拭。再用一手轻抬新生儿双足，使臀部脱离床面后，清洗肛门及臀部后方。

二、小便后臀部护理

每次小便后也要做到纸尿裤的勤更换，将纸尿裤去除后用湿纸巾擦拭臀部皮肤，再用干柔巾拭干水分，保持臀部局部的干爽，再更换新纸尿裤即可。

三、红臀的预防及护理

新生儿红臀，俗称尿布疹，是发生于新生儿臀部的一种常见皮肤病。国内外报道新生儿尿布皮炎发病率为16%~35%。其主要表现为肛周、臀部、会阴部皮肤发红，见散在斑丘疹和疱疹，皮肤糜烂和渗液严重者可蔓延至男婴的阴囊，女婴的大阴唇、大腿内侧、腰骶部。如护理不当，将造成愈合延迟，臀部局部皮肤损害，继发局部和全身感染，乃至败血症。新生儿红臀的出现往往导致孩子哭闹、不适，烦躁不安，给新生儿的照护工作增加了难度。

1. 病因

（1）腹泻：新生儿出现了病理性或生理性腹泻后，大便次数增加，新生儿臀部长时间处于湿、热状态，大便中酸碱物质对皮肤造成刺激，尿液中的尿素被分解后产生了毒素，造成新生儿臀部皮肤的损伤，导致红臀发生。

（2）臀部护理用物选择不当：纸尿裤的质量不达标，透气性差，造成臀部局部湿热，引起皮肤发红、糜烂；部分新生儿家属还将塑料布包裹在尿布表面，也是红臀发生的一个重要诱因。

（3）护理不当：照护者在新生儿大小便后未及时清洁臀部，未更换纸尿裤，或者擦洗臀部时用力过猛，造成新生儿皮肤的损伤；在新生儿洗澡后臀部未完全干爽的情况下使用爽身粉，阻碍了皮肤水分的挥发，严重刺激皮肤，引发红臀的发生。

2. 临床表现

主要表现为肛周、会阴部及腹股沟皮肤潮红、脱屑、糜烂，伴散在红色斑丘疹或脓点及分泌物（图 3-63）。

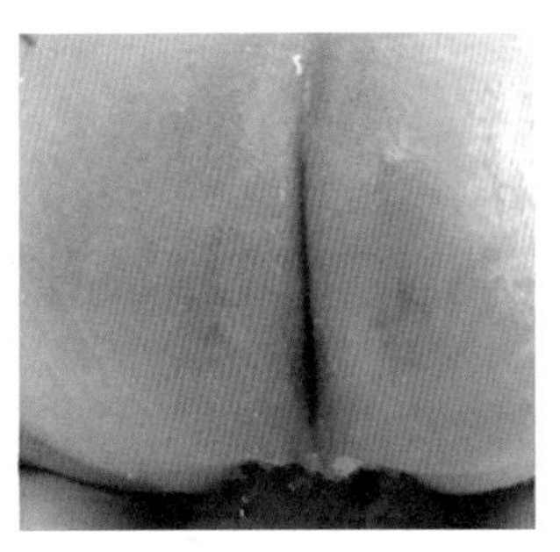
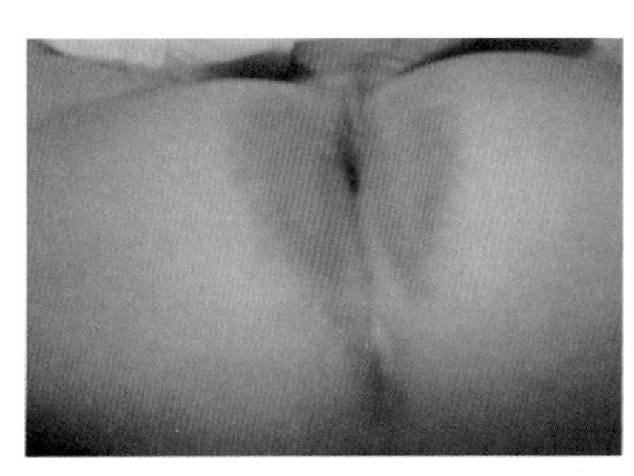

图 3-63　红臀

红臀分为 3 度，Ⅰ度为局限与部分皮肤潮红；Ⅱ度为局部皮肤出现潮红，有皮疹并向周围蔓延；Ⅲ度为局部皮肤出现溃疡，常伴发真菌或细菌感染。

3. 预防

（1）环境：保持室内空气清新，室温 18～22 ℃，湿度 55%～65%。

（2）选用质量达标的臀部用品：选择吸水性、透气性好和尺寸合适的纸尿裤；如果使用非一次性尿布，要选用棉质、柔软、透气性好的棉布，尿布每次要冲洗干净、晒干。使用尿布包裹时松紧适宜。

（3）注意臀部的清洁：每次大小便后要用温水或湿纸巾擦洗臀部，并及时擦干。

（4）护臀膏的选择和涂抹：选用不含香料、不含类固醇、pH 值中性、对皮肤有消炎作用的护臀膏。

（5）增加新生儿臀部裸露时间：室内温度允许的情况下，尤其是夏季，每天适当地让新生儿臀部在空气中暴露一段时间。

4. 护理

（1）密切观察新生儿臀部皮肤变化，大便次数、性状等情况；红臀破溃严重者及时就医。

（2）乳母饮食要清淡，忌油炸、辛辣食品。

（3）每次更换纸尿裤后，及时使用红臀膏等外涂臀部皮肤；纸尿裤要选择干爽型，保持臀部的清洁与干燥。

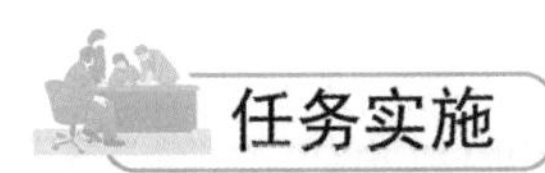

任务实施

一、评估

（1）检查新生儿臀部皮肤有无红疹、糜烂或感染。

（2）评估新生儿家属对新生儿臀部护理的了解程度。

二、计划

（1）环境准备：室温 26～28 ℃。
（2）操作人员准备：着装整洁，剪短指甲，去除手腕部饰品，清洁并温暖双手。
（3）用物准备：纸尿裤、湿纸巾、温水、小毛巾、柔纸巾（干）、隔尿垫。

三、实施

见表 3-23。

表 3-23　新生儿大便后清洗臀部操作流程

操作步骤	操作过程	要点说明与注意事项
1. 准备	◆环境准备 ◆操作人员准备 ◆用物准备 准备充足、合理	•冬季应提前开启空调或暖气保持室温 •操作者应充满爱意，用温和的语言和目光与新生儿交流
2. 擦拭污物 图 3-64　擦拭大便	◆将新生儿放于床面，身下垫隔尿垫 ◆松解抱被、纸尿裤 ◆用纸尿裤前端干净处将粪便擦拭并折叠，垫于新生儿臀下（图 3-64）	•打开男婴纸尿裤时，可能会出现正在排小便的情况，因此，拆开男婴纸尿裤的动作应缓慢，待小便排完后再完全松解开
3. 擦洗 图 3-65　擦洗臀部	◆用湿纸巾擦洗腹部→大腿根部→外阴部→臀部→肛门（图 3-65）	•女婴外阴部的擦洗顺序是由前向后 •男婴外阴部擦洗时应注意阴囊周围皮肤褶皱处
4. 擦干	◆用干纸巾擦干新生儿臀部	•夏季温度允许的情况下，可适当暴露臀部片刻 •若有红臀，应在肛周、臀部皮肤等处涂抹护臀膏

续表

操作步骤	操作过程	要点说明与注意事项
5. 整理记录	◆给新生儿穿戴整齐 ◆物品归位 ◆洗手、记录	• 合理放置用物
6. 健康宣教	◆新生儿臀部护理要点	• 知识点通俗易懂，表达合理、有效

四、评价

（1）熟悉操作流程，操作规范，动作轻柔，无安全问题发生。

（2）操作过程中注意观察新生儿的反应，与新生儿有互动。

（3）语言表达良好，与产妇及其家属沟通有效。

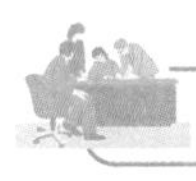

注意事项

（1）日常生活中应保持新生儿臀部的清洁、干燥和卫生。

（2）排便后母婴护理员应及时擦洗并更换纸尿裤，要注意肛门周围的褶皱、腹股沟、阴茎及阴囊相邻处皮肤容易残留尿渍、粪渍的地方，应彻底清洗干净。

（3）严禁在尿布下放塑料布，这样容易造成臀部局部透气性差，产生红臀。

知识拓展

母乳在新生儿臀部护理中的临床应用

新生儿发生尿布疹后一般采取保持臀部清洁、干燥，及时更换纸尿裤和局部涂抹药物等措施。近年来，研究者尝试将母乳用于新生儿红臀的治疗中，发现效果良好。

研究者尝试在喂奶前挤出适量母乳，涂抹于新生儿臀部；为新生儿更换尿布时，按照常规清洗的方法护理臀部，用无菌棉签蘸取适量母乳涂于患处，将臀部暴露在空气中，待母乳液干燥后再穿戴纸尿裤，每日 3 次。经过一段时间观察，发现效果比较显著，红臀情况好转。

临床研究显示，母乳呈弱碱性，新生儿臀部皮肤为弱酸性，将母乳涂抹于新生儿臀部可中和臀部皮肤 pH 值，可抑制致病菌的生长繁殖，促进红臀时受损皮肤的愈合。且母乳乳汁中含有丰富蛋白，可营养皮肤，在皮肤表面形成一层保护膜，促进表皮细胞的代谢、修复，对于治疗新生儿红臀有一定的帮助。

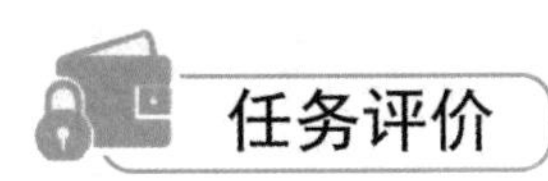

任务评价

见表 3-24。

表 3-24　新生儿臀部护理任务评价表

项目	评价标准
知识掌握	说出新生儿臀部护理的操作步骤（10 分） 说出新生儿红臀发生的原因及表现（15 分） 说出新生儿红臀的护理措施（15 分） 回答熟练、全面、正确
操作能力	能正确实施新生儿大小便后臀部的擦洗和护理（25 分） 能正确掌握男婴、女婴的擦洗顺序（5 分） 动作要娴熟、准确、到位
人文素养	有爱婴观念（10 分） 对家庭成员的解释工作准确、到位（10 分） 具备有效沟通的能力（10 分）
总分（100 分）	

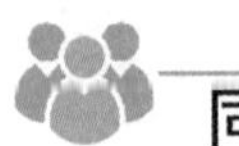

同步测试

同步测试

项目三　专业照护

【项目介绍】

新生儿各个系统及器官的生理功能尚未发育成熟，免疫功能低下，对外界适应能力差，是婴幼儿阶段发病率和死亡率最高的时期。因此，母婴护理员应加强新生儿期的专业照护，主要包括新生儿呛奶、新生儿湿疹、新生儿发热、预防接种和新生儿黄疸的专业护理。

【知识目标】

了解新生儿常见异常情况的基本知识；
熟悉新生儿常见异常情况的专业照护知识；
掌握新生儿专业护理的内容及方法。

【技能目标】

能判断新生儿常见异常情况；
能正确规范实施新生儿专业照护的各项技术操作。

【素质目标】

具有高度的责任心、爱心；
具有良好的沟通协调能力；
具有爱婴、护婴的服务意识。

任务一

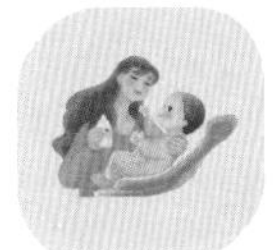

新生儿呛奶预防及处理

任务描述

亮亮，出生 10 天，出生体重 3 500 g，身长 49 cm，经检查新生儿健康情况良好。出生后进行母乳喂养，母亲乳汁量充足。今日喂奶时，宝宝突然出现呛咳，面色发青，呼吸不畅。母婴护理员判断该新生儿发生了呛奶，并立刻进行急救。

工作任务：

1. 请为该新生儿进行呛奶急救。
2. 请为该家庭成员进行预防新生儿呛奶和现场急救的健康宣教。

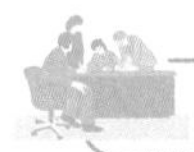

任务分析

新生儿呛奶护理

完成该任务需要母婴护理员具备爱婴、护婴的职业素养，具备一定的沟通能力；需要知悉新生儿呛奶的发生原因、危害和呛奶救护的操作要点；需要完成新生儿呛奶程度的评估、呛奶后处理等操作流程。母婴护理员应警惕新生儿呛奶的发生，学会呛奶后的护理，以便于及时发现新生儿呛奶，并进行急救处理，避免引发窒息。

在任务实施过程中，要注意新生儿的保暖，动作熟练。与家属沟通时要用通俗易懂的语言，使其尽快掌握观察新生儿呛奶特点和家庭预防技巧。

相关知识

新生儿因生理结构特点易发生吐奶（图 3-66）。奶液由食管逆流到咽喉部时，在吸气的瞬间误入气管，即呛奶。新生儿的神经系统发育不完善，吞咽不协调，吐奶时不能把呛入呼吸道的奶咳出，即可引发呛奶。

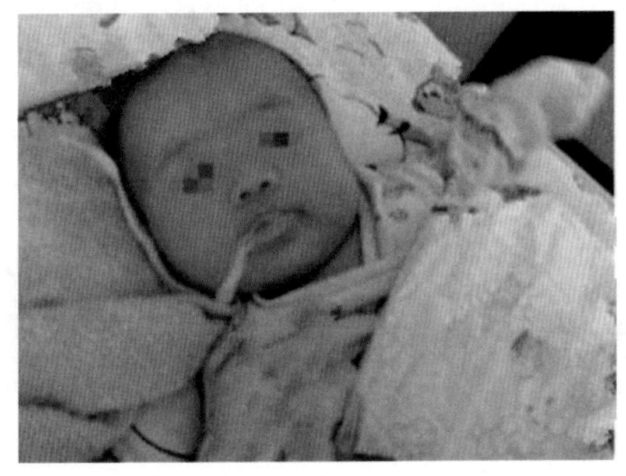

图 3-66　吐奶

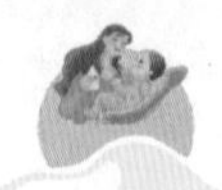

一、呛奶的分类

新生儿呛奶可分为轻微呛奶和严重呛奶。

（1）轻微呛奶。轻微的溢奶、吐奶，新生儿自己会调适呼吸及吞咽动作，一般不会吸入气管，只要密切观察新生儿的呼吸状况及肤色即可。

（2）严重呛奶。由于婴儿神经系统发育欠完善，一些神经反射还不健全，不能把呛入呼吸道的奶咳出，便可导致气道机械性阻塞，从而发生严重呼吸困难、缺氧乃至窒息，即称为“呛奶窒息”。同时婴儿的大脑细胞对氧气十分敏感，若停止供氧 5 分钟即可死亡，所以，呛奶很可能会导致婴儿猝死的悲剧。

二、呛奶的急救方法

如果新生儿吐奶后出现憋气、不呼吸或脸色变暗，吐出物可能已进入气管，应立即拨打 120 急救电话，并在等待急救人员到来时对新生儿实施家庭急救。

（1）就地出招。因为严重窒息，完全不能呼吸，必须争分夺秒地实施抢救。

（2）清除口咽异物。如有自动吸乳器，立即打开，用其软管插入新生儿咽部，将溢出的奶汁、呕吐物吸出；如没有抽吸装置，可用手指缠纱布伸入新生儿口腔，直至咽部，将溢出的奶汁吸除，避免新生儿吸气时再次将吐出的奶汁吸入气管。

（3）体位引流。如果新生儿饱腹呕吐发生窒息，应将平躺新生儿脸侧向一边或侧卧，以免吐的奶流入咽喉及气管；如果新生儿吃奶之初咽奶过急发生呛奶窒息（胃内空虚），应将其俯卧在抢救者腿上，上身前倾 45°~60°，使气管内的奶液倒空引流出来。

（4）刺激哭叫咳嗽。用力拍打孩子背部或揪掐刺激足底板，让其感到疼痛而哭叫或咳嗽，有利于将气管内奶咳出。

（5）辅助呼气。抢救者用双手拢在患儿上腹部，冲击性向上挤压，使其腹压增高，借助膈肌抬高和胸廓缩小的冲击力使气道呛奶部分喷出；待手放松时，患儿可回吸部分氧气，反复进行使窒息缓解。

三、预防呛奶的措施

（1）喂奶时机适当。不在婴儿哭泣时喂奶；一次喂奶量不要过大，以防吐奶发生意外。

（2）控制喂奶速度。妈妈泌乳过快或乳汁量多时，用食指、中指轻压乳晕，减缓乳汁的流速。人工喂乳的奶嘴孔不可太大。

（3）喂奶姿势正确。母乳喂养新生儿应斜躺在妈妈怀里（上半身成 30°~45°），不要躺在床上喂奶。人工喂养新生儿吃奶时更不能平躺，应取斜坡位，奶瓶底高于奶嘴，使奶嘴中充满奶液，防止吸入空气。

（4）排出胃内气体。喂完奶后，将新生儿直立抱起，轻轻趴在母婴护理员肩头，由下向上轻拍新生儿的背部，帮助其排出胃内气体，使新生儿打一个饱嗝，可有效预防新生儿吐奶。

对常吐奶的新生儿，母婴护理员应加强观察，夜间应定期观察新生儿是否发生吐奶，呼吸与睡姿如何等，以防发生窒息。

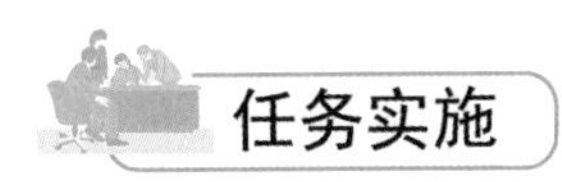

任务实施

一、评估

(1) 检查新生儿呛奶状况，了解发绀、窒息等异常情况。

(2) 评估新生儿家属对新生儿呛奶的急救及预防知识的了解程度。

二、计划

(1) 环境准备：环境干净整洁，光线适宜，安全。

(2) 操作人员准备：着装整洁，剪短指甲，去除手腕部饰品，清洁双手。

(3) 新生儿准备：取侧卧位或俯卧位。

(4) 用物准备：纱布、毛巾、新生儿上衣（根据需要）、纸巾、消毒剂等。

三、实施

见表 3-25。

表 3-25 新生儿呛奶急救操作流程

操作步骤	操作过程	要点说明与注意事项
1. 准备	◆环境准备 ◆操作人员准备 ◆新生儿准备 ◆用物准备 准备充足、合理	• 纱布或小毛巾
2. 解释沟通	◆向家属解释呛奶的表现、危害和急救方法，使其能接受并积极配合 ◆关注家庭成员之间的焦虑点，有针对性地进行沟通	• 语言表达良好，与家属沟通有效 • 解释语言通俗易懂
3. 检查呛奶情况	◆观测新生儿面色、呼吸频率变化 ◆评估新生儿呛奶的严重程度，采取不同方法急救	• 根据室内温度注意保暖 • 检查内容全面 • 若发现异常情况及时就医
4. 急救 图 3-67 清理奶汁	◆立即使新生儿取侧卧位或头偏向一侧 ◆取纱布缠于手指上，伸入口腔吸除奶汁；或采取自动吸乳器，用其软管，插入新生儿咽部，将溢出的奶汁、呕吐物吸出（图 3-67）	• 抢救必须争分夺秒 • 根据新生儿的呛奶程度选择相应的急救方法 • 抢救时注意观察新生儿情况，如有异常及时送医就诊

续表

操作步骤	操作过程	要点说明与注意事项
图 3-68　拍背 图 3-69　腹部冲击	◆用力拍打孩子背部或揪掐刺激足底板，让其感到疼痛而哭叫或咳嗽，有利于将气管内奶咳出，缓解呼吸（图 3-68） ◆抢救者用双手拢在患儿上腹部，冲击性向上挤压，使其腹压增高，借助膈肌抬高和胸廓缩小的冲击力使气道呛奶部分喷出；待手放松时，患儿可回吸部分氧气，反复进行使窒息缓解（图 3-69） ◆120 医护人员赶到后，应即刻送医	•抢救必须争分夺秒 •根据新生儿的呛奶程度选择相应的急救方法 •抢救时注意观察新生儿情况，如有异常及时送医就诊
5. 整理记录	◆及时整理被污染异物、抱被等 ◆洗手、记录	•清理污染物品，清洗双手
6. 健康宣教	◆新生儿呛奶严重程度的评估 ◆新生儿呛奶的家庭急救方法 ◆新生儿呛奶的预防	•知识点通俗易懂，表达合理、有效

四、评价

（1）熟悉操作流程，操作规范。
（2）操作过程中注意观察新生儿的面色和呼吸情况。
（3）语言表达良好，与家属沟通有效。

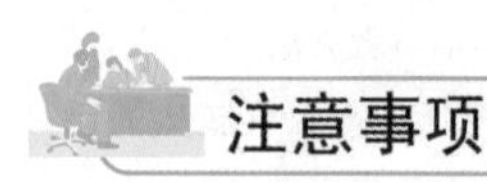

注意事项

（1）哺喂新生儿时注意哺喂姿势正确，喂奶速度不宜过快，以免造成呛奶。
（2）发生呛奶后，应立即就地抢救，严重者拨打 120 急救电话。
（3）发生呛奶时应首先清除口腔奶汁、呕吐物，防止再次误吸。

（4）如果呛奶后新生儿呼吸很顺畅，最好还是想办法让其再用力哭一下，以观察哭时的吸氧及吐气动作，看有无任何异常，如声音变调微弱、吸气困难、严重凹胸等症状应立即送医就诊；如果新生儿哭声洪亮、中气十足、脸色红润，则表示无大碍。

知识拓展

新生儿呛奶的原因

研究发现，婴儿呛奶与维生素A的缺乏密切相关，而补充维生素A后可见良好效果。研究者认为维生素A对维持皮肤黏膜上皮细胞组织的正常结构和健康具有重要作用。

当婴儿缺乏维生素A时，由于位于喉头上前部的会咽上皮细胞萎缩角化，导致吞咽时因会厌不能充分闭合盖住气管，而发生呛奶。婴儿可进食些胡萝卜汁、蔬菜汤或适当补充些鱼肝油及维生素A胶丸等，都能很快地改善呛奶症状。

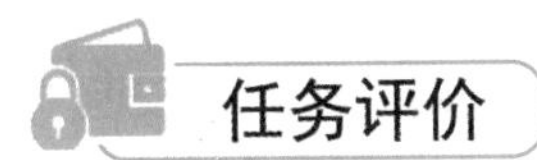

任务评价

见表3-26。

表3-26　新生儿呛奶护理任务评价表

项目	评价标准
知识掌握	说出新生儿呛奶的分类（10分） 说出新生儿呛奶护理的注意事项（15分） 说出新生儿呛奶的预防（15分） 回答熟练、全面、正确
操作能力	能正确判断新生儿呛奶的严重程度（15分） 能正确掌握新生儿呛奶的急救方法（15分） 操作要娴熟、正确、到位
人文素养	有爱婴观念（10分） 对家庭成员的解释工作准确、到位（10分） 具备有效沟通的能力（10分）
总分（100分）	

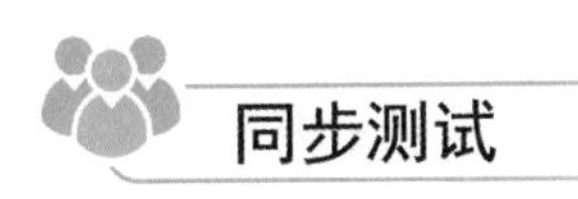

同步测试

同步测试

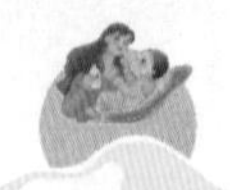

任务二

新生儿湿疹护理

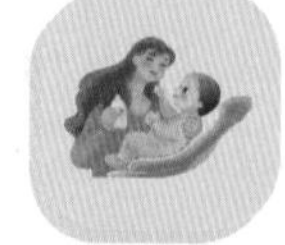

任务描述

毛毛，出生12天。该婴出生体重3 050 g，母乳喂养，近几日出现哭闹，没发现原因。今日母婴护理员给宝宝洗脸时发现脸部有红斑，仔细观察红斑上有密集的针尖大小的丘疹，检查身体发现也有成片皮疹，甚至局部出现渗液。家长很是着急，不知该如何处理。

工作任务：

1. 请为该女婴进行湿疹的护理。
2. 请为该家庭成员进行新生儿湿疹的健康宣教。

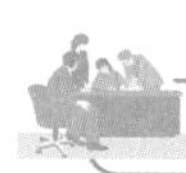

任务分析

新生儿湿疹护理

完成该任务需要母婴护理员具备爱婴、护婴的职业素养，具备一定的沟通能力；需要知悉新生儿湿疹发生的原因和护理的操作要点；能熟练完成新生儿湿疹护理操作。母婴护理员应及时发现新生儿湿疹的发生，学会湿疹的护理。

在任务实施过程中，要注意新生儿的保暖，动作熟练。与家属沟通时要用通俗易懂的语言，使其尽快掌握新生儿湿疹的辨别和家庭护理技巧。

相关知识

新生儿湿疹也称为“奶癣”，是一种比较常见的新生儿过敏性皮肤疾病，与新生儿皮肤屏障功能差、接触过敏原、皮肤过于干燥等因素有关。湿疹发病无明显季节性，但冬季常易复发，可泛发或局限，由于病变在表皮，愈后一般不留瘢痕。

一、原因和诱因

引发新生儿湿疹的原因较为复杂，如有以下情况均有可能引发湿疹。

（1）有家族过敏史的新生儿。

（2）先天性过敏性体质的新生儿，如母乳喂养，母亲食用过含过敏原的食物。

（3）长时间处于潮湿环境中。

（4）新生儿接触某些具有刺激性的物品，如毛织品、肥皂、润肤油膏及有色衣服等。

（5）喂养不当，如喂食过多、消化不良和便秘等。

二、分类

（1）渗出型湿疹。多发生于体格较胖的新生儿，表现为皮肤红斑，边缘模糊，红斑上密集针尖大小的丘疹、丘疱疹、疱疹和渗液。渗液干燥后则形成黄色厚薄不一的痂皮，常因剧痒、搔抓、摩擦而致部分痂皮剥脱，显露有大量渗液的鲜红糜烂面，以脸颊多见，重者可累及整个面部及头皮。如有继发感染，可出现脓疱、局部淋巴结肿大、发热等症状。

（2）干燥型湿疹。常见于体格瘦弱的新生儿，表现为淡红色或暗红色斑片、密集小丘疹，无水疱，皮肤干燥无明显渗出，表面附有灰白色糠麸状皮屑，常累及面部、躯干和四肢，反复发作时亦可见轻度皮肤增厚、皲裂、抓痕或结血痂。

三、临床表现

患儿皮肤红斑表现为淡红色或暗红色斑片、密集小丘疹，边缘模糊。红斑上可见密集针尖大小突起的皮疹、顶部有水疱的丘疱疹、水疱和渗液（图 3-70）。皮肤损伤是以丘疱疹为主的多形性损害，反复发作，急、慢性期重叠交替，伴剧烈瘙痒，让患儿觉得不适，有些患儿还会搔抓，造成继发感染。

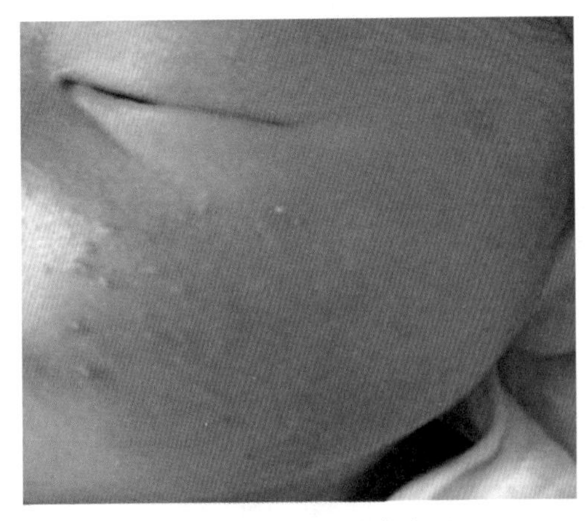

图 3-70　湿疹的临床表现

新生儿湿疹有自愈可能，但是在湿疹发作期间应积极就诊治疗。另外新生儿湿疹出现皮肤损伤容易继发细菌感染，导致新生儿湿疹复发。

四、护理

对患有湿疹的新生儿，主要是加强生活护理，以免加重病情。

（1）注意皮肤的清洁，避免汗液、口水和食物汁液刺激皮肤，但也不要过度清洁。给新生儿洗脸、洗澡时，选择温水；避免使用沐浴露等碱性清洁用品；洗澡时间控制在 10 分钟以内，以免加重湿疹。

（2）加强皮肤保湿，根据季节和气候干燥程度给患儿选择合适的润肤品，避免皮肤干燥，每天可以多次涂抹。

（3）患儿衣服要选择纯棉材质，宽松、柔软、透气，避免刺激皮肤；不要穿过多的衣服，以免患儿过热出汗加重瘙痒。

（4）及时修剪患儿指甲，避免患儿抓伤自己。

（5）母乳喂养的新生儿，乳母应注意饮食，避免进食辛辣、鱼、虾等食物。

（6）如患儿对尘螨或者其他吸入性过敏原过敏，要注意房间通风，保持室内温、湿度适宜。

（7）家长发现新生儿经常手抓皮肤，皮肤发红、干裂，皮肤剥落时应及时就医，并遵医嘱用药。

五、预防

新生儿湿疹的预防应该多关注日常生活，严格管理摄入的食物、明确过敏原、增强自身免疫

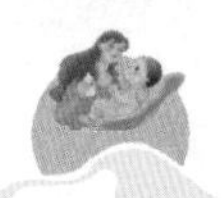
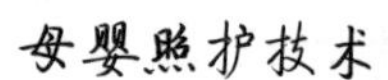

力及注意保持生活环境的卫生清洁，以降低新生儿湿疹的发病率和复发率。

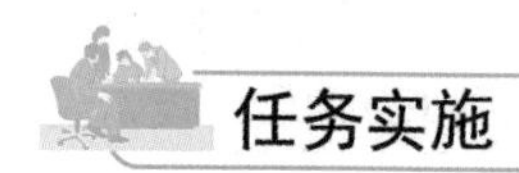

任务实施

一、评估

（1）检查新生儿皮疹状况，了解引发湿疹的原因情况。
（2）评估新生儿家属对新生儿湿疹护理及预防知识的了解程度。

二、计划

（1）环境准备：环境干净整洁，光线适宜，安全。
（2）操作人员准备：着装整洁，剪短指甲，去除手腕部饰品，清洁双手。
（3）新生儿准备：暴露发病部位。
（4）用物准备：无菌棉签、毛巾、新生儿上衣（根据需要）、纸巾、消毒剂等。

三、实施

见表 3-27。

表 3-27　新生儿湿疹操作流程

操作步骤	操作过程	要点说明与注意事项
1. 准备	◆环境准备：室内温、湿度适宜 ◆操作人员准备 ◆新生儿准备 ◆用物准备 准备充足、合理	• 纱布或小毛巾 • 温度适宜的温水
2. 解释沟通	◆向家属解释湿疹的发病原因和护理方法，使其能接受并积极配合 ◆关注家庭成员之间的焦虑点，有针对性地进行沟通	• 语言表达良好，与家属沟通有效 • 解释语言通俗易懂
3. 检查湿疹情况	◆观测新生儿皮肤损伤情况 ◆评估新生儿湿疹的严重程度	• 根据室内温度注意保暖 • 检查内容全面 • 若发现异常情况及时就医
4. 护理 图 3-71　清洁	◆松解新生儿衣服，暴露皮肤 ◆取温水，用纱布蘸水轻轻擦拭病变部位，迅速洗脸或洗澡，清洁皮肤（图 3-71）	• 洗脸或洗澡不用清洁剂 • 清洁后，及时擦干

续表

操作步骤	操作过程	要点说明与注意事项
图 3-72　涂润肤品	◆清洗后及时擦干 ◆选择合适的润肤品涂抹，防止皮肤干燥（图 3-72） ◆严重患儿依据医生建议，合理用药	• 清洗时注意观察新生儿湿疹情况，如加重及时送医就诊 • 操作动作轻柔，与新生儿有眼神及语言的交流
5. 整理记录	◆及时整理换洗衣物、一次性用品等 ◆其余用品归位 ◆洗手、记录	• 清理污染物品，清洗双手
6. 健康宣教	◆新生儿湿疹严重程度的评估 ◆新生儿湿疹的家庭护理方法 ◆新生儿湿疹的预防	• 知识点通俗易懂，表达合理、有效

四、评价

（1）熟悉操作流程，操作规范。

（2）操作过程中注意观察新生儿的皮肤损伤情况。

（3）语言表达良好，与家属沟通有效。

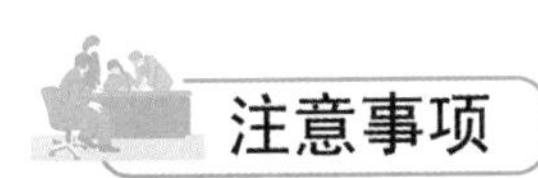

注意事项

（1）新生儿发生湿疹时，应注意查找原因。

（2）每日开窗通风，保持室内卫生清洁，减少过敏原的存在。维持室内温、湿度适宜，避免室内过于干燥或潮湿。

（3）家庭成员有过敏史的，或先天性过敏性体质的新生儿，母乳喂养时妈妈应注意避免食用辛辣刺激性及鱼虾等易引发过敏的食物。

（4）新生儿衣物选择纯棉材质，洗涤时冲洗干净，避免洗涤剂残留刺激皮肤。

知识拓展

新生儿湿疹的鉴别诊断

1. 接触性皮炎

在患儿接触部位突然出现的界线清楚的急性皮炎，且皮疹形态多单一，去除发病因素后皮疹能较快消退，根据病史、发病部位及皮疹特征能较容易与婴儿湿疹进行鉴别。

2. 婴儿脂溢性皮炎

常见于出生后不久的婴儿。患儿头皮局部或全部覆有灰黄色或棕黄色油腻鳞屑，有时亦累及眉区、鼻唇沟、耳后等处，痒感轻。根据皮疹表现较容易与婴儿湿疹鉴别。

3. 痱子

痱子在炎热环境中发病，好发于皱襞部位，如腋下、肘窝。皮疹常表现为密集分布的

知识拓展

丘疹或非炎症性水疱，出汗后明显增多，自觉症状不明显，天气转凉后好转。根据发病特点较容易鉴别。

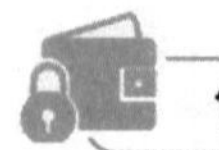

任务评价

见表3-28。

表3-28　新生儿湿疹护理任务评价表

项目	评价标准
知识掌握	说出新生儿湿疹的发病原因和诱因（10分） 说出新生儿湿疹的护理方法（20分） 说出新生儿湿疹的预防（10分） 回答熟练、全面、正确
操作能力	能正确判断新生儿湿疹皮肤损伤程度（15分） 能正确掌握新生儿湿疹的护理方法（15分） 动作要娴熟、正确、到位
人文素养	有爱婴观念（10分） 对家庭成员的解释工作准确、到位（10分） 具备有效沟通的能力（10分）
总分（100分）	

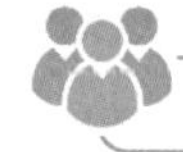

同步测试

同步测试

任务三　新生儿发热护理

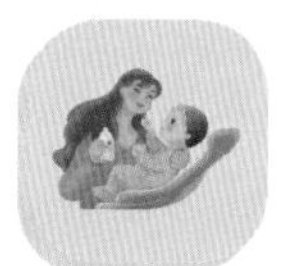

任务描述

豆豆，出生15天。该婴出生体重3 050 g。今日突发体温升高，母婴护理员为宝宝测量腋窝体温，37.8 ℃。家人很是着急，爸爸准备给宝宝喂退热药。母婴护理员认为目前不宜服用退热药，建议调节空调维持室温在22°，给宝贝松解衣被，并准备进行温水擦浴。

工作任务：

1. 请为该新生儿进行发热护理。
2. 请为该家庭成员进行新生儿发热护理的健康宣教。

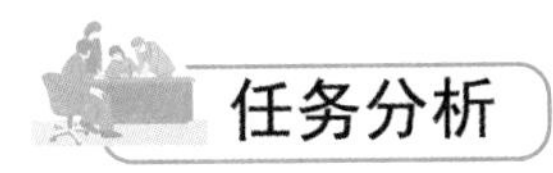

任务分析

新生儿发热护理

完成该任务需要母婴护理员具备爱婴、护婴的职业素养，具备一定的沟通能力；需要知悉新生儿发热的原因和发热护理的操作要点；需要完成新生儿发热程度评估、发热的护理等操作流程。母婴护理员应警惕新生儿发热，学会发热的护理。

在任务实施过程中，要注意新生儿的保暖，动作熟练。与家属沟通时要用通俗易懂的语言，使其尽快掌握观察新生儿发热特点和家庭护理技巧。

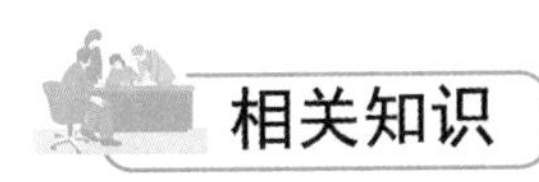

相关知识

体温升高是新生儿时期常见的一种症状。正常新生儿的肛温为 36.2~37.8 ℃，腋下温度较肛温稍低为 36~37.2 ℃。当新生儿腋温超过 37.2 ℃或肛温超过 37.8 ℃时称发热。

一、发热的程度

以腋温为例，发热程度可划分为：低热，37.3~38.0 ℃；中度热，38.1~39.0 ℃；高热，39.1~41.0 ℃；超高热，41.0 ℃以上。新生儿对高热耐受性差。当体温超过 40 ℃时间较长时，可产生抽搐甚至永久性脑损伤。

二、发热的过程

发热的过程一般分为三期。

（1）体温上升期。其特点为产热大于散热。其主要表现有疲乏无力、皮肤苍白、无汗、畏寒，甚至寒战。

（2）高热持续期。其特点是产热和散热在较高的水平上趋于平衡。患儿表现为颜面潮红、皮肤灼热、口唇干燥、呼吸和脉搏加快、尿量减少、头痛、头晕、软弱无力、全身不适。

（3）退热期。其特点为散热大于产热，体温恢复至正常水平。

三、常用的降温措施

可选用物理降温或药物降温方法。

（1）物理降温。发热超过 39.0 ℃时，可用局部冷疗，如冷毛巾、冰袋、化学制冷袋冷敷头部；体温超过 39.5 ℃时，可用全身冷疗，如乙醇拭浴、温水拭浴，防止患儿发生高热惊厥。

（2）药物降温。遵医嘱进行药物降温，在医生指导下合理使用布洛芬、尼美舒利等降温药。

降温过程中，须密切观察患儿的反应，用物理降温或药物降温 30 分钟后测量体温。

四、发热的原因

导致新生儿发热的原因较为复杂，主要原因是各种病原体如病毒、细菌、支原体、立克次体、螺旋体、真菌、寄生虫等感染。另外新生儿由于体温调节中枢发育不成熟，体温易受到外界环境及其他因素的影响，环境温度过高、大量失血或失水、免疫制剂反应或者药物过敏等非感染性原因也可导致新生儿发热。

五、发热的日常护理

新生儿发热时需要加强患儿的日常护理，监测体温变化。如有反应低下、吃奶减少、哭声低弱、面色发灰等异常情况，应及时就医。

（1）环境与休息。新生儿居住室温以 22～24 ℃为宜，每日开窗通风，保持室内空气清新，温湿度适宜，创造安静、舒适的睡眠环境。

（2）饮食护理。发热期间新生儿应继续按之前喂养方式进行喂养，应注意少量多餐，避免喂奶过量。

（3）密切观察病情变化。定时测体温，关注患儿的体温，一般每日 4 次，高热者每 4 小时测量一次体温，待体温恢复正常 3 天后改为每日 1～2 次。间隔时间也可根据新生儿情况自行选择或者按医生建议进行。

（4）科学降温，遵医嘱用药。发热温度不高时，最好使用松解衣被和物理降温的方式进行降温，用温水多给新生儿擦身子，特别是腋下、颈部、肘窝及腹股沟的位置，还可以用稍凉的毛巾给新生儿擦额头和脸部。如病情需要，可根据医生建议合理使用退热药。

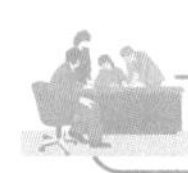

任务实施

一、评估

（1）检查新生儿体温状况，了解有无腹泻、呕吐等异常情况。

（2）评估新生儿家属对新生儿发热护理知识的了解程度。

二、计划

（1）环境准备：环境干净整洁，光线适宜，安全。

（2）操作人员准备：着装整洁，剪短指甲，去除手腕部饰品，清洁双手。

（3）新生儿准备：暴露皮肤。

（4）用物准备：温水、纱布、毛巾、纸巾、消毒剂等。

三、实施

见表 3-29。

表 3-29　新生儿发热护理操作流程

操作步骤	操作过程	要点说明与注意事项
1. 准备 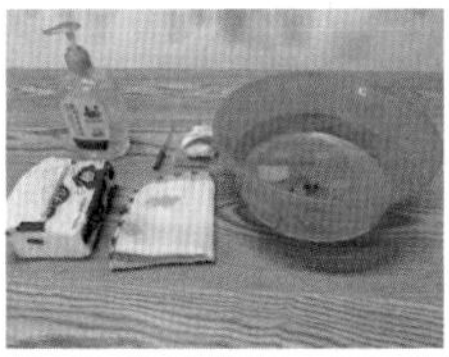 图 3-73　用物准备	◆环境准备 ◆操作人员准备 ◆新生儿准备 ◆用物准备（图 3-73） 准备充足、合理	•纱布或小毛巾应选择柔软质地的
2. 解释沟通	◆向家属解释新生儿发热的原因、体温测量和护理方法，使其能接受并积极配合 ◆关注家庭成员之间的焦虑点，有针对性地进行沟通	•语言表达良好，与家属沟通有效 •解释语言通俗易懂
3. 检查新生儿发热情况 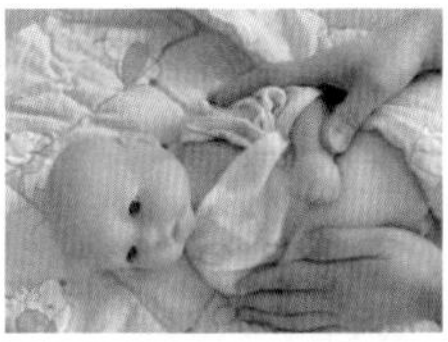 图 3-74　测体温	◆观测新生儿体温、面色、呼吸变化 ◆评估新生儿发热程度，测量体温，采取正确的方法护理（图 3-74）	•根据室内温度注意保暖 •检查内容全面 •若发现异常情况及时就医
4. 降温 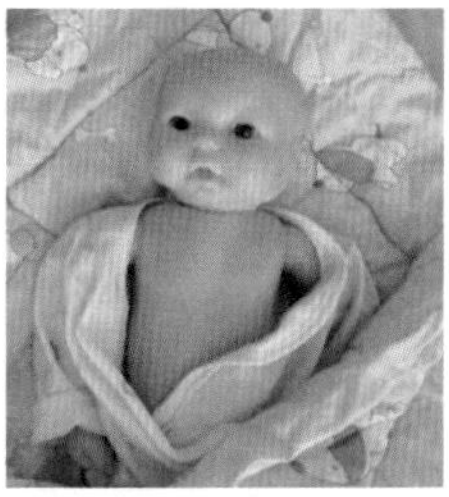 图 3-75　松解衣被 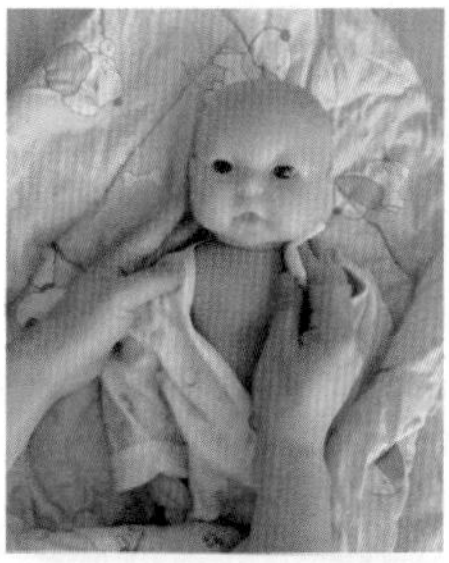 图 3-76　温水擦拭	◆如新生儿体温低于 38.5 ℃，可以先松解抱被，解开衣服进行散热（图 3-75） ◆进行物理降温：取温水毛巾轻轻擦拭新生儿腋窝、腹股沟、肘窝等部位，一般 5～10 分钟（图 3-76） ◆半小时后复测体温，监测体温变化 ◆如新生儿体温高于 38.5℃，或有抽搐等明显异常表现，应立即送医，在医生的指导下进行护理和治疗	•根据新生儿发热程度选择降温方式 •物理降温时，注意保护患儿腹部，避免受凉 •新生儿物理降温应避免使用乙醇 •新生儿发热如有需要应在医生指导下使用退热药

续表

操作步骤	操作过程	要点说明与注意事项
5. 整理记录	◆及时整理新生儿衣物、抱被等 ◆物品归位 ◆洗手、记录	•清理物品，清洗双手
6. 健康宣教	◆新生儿体温的测量方法 ◆新生儿发热的家庭护理要点	•知识点通俗易懂，表达合理、有效

四、评价

（1）熟悉操作流程，操作规范。

（2）操作过程中注意观察新生儿的面色和呼吸情况。

（3）语言表达良好，与家属沟通有效。

注意事项

（1）新生儿体温调节中枢功能不完善，体温的自我调节能力较差，受外界环境影响较大，因此新生儿居室应维持室温 22~24 ℃，湿度 55%~65%。

（2）新生儿体温升高不一定是感染所致，环境过热、失水等均有可能影响新生儿体温变化。

（3）新生儿发热时，先松解衣被进行散热，必要时在医生指导下使用退热药。

（4）发热多是发生感染的表现，新生儿发热时要注意观察患儿有无其他异常表现，以便及时送医院治疗。

知识拓展

新生儿体温测量法

新生儿体温测量方法有如下 3 种。

1. 测腋温

最为常用，将消毒的体温表水银端放在新生儿儿腋窝中，协助将其上臂紧压腋窝保持 5~10 分钟即可。其特点是安全、方便，主要用于新生儿和其他无法测量口温者。

2. 测肛温

将新生儿取仰卧位，一手握住新生儿足踝，提起双腿，露出肛门。另一手将涂润滑油的肛表水银头轻轻插入肛门内 1.25 cm，握住肛表用掌根和手指将双臀轻轻捏拢，固定。测温 3 分钟，取出体温计，用消毒液纱布擦拭干净，并读数。其特点是测温时间短、准确。

3. 耳内测温法

较少用，用测温仪伸入耳内测定温度。其特点是准确、快速且不造成交叉感染。

一般肛门测温法与耳内测温法所测的正常体温较腋下测温法高 0.5 ℃左右。

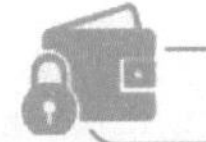

任务评价

见表 3-30。

表 3-30 新生儿发热护理任务评价表

项目	评价标准
知识掌握	说出新生儿发热的程度（10 分） 说出新生儿发热的护理方法（20 分） 说出新生儿发热护理的注意事项（10 分） 回答熟练、全面、正确
操作能力	能正确判断新生儿发热的严重程度（10 分） 能正确掌握新生儿发热的护理方法（20 分） 操作要娴熟、正确、到位
人文素养	有爱婴观念（10 分） 对家庭成员的解释工作准确、到位（10 分） 具备有效沟通的能力（10 分）
总分（100 分）	

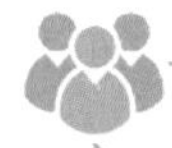

同步测试

同步测试

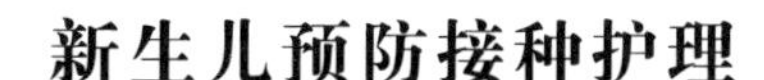

任务四 新生儿预防接种护理

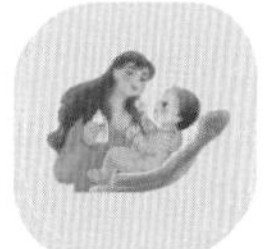

任务描述

明明，出生 12 小时，出生体重 3 200 g，身长 51 cm。护士通知要给新生儿进行预防接种，奶奶认为孩子太小，不能接种疫苗。母婴护理员耐心地对奶奶进行指导，并积极配合护士，协助完成该新生儿的预防接种。

工作任务：

1. 请协助护士对该新生儿完成预防接种。
2. 请为该家庭成员进行新生儿预防接种的健康宣教。

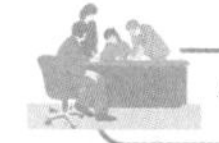

任务分析

新生儿预防接种护理

完成该任务需要母婴护理员具备爱婴、护婴的职业素养，具备一定的沟通能力；需要知悉新生儿预防接种的内容，接种后护理的操作要点；需要完成新生儿进行预防接种和接种后护理等操作流程。母婴护理员应警惕新生儿预防接种反应，学会接种后护理，以便于及时发现新生儿接种后出现的反应及相应处理。

在任务实施过程中，要注意新生儿的保暖，动作熟练。与家属沟通时要用通俗易懂的语言，使其尽快掌握观察新生儿进行预防接种后的家庭护理技巧。

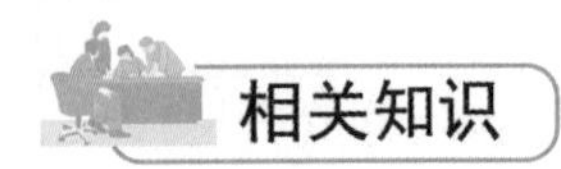
相关知识

预防接种是新生儿保健的重要内容，每一位健康新生儿出生后必须接种，通过接种疫苗使宝宝获得对疫苗所针对传染病的免疫力。

一、接种疫苗

新生儿期需要完成卡介苗和乙型肝炎疫苗第一针的接种。

1. 卡介苗

是每一个正常的新生儿必须接种的疫苗，接种卡介苗可预防结核病。当开放性肺结核的患者咳嗽或打喷嚏时，结核杆菌将随飞沫溅出散布到空气中，新生儿的免疫功能较弱，接触结核菌后易引发感染，从而发生急性结核病。

（1）接种时间及方法。一般出生后无禁忌证的新生儿，在生后 24 小时内，在新生儿的左上臂三角肌中部进行皮内注射接种卡介苗。

（2）接种后一般反应：皮内接种卡介苗后 2~3 天内，在接种部位的皮肤略有红肿，为非特异性反应，会很快消失。约 2 周局部会出现红肿的丘疹样硬块，有时软化为白色小脓包，之后自行溃破形成浅表溃疡，一般不超过 0.5 cm，有少量脓液，逐渐结痂，痂皮脱落后留有轻微瘢痕。前后历时 2~3 个月，属于卡介苗的正常反应。此外接种卡介苗后还常引起接种部位附近的淋巴结肿大（多为腋下淋巴结肿大），这一般也是正常反应，随着接种部位脓肿的愈合，肿大淋巴结也会自行消退。可以用热敷的方法促其消退，如果有脓疡形成，可以请医生进行处理，一般不会影响孩子的健康。

（3）接种后异常反应：极少数新生儿接种卡介苗后会出现严重皮疹、紫癜、休克等异常反应，要及时请医生诊治。

2. 乙型肝炎疫苗

乙型病毒性肝炎在我国的发病率很高，如果孕妇患有乙型肝炎，新生儿被传染可能性达到 90%，因此给新生儿接种乙型肝炎疫苗是降低新生儿乙型肝炎感染率的重要措施。

正常新生儿在出生后 24 小时内，在上臂三角肌进行肌内注射接种第一针，满 1 个月后接种第二针，满 6 个月时接种第三针。

3. 接种禁忌

出生体重低（<2 500 g）、早产儿、出生有严重的窒息、处在疾病的急性期或过敏体质的新生儿，暂时不宜进行预防接种，等其身体恢复后、有条件时再进行接种。

二、接种后反应及处理

（1）一般反应。新生儿接种疫苗后，可能会出现一些局部或全身反应。在接种后数小时至 24 小时左右注射部位可能出现红、肿、热、痛，或发热、头痛，偶有恶心、呕吐、腹泻等。局部红肿可用热敷的方式，促进局部药物扩散，减轻肿胀。应给新生儿多喝水和充足的休息，一般在2~3天内会自行消退，无须特殊处理。

（2）异常反应。如局部红肿继续扩大，高热持续不退，或有异常的过敏反应、晕厥、休克等反应，应立即就医。

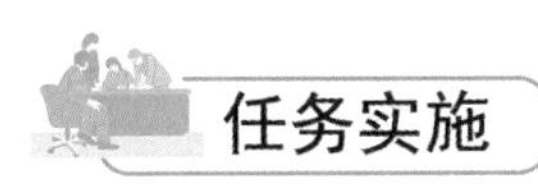

任务实施

一、评估

（1）检查新生儿身体状况，有无发热、过敏等异常情况。
（2）评估新生儿家属对新生儿预防接种知识的了解程度。

二、计划

（1）环境准备：环境干净整洁，光线适宜，安全。
（2）操作人员准备：着装整洁，剪短指甲，去除手腕部饰品，清洁双手。
（3）新生儿准备：暴露接种部位。
（4）用物准备：纱布、毛巾、新生儿上衣（根据需要）、纸巾、消毒剂等。

三、实施

见表3-31。

表3-31 新生儿预防接种护理操作流程

操作步骤	操作过程	要点说明与注意事项
1. 准备	◆环境准备 ◆操作人员准备 ◆新生儿准备 ◆用物准备 准备充足、合理	
2. 解释沟通	◆向家属解释预防接种的意义，使其能接受并积极配合 ◆关注家庭成员的焦虑点，有针对性地进行沟通	• 语言表达良好，与家属沟通有效 • 解释语言通俗易懂
3. 观察新生儿接种后反应情况	◆观察新生儿接种部位有无红肿，监测体温 ◆评估新生儿接种后反应的类型，并采取不同方法进行处理	• 根据室内温度注意保暖 • 检查内容全面 • 若发现异常情况及时就医
4. 预防接种护理	◆接种前，查看新生儿身体状况，确定是否可以正常接种 ◆接种时，注意协助医生，防止新生儿因挣扎或哭闹出现意外。接种完成后，在接种现场观察30分钟，如出现接种反应及时告知医生 ◆接种后，护理好新生儿的接种部位，禁止清洗和摩擦。仔细观察接种后反应，如出现接种部位反应加重、体温持续升高或其他异常反应，立即告知家长，及时就医进行治疗	• 母婴护理员应熟知预防接种的禁忌情况 • 协助家长和医生对新生儿完成预防接种 • 注意观察新生儿接种后情况，如出现严重反应及时送医就诊 • 护理过程中动作轻柔
5. 整理记录	◆及时整理被污染衣物等 ◆洗手、记录	• 清理污染物品，清洗双手
6. 健康宣教	◆新生儿进行预防接种的意义 ◆新生儿期需要接种的疫苗类型 ◆新生儿接种后的常见反应及处理	• 知识点通俗易懂，表达合理、有效

四、评价

（1）熟悉操作流程，操作规范。
（2）注意观察新生儿接种后的反应。
（3）语言表达良好，与家属沟通有效。

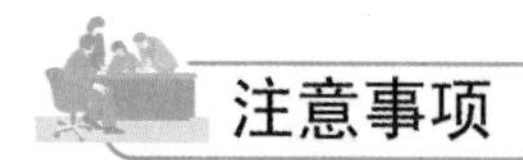

注意事项

（1）预防接种可使新生儿获得可靠免疫力，是降低传染病发生率的重要措施，因此每个新生儿都应按时进行预防接种。

（2）疫苗接种前，应注意新生儿的身体状况，如果新生儿出生体重不足 2 500 g、有先天性的免疫功能缺陷、发热等异常情况的，暂时不进行预防接种。

（3）接种时要配合医生，防止新生儿因挣扎或哭闹发生意外。接种完成后，应在接种现场观察 30 分钟，如出现接种反应，立即告知医生及时就诊。

（4）接种后，当日禁止给新生儿洗澡或摩擦接种部位，以免受凉或伤口感染。仔细观察接种部位及身体状况，以便及时发现接种反应。如发现接种部位有严重反应，或全身性较严重反应，应告知家长并及时就医。

知识拓展

不宜接种疫苗的儿童

为了增加孩子免疫力，防止传染病，家长们都及时去防疫站给孩子接种疫苗。但应注意，有些情况是不宜接种疫苗的，否则事与愿违，还会出现严重反应。

（1）在接种的部位有湿疹及化脓性皮肤病的儿童应治愈这些病后再接种。

（2）体温超过 37.5 ℃的儿童，急性传染病患病期间或痊愈不足 2 周的、正在恢复期儿童应暂缓接种。儿童发热往往是流感、麻疹、脑膜炎、肝炎等急性传染病的早期症状，接种疫苗不仅会加快发病，还会加重病情，使病情复杂，给医生诊断带来困难。同时，疫苗中的抗原成分与致病的细菌可互相干扰，影响免疫力的生成。

（3）有严重心脏病、肝脏病、肾脏病、活动性结核病的儿童也不宜接种，因为患有这些疾病的儿童体质往往较差，对接种疫苗引起的轻度反应耐受性更差。接种疫苗后肝脏的解毒、肾脏的排泄等功能负担都要加重，从而影响损伤器官功能的康复。

（4）患有神经系统疾病，如癔症、癫痫、大脑发育不全等疾病的儿童，因血—脑脊液屏障作用差，也不宜接种疫苗。

（5）重度营养不良、严重佝偻病、先天性免疫缺陷的儿童，由于制造免疫力的原料缺乏或形成免疫力的器官功能较差，不能正常产生免疫力或接种后反应严重。

（6）有过敏体质及哮喘、曾发生接种过敏的儿童不宜接种，因为疫苗中含有极其微量的过敏原，体质过敏的儿童其敏感性极高，可能会引发过敏反应。

（7）在传染病流行时，密切接触了传染病患者的儿童不宜马上接种疫苗，必须经过该种传染病的最长潜伏期后未有发病再接种。

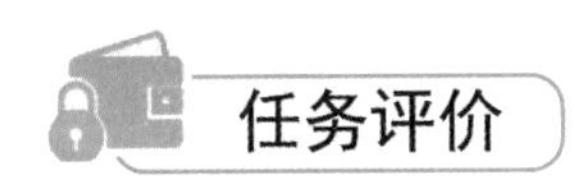

任务评价

见表 3-32。

表 3-32　新生儿预防接种护理任务评价表

项目	评价标准
知识掌握	说出新生儿接种疫苗的种类（10 分） 说出新生儿接种后常见反应及处理（15 分） 说出新生儿预防接种的注意事项（15 分） 回答熟练、全面、正确
操作能力	能正确判断新生儿接种后的反应类型（15 分） 能正确掌握新生儿接种后的护理（15 分） 操作要娴熟、正确、到位
人文素养	有爱婴观念（10 分） 对家庭成员的解释工作准确、到位（10 分） 具备有效沟通的能力（10 分）
总分（100 分）	

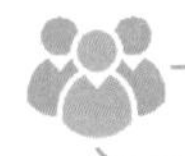

同步测试

同步测试

任务五　新生儿黄疸护理

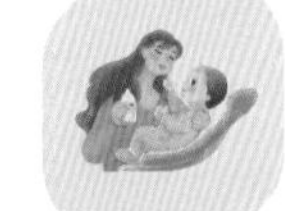

任务描述

莹莹，出生 5 天。出生第 3 天母婴护理员发现新生儿面色发黄，近 2 天面部发黄加重，身体其他部位也逐渐出现皮肤发黄。但除皮肤、白眼球发黄外，也没有其他异常表现。新生儿精神、睡眠、吃奶均正常。家人很是担忧，害怕宝宝出现问题。

工作任务：

1. 请为该女婴进行黄疸护理。
2. 请为该家庭成员进行新生儿黄疸护理的健康宣教。

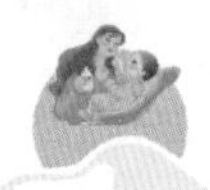

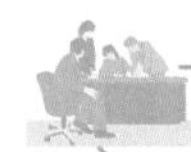

任务分析

新生儿黄疸护理

完成该任务需要母婴护理员具备爱婴、护婴的职业素养，具备一定的沟通能力；需要知悉新生儿黄疸的发生原因、表现，黄疸护理的操作要点；需要完成新生儿黄疸护理等操作流程。母婴护理员应警惕新生儿病理性黄疸的发生，学会黄疸的护理，以便于及时发现新生儿异常，及时送医治疗。

在任务实施过程中，要注意新生儿的保暖。与家属沟通时要用通俗易懂的语言，使其尽快掌握观察新生儿黄疸特点和家庭护理的技巧。

相关知识

新生儿黄疸是指新生儿由于血清胆红素浓度升高，胆红素在体内积聚引起的皮肤、巩膜及其他器官黄染的现象。其原因很多，有生理性和病理性之分，部分严重患儿非结合胆红素增高［>342 μmol/L（20 mg/dl）］，可突破血–脑脊液屏障，引发神经系统损害，即胆红素脑病（又称为核黄疸），可留下严重后遗症或导致死亡。

一、新生儿胆红素代谢特点

1. 胆红素生成过多

新生儿每日生成的胆红素约为8.8 mg/kg（而成人仅为3.8 mg/kg）。其原因为胎儿血氧分压较低，红细胞数量代偿性增多，出生后伴随自主呼吸的建立，血氧分压升高，过多的红细胞被破坏；新生儿红细胞寿命短（早产儿<70天，足月儿约80天，成人为120天），旁路胆红素来源多。

2. 运转胆红素的能力不足

刚娩出的新生儿常有不同程度的酸中毒，影响血中胆红素与白蛋白的联结和转运，早产儿白蛋白的数量较足月儿低，均使运送胆红素的能力不足。

3. 肝功能不成熟

（1）新生儿出生时肝细胞内Y、Z蛋白含量低，摄取胆红素的能力差，5～10天达到成人水平。

（2）肝细胞内葡萄糖醛酸转移酶的含量低及活力不足（生后1周接近正常），不能有效地将未结合胆红素转变为结合胆红素，排出体外。

（3）新生儿早期排泄结合胆红素能力缺陷，易致胆汁淤积。

4. 肠–肝循环特点

新生儿出生时肠道内缺乏细菌，不能将结合胆红素还原成尿胆原；而此时肠道内β–葡萄糖醛酸苷酶活性较高，使肠道内结合胆红素转变成葡萄糖醛酸和未结合胆红素，未结合胆红素易被肠壁吸收，使未结合胆红素的重吸收增加。

二、新生儿黄疸分类

新生儿黄疸根据发病原因分为生理性黄疸和病理性黄疸两大类。

1. 生理性黄疸

主要与胆红素的代谢特点有关。新生儿胆红素生成相对较多，肝细胞对胆红素的摄取、转化能力不足，肠–肝循环的特点使未结合胆红素重吸收较多，肠道胆红素排泄能力不足，从而使体内胆红素含量增加，导致黄疸。轻者表现为皮肤和巩膜呈浅黄色，局限于面颈部；重者黄疸可遍及全身，先头后足。

2. 病理性黄疸

按是否因感染所致，可分为感染性和非感染性两类。

（1）感染性：①新生儿肝炎，多为病毒引发宫内感染所致，以巨细胞病毒、乙型肝炎病毒为常见，常在出生后1~3周出现黄疸，并伴有拒奶、呕吐、肝大等症状；②新生儿败血症、尿路感染等，因新生儿免疫功能低下，病原菌和毒素侵入，加速红细胞破坏，损伤肝功能所致。

（2）非感染性：①新生儿溶血病。②先天性胆道闭锁，内外胆管阻塞，使结合胆红素排泄障碍，多在出生后2周开始出现黄疸并逐渐加重。③母乳性黄疸。④药物性黄疸，除面部、躯干外，还可累及四肢及手、足心处黄染。重症黄疸时，患儿可出现反应差、精神萎靡、厌食等。⑤其他，如红细胞6-磷酸葡萄糖脱氢酶缺陷、球形红细胞增多症、半乳糖血症等。

三、新生儿黄疸的表现

1. 生理性黄疸

足月儿生后2~3天出现黄疸，4~5天达高峰，一般情况良好，7~14天自然消退，血清胆红素<221 μmol/L（12.9 mg/dl）。早产儿较足月儿出现早、持续时间长，达3~4周，血清胆红素<257 μmol/L（15 mg/dl）。

2. 病理性黄疸

（1）病理性黄疸出现早，常在出生24小时内出现。

（2）黄疸程度重或进展过快，足月儿血清胆红素>221 μmol/L（12.9 mg/dl）、早产儿>257 μmol/L（15 mg/dl），或每日上升>85 μmol/L（5 mg/dl）。

（3）黄疸持续时间长，足月儿>2周，早产儿>4周。

（4）可出现黄疸退而复现或进行性加重。

（5）血清结合胆红素水平较高，常>34 μmol/L（2 mg/dl）。

如具备上述任何一项均可诊断为病理性黄疸。

胆红素脑病又称为核黄疸，是指未结合胆红素浓度过高或血—脑脊液屏障通透性增强，致使未结合胆红素通过血—脑脊液屏障进入脑组织引起的脑组织病理性损伤，早产儿更多见。当足月儿血清总胆红素浓度超过342 μmol/L（20 mg/dl）或早产儿的血清总胆红素浓度为257 μmol/L（15 mg/dl）时即可能发生核黄疸。胆红素脑病临床表现见表3-33。

表3-33　胆红素脑病临床表现

分期	主要表现	持续时间
警告期	嗜睡、反应低下、吸吮无力、肌张力下降	12~36小时
痉挛期	双眼凝视、尖叫、抽搐、肌张力增高、发热	12~36小时
恢复期	抽搐停止、肌张力及体温恢复正常	2周
后遗症期	听力下降、眼球运动障碍、手足徐动、智力落后	终身

四、护理

1. 生活护理

（1）保持室内安静，耐心喂养，少食多餐，减少不必要刺激。

（2）密切观察小儿面色及精神状态，监测体温、脉搏、呼吸变化等情况，同时注意保暖。

2. 病情观察

（1）密切观察新生儿皮肤、巩膜、大小便的颜色变化和神经系统的表现，根据黄染的部位和范围，判断黄疸的发展情况。①观察黄疸出现时间、进展及伴随症状，便于查找高胆红素血症的病因。②观察黄疸程度：在自然光下观察皮肤，粗略估计血清胆红素浓度，若躯干呈橘黄色而手足黄色，估计血清胆红素值可达 307.8 μmol/L，当手足转为橘黄色，估计血清胆红素值已达 342 μmol/L以上，此时有发生胆红素脑病的可能。③观察胆红素脑病的表现：胆红素脑病一般发生在出生后 2~7 天，早产儿多见。随着黄疸加重逐渐出现神经系统症状，如嗜睡、反应低下、吃奶无力、肢体松弛等（此为胆红素脑病的警告期），若有胆红素脑病发生应立即就诊，如不及时治疗会导致死亡或出现严重的神经系统后遗症。

（2）配合家长和医生实施光照疗法。光照疗法是目前最简单有效的治疗方法。

3. 健康教育

（1）向家长介绍患儿病情、治疗效果和预后，说明本病的复杂性，以取得家长配合。

（2）若为母乳性黄疸应暂时停喂母乳 1~4 天，暂停期间用吸乳器吸出乳汁，保证乳汁分泌，以便黄疸消退后继续母乳喂养。

（3）若为红细胞葡萄糖-6-磷酸脱氢酶缺乏症（G-6-PD）者，乳母需要忌食蚕豆及其制品，患儿衣物保管时勿放樟脑丸，并在医生指导下用药，以免诱发溶血。

（4）发生胆红素脑病者注意后遗症的出现，及时配合医生进行康复治疗和护理。

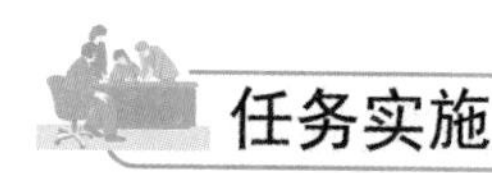

任务实施

一、评估

（1）检查新生儿黄疸状况，了解黄疸类型，有无胆红素脑病等异常情况。

（2）评估新生儿家属对新生儿黄疸知识及护理的了解程度。

二、实施

（1）根据评估内容，判断新生儿黄疸病情发展情况。

（2）查找分析新生儿黄疸发生的原因，评估黄疸的类型。

（3）保持室内安静，耐心喂养，少食多次，保证患儿营养及能量的需要，可刺激肠蠕动，促进排便，加快胆红素的排出；密切观察小儿面色及精神状态，监测体温、脉搏、呼吸变化等情况，同时注意保暖，使新生儿体温维持在 36~37 ℃，避免低体温时血胆红素增高。

（4）密切观察新生儿病情变化，警惕胆红素脑病的发生，及时送医治疗。

（5）需要时配合家长和医生实施光照疗法。

三、评价

（1）熟悉新生儿黄疸的护理，准备充分、护理规范。

（2）护理过程中注意观察新生儿的面色和呼吸等情况。

（3）语言表达良好，与家属沟通有效。

知识拓展

光照疗法

光照疗法是一种安全、有效、经济、方便的新生儿黄疸的治疗方法。光照疗法是通过光照皮肤治疗新生儿黄疸，当进行蓝光照射时，皮肤浅层中的胆红素吸收光线后，结构就发生变化，由原来的脂溶性变成水溶性，使胆红素在体内代谢途径发生变化，可以从胆汁、尿中排泄出去，从而降低血清中的胆红素，减轻新生儿黄疸，亦可防止未结合胆红素透过血–脑脊液屏障，进入颅内引起胆红素脑病。在可见光谱中，波长425~475 nm的蓝光和波长510~530 nm的绿光效果最佳，日光灯或太阳光也有较好疗效。

具体方法是将婴儿衣服脱光，放在透明保暖箱中，遮盖住眼睛、会阴部，保暖箱上下两面各有一个能发出幽幽蓝色光的灯，一般每次连续照射12~24小时，就可以使黄染的皮肤颜色变浅。也可以采用单面光疗、毯式光疗。光疗结束后需要监测黄疸，如果出现反复，可以再次光疗。

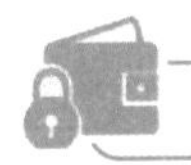

任务评价

见表3–34。

表3–34　新生儿黄疸护理任务评价表

项目	评价标准
知识掌握	说出新生儿黄疸的原因（10分） 说出新生儿生理性黄疸和病理性黄疸的特点（15分） 说出新生儿黄疸的护理（15分） 回答熟练、全面、正确
操作能力	能正确判断新生儿黄疸的严重程度（15分） 能正确掌握新生儿黄疸的护理方法（15分） 操作要娴熟、正确、到位
人文素养	有爱婴观念（10分） 对家庭成员的解释工作准确、到位（10分） 具备有效沟通的能力（10分）
总分（100分）	

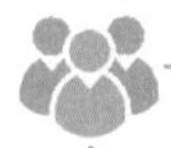

同步测试

同步测试

项目四　教育训练

【项目介绍】

教育要趁早。从新生儿出生那一刻起，早期教育就开始了。新生儿无论是体格还是大脑都处于高速发育的阶段，应该给予充分的刺激。母婴护理员应根据新生儿大脑、神经系统发育等特点，科学地让新生儿进行视觉训练、听觉训练、触觉训练和抬头训练，使新生儿的潜能得到充分开发。

【知识目标】

了解婴儿感知觉发育特点；
熟悉新生儿的感知觉能力及运动能力发展特点；
掌握新生儿早期训练内容及方法。

【技能目标】

能根据新生儿发展特点进行早期训练；
能正确规范实施新生儿早期训练游戏。

【素质目标】

具有高度的责任心、爱心；
具有良好的沟通协调能力；
具有爱婴、护婴的服务意识。

任务一　新生儿视觉训练

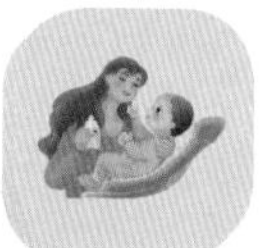

任务描述

王某，30 岁，第 2 胎，足月顺产一女婴。该新生儿出生体重 3 150 g。经检查新生儿健康状况良好。现出生 15 天，一家人为新生儿的视觉训练意见不统一。宝宝的奶奶认为新生儿不需要训练，长大了自然看得就清楚了，而宝宝的妈妈则认为胎教都有光照胎教，现在宝宝都出生了更应该进行训练视觉了。若你是母婴护理员，你该如何做？

工作任务：

1. 请为该女婴进行视觉训练。
2. 请为该家庭成员进行视觉训练的健康宣教。

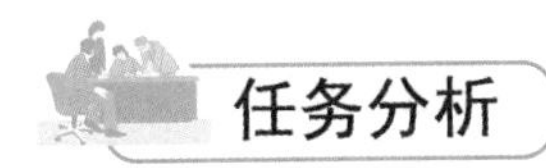

任务分析

新生儿视觉训练

完成该任务需要母婴护理员具备爱婴、护婴的职业素养，具备一定的沟通能力；需要知悉新生儿发育变化过程，视觉训练的操作要点；需要完成视觉训练的操作流程。由此以便于新生儿视觉得到最佳的训练，为以后的健康成长奠定基础。

在任务实施过程中，要注意新生儿的情绪变化，训练动作要轻柔，与新生儿进行目光交流的同时使用儿语沟通。在与家属沟通时要用通俗易懂的语言，使其尽快掌握新生儿视觉训练方法。

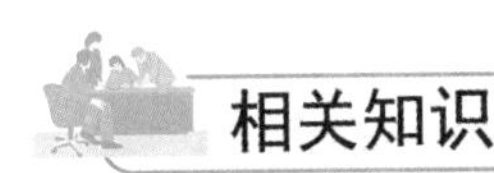

相关知识

光作用于视觉器官，使其感受细胞兴奋，其信息经视觉神经系统加工后便产生视觉。通过视觉感知外界物体的大小、明暗、颜色、动静，获得对机体生存具有重要意义的信息。

一、婴儿感知觉能力的发展

感知觉是人脑对当前作用于感觉器官的客观事物的反映。感觉能力和知觉能力是两种不同的能力，但又密切相关。感觉是人类认识外部世界的通道，是一切知识的源泉；它同知觉紧密结合，为思维活动提供材料，人们认知外部世界从感官通道开始。人类是通过对客观事物的各种感觉认识到事物的各种属性。

人对客观事物的认识是从感觉开始的，它是最简单的认识形式。感觉包括视觉、听觉、嗅觉、味觉、触觉所获得的客观事物形状与色彩、声音、气味、味道等。例如当香蕉作用于我们的感觉器官时，我们通过视觉可以反映它的颜色；通过味觉可以反映它的甜腻味；通过嗅觉可以反映它的气味；通过触觉可以反映它的光滑的外皮。

感觉不仅反映客观事物的个别属性，而且也反映我们身体各部分的运动和状态。感觉虽然是一种极简单的心理过程，可是它在我们的生活实践中具有重要的意义。有了感觉，我们就可以分辨外界各种事物的属性，因此才能分辨颜色、声音、软硬、粗细、重量、温度、味道、气味等。有了感觉，我们才能了解自身各部分的位置、运动、姿势、饥饿、心跳；有了感觉，我们才能进行其他复杂的认识过程。失去感觉，就不能分辨客观事物的属性和自身状态。

新生宝宝凭借发育完好的感觉器官最先发展起各种感觉。新生儿最早出现的是皮肤感觉（触觉、痛觉、温度觉），其后逐步表现出敏锐的嗅觉、味觉、视觉和听觉。

二、婴儿视觉发展

学习心理学认为，如果把孩子学习的信息看作是100%，其中有75%的信息源自视觉学习。由此可见，视觉在个体发展中具有非常重要的作用。

（1）视觉能协助个体认识物体的客观存在性。

（2）视觉可以扩大个体的活动范围。

（3）视觉可以协助个体模仿、学习。

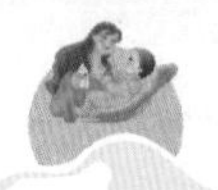

（4）视觉在刺激个体探索环境的动机方面有巨大作用。

儿童发展心理学研究表明，婴儿会抬头后，视觉的范围随之扩大，视觉刺激在相应增多的同时激发婴儿产生探索环境的动机，从而促进婴儿发展。与其他感觉相比，视觉具有直接、连续、全面、迅速、细致、安全、远距离等特点，有感知范围广、转移灵活、知觉速度快、知觉距离远、感知较全面等特点，对个体的形状知觉、空间知觉、视觉识别、视觉记忆、视动协调等起着决定性的作用。所以人类与其他高等动物一样，用眼的概率是最高的，在胚胎时眼睛就是最早生成的器官。

三、新生儿视觉特点

新生宝宝的眼球前后直径比较短，视力发育不健全，仅有光觉或只感到眼前有物体移动。因此宝宝刚出生时对光线会有反应，但由于眼睛发育并不完全，视觉结构、视神经尚未成熟，视力只有成人的1/30。虽然他能追着眼前的物体看，但视野只有45°左右，并且只能追视水平方向和眼前18~38 cm的人或物。但是新生儿有活跃的感光能力，他能看到周围的事物，分辨不同人的脸，喜欢有鲜艳动感的东西。

一般来说，新生宝宝的眼睛约有23 cm的聚焦距离，如果想让宝宝看某样东西，最好放在这个距离内，同时这也是哺乳时妈妈的脸与宝宝眼睛之间的距离。当这个距离的物体发生缓慢移动时，宝宝也会随之轻微地移动眼睛。而且新生宝宝最喜欢看妈妈的脸，当妈妈注视着他时，他也会看着妈妈，这时是妈妈与宝宝进行情感交流的最佳时机。

四、新生儿视觉训练方法

（1）面对面对视。新生儿对人脸有与生俱来的敏感和喜好，所以在距离新生儿眼睛20 cm处，妈妈和他面对面进行情绪及语言交流。此训练游戏既能刺激新生儿的视觉，还能刺激听觉。

（2）黑白卡注视。在距离新生儿面部20 cm处悬挂对比鲜明的黑白卡片（如同心圆、棋盘格、波纹等），每隔3~4天换一幅图片，观察新生儿注视新画的时间并记录。一般新生儿对新奇的东西注视着时间比较长，对熟悉的东西注视的时间短。

（3）红球追视。在距离新生儿面部20 cm处，用一个直径10 cm左右的红球引逗新生儿随着红球移动的方向转动眼睛。

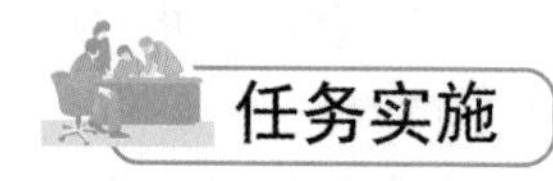

任务实施

一、评估

（1）询问并查看新生儿身体及情绪情况。

（2）评估新生儿家属对视觉训练知识的了解程度。

二、计划

（1）环境准备：环境干净整洁，光线适宜，温度24~26 ℃，湿度55%~65%。

（2）操作人员准备：着装整洁，剪短指甲，去除饰品，清洁双手。

(3) 新生儿准备：新生儿仰卧于床上或操作台上。

(4) 用物准备：黑白卡。

三、实施

见表 3-35。

表 3-35　新生儿黑白卡视觉训练操作流程

操作步骤	操作过程	要点说明与注意事项
1. 准备 图 3-77　用物准备	◆环境准备 ◆操作人员准备 ◆新生儿准备 ◆用物准备（图 3-77） 准备充足、合理	• 光线明亮 • 新生儿清醒且情绪好 • 操作者情绪好
2. 解释沟通	◆向家属解释视觉训练的目的和方法，使其愿意接受，积极配合 ◆关注家庭成员之间的焦虑点，有针对性地进行沟通	• 语言表达良好，与家属沟通有效 • 解释语言通俗易懂
3. 训练步骤 图 3-78　黑白卡视觉训练	◆新生儿仰卧在床上 ◆操作者手拿黑白卡片放在距离新生儿面部 20 cm正上方处（图 3-78） ◆逗引新生儿注视黑白卡 ◆更换黑白卡 ◆注视训练后可训练追视	• 黑白卡与新生儿面部平行 • 逗引新生儿要使用儿语 • 注意让家属配合计时 • 每天 1~2 次，每次 3~5 分钟即可
4. 整理记录	◆物品归位 ◆洗手、记录	• 记录卡片名称及注视时间
5. 健康宣教	◆新生儿视觉训练的具体方法 ◆新生儿视觉训练的必要性和重要性	• 知识点通俗易懂，表达合理、有效

四、评价

(1) 熟悉操作流程，操作规范。

(2) 操作过程中注意黑白卡与新生儿眼部的距离。

(3) 语言表达良好，与家属沟通有效。

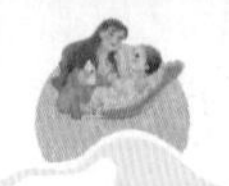

注意事项

(1) 新生儿视觉训练时注意观察新生儿的配合情况，发现异常及早就医。

(2) 新生儿觉醒时间可反复进行，但每次时间不可太长。

知识拓展

视细胞

视细胞分为视锥细胞和视杆细胞。在人的视网膜内含有 600 万~800 万个视锥细胞，12 000万个视杆细胞，分布于视网膜的不同部位。在黄斑中央凹处只有视锥细胞，而无视杆细胞。在中央凹的边缘才开始有视杆细胞，再往外，视杆细胞的数目逐渐增多，视锥细胞的数目逐渐减少。

视锥细胞是感受强光和颜色的细胞，对弱光和明暗的感知不如视杆细胞敏感；而对强光和颜色，具有高度的分辨能力。在以视锥细胞为主的视网膜黄斑中央凹处，因光线可直接到达视锥细胞，故此处感光和辨色最敏锐。而以视杆细胞为主的视网膜周缘部，则光的分辨率低，色觉不完善，但对暗光敏感。

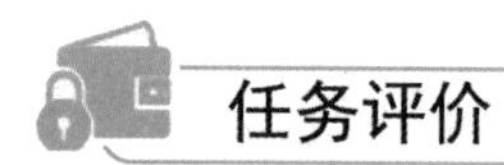

任务评价

见表 3-36。

表 3-36　新生儿视觉训练任务评价表

项目	评价标准
知识掌握	说出婴儿感知觉发展特点（10 分） 说出婴儿视觉发育特点（15 分） 说出新生儿视觉训练方法（15 分） 回答熟练、全面、正确
操作能力	能正确判断新生儿视觉发展情况（15 分） 能正确掌握新生儿视觉训练方法（15 分） 操作要娴熟、正确、到位
人文素养	有爱婴观念（10 分） 对家庭成员的解释工作准确、到位（10 分） 具备有效沟通的能力（10 分）
总分（100 分）	

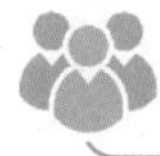

同步测试

同步测试

任务二

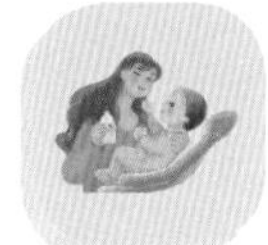

新生儿听觉训练

任务描述

陈某，28 岁，第 1 胎，足月剖宫产一女婴。该新生儿出生体重 3 500 g。经检查新生儿健康状况良好，现出生 2 周。宝宝的爷爷奶奶在家看电视的声音很大，认为小孩儿习惯了就好了；爸爸妈妈认为宝宝生活的环境就要安静，特别是睡觉时更要安静，最好一点儿声音也没有。若你是他们家的母婴护理员，你该如何做？

工作任务：

1. 请为该女婴进行听觉训练。
2. 请为该家庭成员进行听觉训练的健康宣教。

任务分析

新生儿听觉训练

完成该任务需要母婴护理员具备爱婴、护婴的职业素养，具备一定的沟通能力；需要知悉新生儿发育变化过程，听觉训练的操作要点；需要完成听觉训练的操作流程。由此以便于新生儿听觉得到最佳的训练，为以后的健康成长奠定基础。

在任务实施过程中，要注意新生儿的情绪变化，训练动作要轻柔，与新生儿进行目光交流的同时使用儿语沟通。在与家属沟通时要用通俗易懂的语言，使其尽快掌握新生儿听觉训练方法。

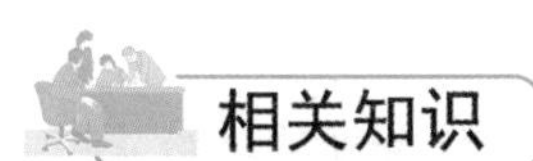

相关知识

听觉是声波作用于听觉器官，使其感受细胞兴奋并引起听神经的冲动发放传入信息，经各级听觉中枢分析后引起的感觉。听觉是仅次于视觉的重要感觉通道，在人类生活中起着重大的作用。人类的听力起始于胎儿期，听觉发育的关键在婴幼儿阶段。通过良好的听觉训练使他感知外界，并在接收大量信息的过程中充分刺激其听觉神经进一步快速发育。

一、婴儿听觉发展

近年来，儿童早期教育研究者认为，胎儿在母腹内已有听觉，早期听觉刺激是胎教的主要方法之一。婴儿在有了听觉之后，他就要不停地听，只要落在他的听觉范围内，他便收入耳内产生听觉，传入大脑，留下痕迹，一直到入睡为止。听觉不仅可使婴儿辨认周围环境中的多种声音，而且凭此掌握人类的语言，婴儿期是儿童语言发展最迅速的时期。因此，听觉的发展在这个时期具有更重要的意义。

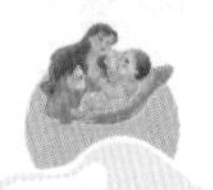

婴儿的听觉感受性有巨大的个别差异，有高有低，但这种个别差异不是一成不变的，实际上，婴儿的听觉也是在生活条件和教育影响下不断发展的。

婴儿听觉发展共有五步。第一步，发生听觉。婴儿一有听觉，就进了声音的世界。第二步，能感觉到各种平常的声音。第三步，听觉的发展是寻找声音。婴儿能转眼运头去寻找声音。第四步，能辨别声音。如听见父母的声音，他就知道是父母来了。第五步，能辨别声音的性质。

二、新生儿听觉特点

新生儿一生下来就有听力，但听力较弱，只对 50~60 dB 的声音刺激有反应，且不懂得声音的意义。当一个刚出生 24 小时的新生儿哭闹时，在他耳旁轻摇几下铃铛，他马上安静下来，眼睛也张开了。

新生儿还有一种“惊吓反射”现象，即当其突然听到大的声音时，会出现像受惊吓时的动作或哭，好像是被吓着了，其实不是。因为新生儿这时虽听得见声音，但不能分辨声音的性质，所以不是真正的惊吓，只是一种正常的神经生理反射。年轻父母千万不要认为新生儿怕声响，就将环境弄得静悄悄的，那样反而会妨碍新生儿的听觉发育。

三、新生儿听觉训练方法

新生儿除了应给予丰富的视觉刺激外，还应接受丰富的听觉刺激。刚出生时，视觉和听觉“各司其职”，对新生儿进行视觉和听觉的训练，有助于感觉之间的“接通”，促进感知觉的发展。

（1）声响玩具刺激。在新生儿清醒时，在其耳部 20~30 cm 处摇动玩具，发出声音，新生儿出现眨眼、皱眉、啼哭或停止啼哭等反应时，表明听力正常。可以用不同音质或音调的发声玩具，以刺激听力细胞，促进听力发育。

（2）音乐刺激。平时多和新生儿说话，哼唱或播放节奏舒缓、旋律优美的音乐。

（3）说话声刺激。听父母及家里人的说话声。

（4）生活大奏乐。让新生儿多听生活中的各种声音，如走路声、开门声、流水声、炒菜声、物体碰撞声等，给新生儿营造一个真实的有声世界。

（5）心跳声安抚。左手抱新生儿，让他倾听母亲心脏跳动的声音。

（6）追声寻源。利用声响玩具和人们发出声音，新生儿听到声音后转动眼和头去找声源。

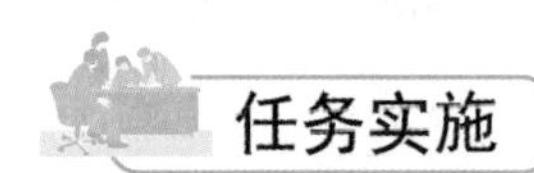

任务实施

一、评估

（1）询问并查看新生儿身体及情绪情况。

（2）评估新生儿家属对听觉训练知识的了解程度。

二、计划

（1）环境准备：环境干净整洁，光线适宜，温度 24~26 ℃，湿度 55%~65%。
（2）操作人员准备：着装整洁，剪短指甲，去除饰品，清洁双手（此操作者最好是新生儿父母）。
（3）新生儿准备：新生儿仰卧于床上或操作台上。
（4）用物准备：沙锤。

三、实施

见表 3-37。

表 3-37　新生儿听觉训练操作流程

操作步骤	操作过程	要点说明与注意事项
1. 准备 图 3-79　沙锤	◆环境准备 ◆操作人员准备 ◆新生儿准备 ◆用物准备（图 3-79） 准备充足、合理	• 光线明亮 • 新生儿清醒且情绪好 • 操作者情绪好
2. 解释沟通	◆向家属解释听觉训练的目的和方法，使其愿意接受，积极配合 ◆关注家庭成员对听觉训练的疑问点，有针对性地进行沟通	• 语言表达良好，与家属沟通有效 • 解释语言通俗易懂
3. 训练步骤 图 3-80　听觉训练	◆新生儿仰卧在床上 ◆操作者在距离新生儿面部 20 cm 处用沙锤逗引新生儿（图 3-80） ◆变换方向（左、右、正上方） ◆听觉刺激后可训练追声寻源	• 逗引新生儿要注意面部表情 • 每次 3~5 分钟即可 • 注意声音的分贝大小适中
4. 整理记录	◆物品归位 ◆洗手、记录	• 记录时间
5. 健康宣教	◆新生儿视觉训练的具体方法 ◆新生儿视觉训练的必要性和重要性	• 知识点通俗易懂，表达合理、有效

四、评价

（1）熟悉操作流程，操作规范，动作轻柔。
（2）操作过程中注意观察新生儿的反应。
（3）语言表达良好，与家属沟通有效。

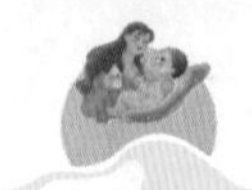

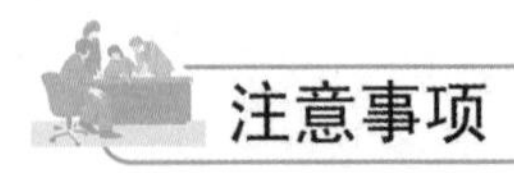

注意事项

（1）新生儿听觉训练时注意观察新生儿的配合情况，发现异常及早就医。

（2）新生儿觉醒时间可反复多次进行，但每次训练时间不宜过长。

知识拓展

听觉的形成

声音是通过听觉系统的感受和分析引起的感觉。外界声波进入外耳道，引起鼓膜振动。鼓膜的振动频率与声波频率一致，振幅决定于声波强度。当鼓膜做内外方向振动时，通过三块听小骨的传递，使抵在前庭窗上的镫骨底板振动，引起内耳前庭阶外淋巴液振动。使前庭膜、蜗管内淋巴、基底膜、鼓阶外淋巴及圆窗膜相继发生振动。基底膜的振动使螺旋器的毛细胞与盖膜相对位置不断变化，引起毛细胞发出神经冲动，使耳蜗神经纤维产生动作电位。传至延髓，再经中脑下丘到内侧膝状体，最后到大脑皮质的颞叶，形成听觉。

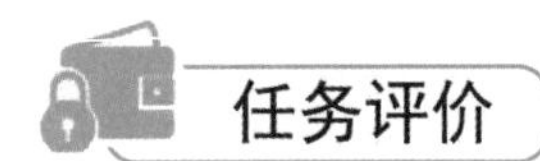

任务评价

见表 3-38。

表 3-38　新生儿听觉训练任务评价表

项目	评价标准	
知识掌握	说出婴儿感知觉发展特点（10 分） 说出婴儿听觉发育特点（15 分） 说出新生儿听觉训练方法（15 分） 回答熟练、全面、正确	
操作能力	能正确判断新生儿听觉发展情况（15 分） 能正确掌握新生儿听觉训练方法（15 分） 操作要娴熟、正确、到位	
人文素养	有爱婴观念（10 分） 对家庭成员的解释工作准确、到位（10 分） 具备有效沟通的能力（10 分）	
总分（100 分）		

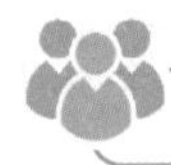

同步测试

同步测试

任务三

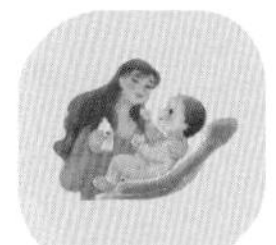

新生儿触觉训练

任务描述

赵某，32 岁，第 1 胎，足月顺转剖一男婴。该新生儿出生体重 2 950 g。经检查新生儿健康状况良好，现出生 20 天。宝宝妈妈记得在准妈学院学习时，一老师说过剖宫产的宝宝更容易感觉统合失调，要多做抚触操。而奶奶则嫌妈妈太折腾宝宝了，对宝妈的这种行为很有意见。作为她家母婴护理员的你又该如何做呢？

工作任务：

1. 请为该男婴进行触觉训练。
2. 请为该家庭成员进行新生儿触觉训练的健康宣教。

任务分析

新生儿触觉训练

完成该任务需要母婴护理员具备爱婴、护婴的职业素养，具备一定的沟通能力；需要知悉新生儿发育变化过程，触觉训练的操作要点；需要完成触觉训练的操作流程。由此以便于新生儿触觉得到最佳的训练，为以后的健康成长奠定基础。

在任务实施过程中，要注意新生儿的情绪，训练动作要轻柔，与新生儿进行目光交流的同时使用儿语沟通。在与家属沟通时要用通俗易懂的语言，使其尽快掌握新生儿触觉训练方法。

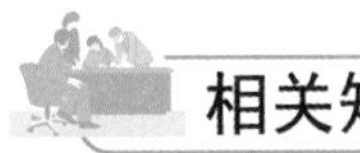

相关知识

皮肤触觉感受器接触机械刺激产生的感觉称为触觉。皮肤表面散布着触点，触点的大小不尽相同，分布不规则，一般指腹分布最多，其次是头部，背部和小腿最少，所以指腹的触觉最灵敏，而小腿和背部的触觉则比较迟钝。若用纤细的毛轻触皮肤表面时，只有当某些特殊的点被触及时，才能引起触觉。

一、婴儿触觉发展

触觉是人体发展最早、最基本的感觉，也是人体分布最广、最复杂的感觉系统，是婴儿认识外界事物和探索世界奥秘的重要途径。触觉具有保护功能，它保护着身体器官远离机械伤害，抵挡外界的危险物。触觉还能使婴儿的心理保持稳定，身体保持健康。触觉也可以用来表达安慰、爱意，通过触摸可以辨别情绪。

触觉系统首先感应到的部位就是皮肤，每个人的皮肤接受程度不一，传递信息的速度也不一样，所以给予感觉刺激必须因人而异。

在宝宝出生后，其触觉发展会逐渐扩展。0~2 个月的婴儿触觉发展主要以反射动作为主，这些反应都是为了觅食或自我保护。3~5 个月的婴儿可以将反射动作加以整合，利用嘴巴与手去探索，并感受到各种触觉的不同，开始懂得做简单的辨别。6~9 个月的婴儿，触觉发展已经遍及全身，会用身体各个部位去感受刺激、探索环境。10 个月的婴儿，触觉定位越来越清晰，开始分辨出所接触的不同材质。

二、新生儿触觉特点

触觉是新生儿认识世界的主要方式，透过多元的触觉探索，有助于促进动作及认知发展。新生儿对不同的温度、湿度，物体的质地和疼痛有触觉感受能力，具备冷热、疼痛的感觉，喜欢接触质地柔软的物体。嘴唇和手指是触觉最灵敏的部位，新生儿就由吸吮手的动作而自我满足。总之，触觉是新生儿安慰自己、认识世界及和外界交往的主要方式。丰富的触觉刺激对智力与情绪发展都有着重要影响。因此，良好的触觉刺激是宝宝成长不可或缺的要素。

三、新生儿触觉训练方法

（1）皮肤接触。哺乳时，母亲有意用乳头去碰触新生儿的上唇、下唇、下巴或脸颊，训练新生儿上下、左右的空间感觉，也可以用手碰触新生儿其他部位，让其体验不同的感觉。

（2）秩序抚触。给新生儿进行有秩序的抚触按摩。

（3）触觉球刺激。使用触觉球在新生儿身上做来回滚动，初次做可以穿着衣服，适应后可裸露皮肤做。

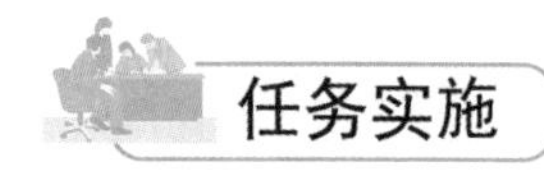

任务实施

一、评估

（1）询问并查看新生儿身体及情绪情况。

（2）评估新生儿家属对触觉训练知识的了解程度。

二、计划

（1）环境准备：环境干净整洁，光线适宜，温度 26~28 ℃，湿度 55%~65%。

（2）操作人员准备：着装整洁，剪短指甲，去除饰品，清洁双手。

（3）新生儿准备：新生儿仰卧于床上或操作台上。

（4）用物准备：触觉球。

三、实施

见表 3-39。

表 3-39　新生儿触觉训练操作流程

操作步骤	操作过程	要点说明与注意事项
1. 准备 图 3-81　触觉球	◆环境准备 ◆操作人员准备 ◆新生儿准备 ◆用物准备（图 3-81） 准备充足、合理	• 光线明亮，温度合适 • 新生儿清醒且情绪好，吃奶后 1 小时或洗澡后 • 操作者情绪好
2. 解释沟通	◆向家属解释触觉训练的目的和方法，使其愿意接受，积极配合 ◆关注家庭成员之间的焦虑点，有针对性地进行沟通	• 语言表达良好，与家属沟通有效 • 解释语言通俗易懂
3. 训练步骤 图 3-82　触觉球手臂滚动	◆新生儿（裸露皮肤）仰卧在床上 ◆操作者手拿触觉球在新生儿身上依次进行滚动（图 3-82）	• 胸部避开乳头画“8”字滚动 • 腹部顺时针滚动 • 翻身时注意保护好新生儿头颈部 • 滚动时手法轻柔，胸腹部不可太用力，以免引起溢奶 • 操作时要使用儿语与新生儿进行沟通 • 每次 3~5 分钟即可
图 3-83　触觉球腿部滚动	◆顺序：左手掌→左手臂→右手掌→右手臂→胸部→腹部→左足掌→左腿部→右足掌→右腿部→背部→臀部（图 3-83）	• 胸部避开乳头画“8”字滚动 • 腹部顺时针滚动 • 翻身时注意保护好新生儿头颈部 • 滚动时手法轻柔，胸腹部不可太用力，以免引起溢奶 • 操作时要使用儿语与新生儿进行沟通 • 每次 3~5 分钟即可
4. 整理记录	◆物品归位 ◆洗手、记录	• 记录时间
5. 健康宣教	◆新生儿触觉训练的具体方法 ◆新生儿触觉训练的必要性和重要性	• 知识点通俗易懂，表达合理、有效

四、评价

（1）熟悉操作流程，操作规范，动作轻柔。
（2）操作过程中注意观察新生儿的反应。
（3）语言表达良好，与家属沟通有效。

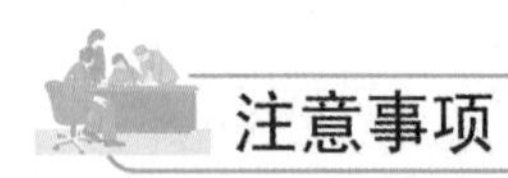

注意事项

（1）新生儿触觉训练时注意观察新生儿的配合情况，发现异常及早就医。

（2）新生儿吃奶后1小时或洗澡后可进行触觉训练，每日可进行多次，但每次时间不宜过久。

（3）触觉球的大小、硬度等选择要适当，并注意定期清洁触觉球。

知识拓展

触觉的发育形成过程

当精子与卵子结合形成受精卵后，受精卵便开始快速分裂，形成具有三层细胞组织的胚胎。胚胎的最内层称为内胚层，它形成我们的内脏和血管里的细胞组织系统；中间一层称为中胚层，形成我们的肌肉、呼吸器官、消化系统和骨骼；最外面一层称为外胚层，它会变成我们的皮肤、头发、指甲和神经系统。也就是说，皮肤与神经系统的形成材料是一致的，都是从胚胎外层发育而来，它们同根同源。

胎儿发育到第7周，口周围就开始形成触觉感受器，随后经面部向四肢及全身发育；胎儿发育到第11周，手和足形成肤觉感受器；胎儿第20周感受器遍及全身皮肤；到第29周最终形成从外周到皮质感觉通路。

因此，通过触觉刺激、触觉按摩、触觉抚触可以发展人体的神经通路，是神经系统发展的基础。

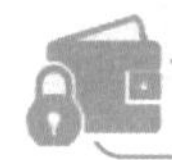

任务评价

见表3-40。

表3-40　新生儿触觉训练任务评价表

项目	评价标准
知识掌握	说出婴儿感知觉发展特点（10分） 说出婴儿触觉发育特点（15分） 说出新生儿触觉训练方法（15分） 回答熟练、全面、正确
操作能力	能正确判断新生儿触觉发展情况（15分） 能正确掌握新生儿触觉训练方法（15分） 操作要娴熟、正确、到位
人文素养	有爱婴观念（10分） 对家庭成员的解释工作准确、到位（10分）； 具备有效沟通的能力（10分）
总分（100分）	

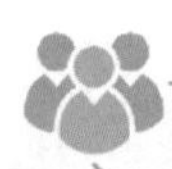

同步测试

同步测试

任务四

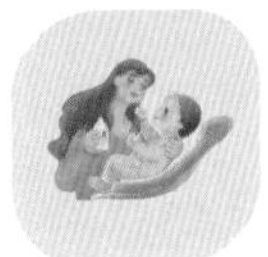

新生儿抬头训练

任务描述

王某，28 岁，第 1 胎，足月顺产一女婴。该婴儿出生体重 3 500 g。经检查新生儿健康状况良好，现出生 3 周。一家人为新生儿抬头训练的问题意见不统一。宝宝的奶奶认为应该不干预，顺其自然，宝宝的妈妈认为抬头训练可以开发宝宝的大脑。作为母婴护理员的你此时应该如何指导？

工作任务：

1. 请为该家庭成员讲解新生儿抬头训练的好处，并为该女婴进行抬头训练。
2. 请为该家庭成员进行新生儿抬头训练的健康宣教。

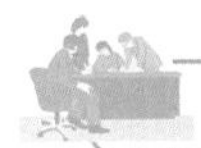

任务分析

新生儿抬头训练

完成该任务需要母婴护理员具备爱婴、护婴的职业素养，具备一定的沟通能力；需要知悉新生儿大脑、神经系统发育等特点，新生儿抬头训练的操作要点；需要完成新生儿抬头训练的操作流程。

在任务实施过程中，要注意新生儿的安全，动作要轻柔，包裹松紧要适度，可与新生儿进行目光交流及儿语沟通。与家属沟通时要用通俗易懂的语言，使其尽快掌握新生儿抬头训练的方法。

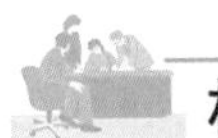

相关知识

新生儿一般在 3 个月左右的时候能够抬头，如若不能，会影响到新生儿的颈部发育和成型。在新生儿 3 个月左右时可为新生儿进行抬头训练。因新生儿的身体和骨骼较为柔软，母婴护理员要注意新生儿抬头训练的技巧与方法，促进新生儿潜能得到充分开发。

一、新生儿抬头训练的目的

脊柱是人体的主梁，上承头部下接骨盆，在解剖学上，人的脊柱是呈 S 形，具有一定的生理性弯曲，可减轻走、跑、跳等动作发生时的震动，保护重要脏器。新生儿抬头训练可锻炼新生儿肌肉，增加肺活量，促进大脑发育。

二、新生儿抬头训练的好处

（1）能够让新生儿的颈曲得到成型和发育。

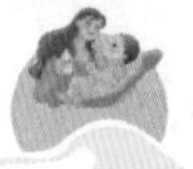
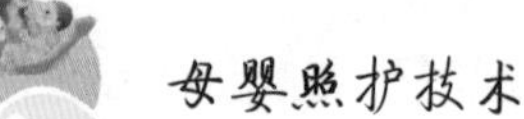

（2）新生儿的视野会更加开阔，从不同角度观察新的事物，有利于新生儿的智力发育。
（3）能锻炼新生儿全身的肌肉。
（4）促进身体血液循环。
（5）增大肺活量，有利于呼吸道疾病的预防。

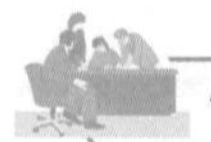

任务实施

一、评估

（1）检查新生儿状况，了解新生儿有无哭闹、饥饿等异常情况。
（2）评估新生儿家属对新生儿抬头训练知识的了解程度。

二、计划

（1）环境准备：环境干净整洁，光线适宜，温、湿度适宜，训练场地不能有障碍物、坚硬的物件。
（2）操作人员准备：着装整洁，剪短指甲，去除手腕部饰品，清洁并温暖双手，戴口罩。
（3）新生儿准备：睡醒、情绪好的状态，饭后至少半小时以上，新生儿仰卧或趴于床上。
（4）用物准备：小铃铛、小布锤等带有声音的小玩具。

三、实施

见表3-41。

表 3-41　新生儿抬头训练操作流程

操作步骤	操作过程	要点说明与注意事项
1. 准备 图3-84　有声玩具	◆环境准备 ◆操作人员准备 ◆新生儿准备 ◆用物准备（图3-84） 准备充足、合理	•训练场地安全 •光线充足 ◆喂奶后至少半小时，以防新生儿刚吃完奶后吐奶 ◆新生儿最好是睡醒、情绪好的状态
2. 解释沟通	◆向产妇及其家属讲解新生儿抬头训练的目的和方法，使其愿意接受，积极配合 ◆关注产妇及其家属的焦虑点，有针对性地进行沟通	•语言表达良好，与产妇及其家属沟通有效 •解释语言通俗易懂

续表

操作步骤	操作过程	要点说明与注意事项
3. 训练步骤 图 3-85　抬头训练	◆母婴护理员将一手打开 ◆将新生儿的一只手放于母婴护理员手心中，顺势托起新生儿下颌部 ◆另一手托起新生儿头颈部，使新生儿俯卧 ◆把新生儿腿放好，让新生儿双手置于下颌处 ◆双手轻轻抚摸新生儿脊柱，促使新生儿抬头 ◆用小铃铛在新生儿头部稍前方 20~40 cm 处轻轻摇晃（图 3-85） ◆吸引新生儿抬头 ◆每天可进行 4~5 次抬头训练，每次锻炼 1 分钟左右 ◆锻炼完恢复仰卧位	• 室内温度适宜 • 注意观察新生儿的状态 • 操作动作轻柔，并用儿语与宝宝沟通
4. 整理记录	◆物品归位 ◆洗手、记录	• 注意观察新生儿反应
5. 健康宣教	◆新生儿生抬头训练的目的与好处 ◆新生儿抬头训练的注意事项 ◆新生儿抬头训练的必要性和重要性	• 知识点通俗易懂，表达合理、有效

四、评价

（1）熟悉操作流程，步骤准确、规范，动作轻柔。

（2）操作过程中注意观察新生儿的反应。

（3）语言表达良好，与家属沟通有效。

注意事项

（1）吸引新生儿对玩具的注意力，引导新生儿做抬头动作，也要注意休息，每次 1 分钟左右，每天 4~5 次。

（2）练习场地不要有任何障碍物或者尖锐的东西，以防伤害新生儿。

（3）开始练习时，新生儿可能会哭闹或者不配合，要多些耐心。

（4）操作动作轻柔，使用儿语与宝宝沟通。

知识拓展

新生儿潜能开发

新生儿潜能开发是指给予新生儿大脑丰富的刺激，促进大脑和体格的发育。根据新生儿大脑和神经系统发育特点，可进行新生儿感知觉、语言和社会行为等训练，充分开发新生儿的潜能。

潜能开发的黄金期可分为三个阶段：0~3 岁是黄金期的第一阶段，大脑在此阶段可发展至 60%，是最重要的阶段；3~6 岁是黄金期的第二阶段，大脑在此阶段可发展至 80%；6~10岁后是黄金期的第三阶段，大脑在此阶段可发展至 90%。掌握黄金期给予适当启发，可为新生儿身心发展奠定良好的基础。

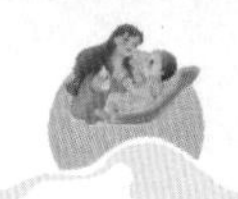

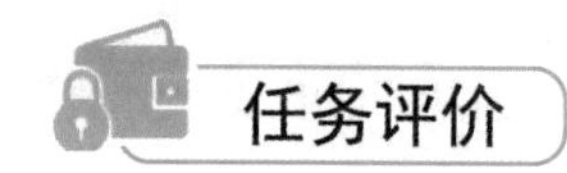

任务评价

见表 3-42。

表 3-42　新生儿抬头训练任务评价表

项目	评价标准
知识掌握	说出新生儿抬头训练的目的（10 分） 说出新生儿抬头训练的注意事项（15 分） 说出新生儿抬头训练的步骤（15 分） 回答熟练、全面、正确
操作能力	能正确判断新生儿日常表现是否正常（15 分） 能正确掌握新生儿抬头训练的步骤（15 分） 操作要娴熟、正确、到位
人文素养	有爱婴观念（10 分） 对家庭成员的解释工作准确、到位（10 分） 具备有效沟通的能力（10 分）
总分（100 分）	

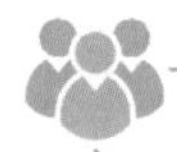

同步测试

同步测试

项目一　饮食照护

【项目介绍】

婴儿生长发育速度快，对营养的需求相对较大，但消化系统功能尚未发育成熟，消化能力比成年人差。因此，母婴护理员必须根据婴儿咀嚼能力和消化道发育的特点适当添加辅食，工作内容主要包括婴儿汁状辅食和婴儿泥糊状辅食的制作。

【知识目标】

了解婴儿辅食制作原则；
熟悉婴儿辅食添加的顺序；
掌握婴儿辅食制作方法。

【技能目标】

能正确为不同月龄婴儿推荐并制作辅食。

【素质目标】

具有高度的责任心、爱心；
具有良好的沟通协调能力；
具有爱婴、护婴的服务意识。

任务一

制作婴儿汁状辅食

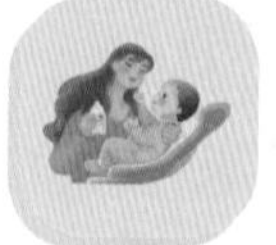

任务描述

晨晨，4 个月。该婴儿一直是纯母乳喂养，到了该添加辅食的时间，一家人为如何给宝宝添加辅食的问题意见不统一。宝宝爸爸认为先添加米粉，而宝宝妈妈则主张听母婴护理员的安排，应该根据宝宝消化能力合理搭配，避免出现消化不良等肠道问题。

工作任务：

1. 请为该宝宝推荐几种汁状辅食并制作其中一种。
2. 请为该家庭成员进行婴儿辅食添加的宣教。

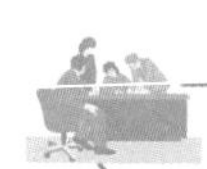

任务分析

制作婴儿汁状辅食

完成该任务需要母婴护理员具备爱婴、护婴的职业素养，具备制作膳食的动手能力和与人沟通的能力；需要知悉婴儿期辅食添加的原则，能根据婴儿身体发育特点设计并推荐食谱，独立完成辅食制作，并获得家庭成员的认可。

在任务实施过程中，要注意食材的卫生新鲜，制作的婴儿辅食既保证营养又符合婴儿饮食习惯。与婴儿家属沟通时要用通俗易懂的语言，同时避免家庭矛盾的产生。

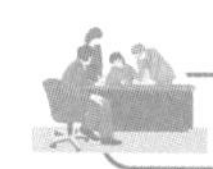

相关知识

辅食是以满足食物转换期的婴儿热能及各种营养素需要（除乳类外）的辅助食物。辅食不是“副食”，是婴儿由液体食物向固体食物过渡阶段的主要食物。婴儿养成良好的进食习惯也是从辅食添加开始的。为婴儿添加辅食，不仅能培养婴儿主动进食的能力，还有利于婴儿咀嚼能力和语言能力的发展。一般在婴儿 4~6 个月时开始添加。根据婴儿的消化特点首先添加的是汁状辅食，其次是泥糊状辅食，然后是块状辅食。

一、辅食添加的原则

（1）由一种到多种。开始只能给婴儿吃一种与月龄相适宜的辅食，每一种食物应经过 3~5 天的适应期，再添加另一种食物。适应多种单一食物后方可两种或两种以上食物混合食用。

（2）由少量到多量。每一种食物在刚添加时由 5~10 ml 开始，如食用后无消化不良、过敏等情况，可逐渐增至 30~40 ml；随着婴儿月龄的增长，每次辅食的摄入量逐渐增加，添加辅食的频率也可适当增加。

（3）由稀到稠。辅食添加应从流质饮食开始，逐渐过渡到半流质饮食，最后再到固体饮食。以谷类为例，可按照米汤→稀粥→浓稠粥→软饭的顺序依次进行添加。

（4）由细到粗。添加泥糊状食物的颗粒从细小逐渐变粗大，细小是指细腻到没有颗粒感的程度；粗大是指食物颗粒逐渐增大。如从菜汁→菜泥→菜末→碎菜，或从肉泥→肉末→肉丁→肉丝→肉片，均属于从细到粗的变化过程。

（5）少盐、少糖、忌油腻。由于婴儿肾脏功能发育不完善，过多盐分摄入会增加肾脏负担。制作 8 个月内的婴儿食物不宜加盐；此外，糖分也应控制，过高的糖量可导致腹泻、肥胖等问题。膳食的制作避免油炸，高温会破坏营养素，且油炸后的高脂食物不易消化，增加肠胃负担。

二、辅食添加的顺序

见表 4–1。

表 4–1　婴儿期辅食添加的顺序

月龄	推荐辅食
3~4 个月	菜水、果汁、米汤等汁状辅食
5~6 个月	米粉糊、稀粥糊、蛋黄糊、蔬菜糊、水果糊等糊状辅食
7~9 个月	菜末泥、稠粥、软面条、蛋黄羹、肝泥、肉末泥、鱼泥、软豆腐等泥状辅食（小颗粒）
10~12 个月	软米饭、面片、碎菜、碎肉、小馄饨等小块状辅食（大颗粒）

三、辅食添加的注意事项

（1）添加婴儿辅食要符合循序渐进的原则，首选水果、蔬菜、大米等食物。

（2）添加婴儿辅食要经过试食、适应、喜欢的过程，婴儿接受后再添加新种类辅食。

（3）制作婴儿辅食不宜添加味精、鸡精、酱油、花椒等调味品，以免刺激婴儿胃肠道，长期食用还可导致挑食的不良习惯。应以天然食物为主，均衡膳食。

（4）添加婴儿辅食要定时定量，新种类辅食的试食量要从少到多。

（5）婴儿辅食烹饪要适度，同时要注意饮食卫生。

（6）添加婴儿辅食时不宜以水果代替蔬菜。

四、婴儿汁状辅食推荐

（1）婴儿可食用的水果汁有苹果汁、橙汁、西瓜汁、梨汁、桃汁、草莓汁等。水果汁常用制作方法为直接压榨，榨出的汁液再加入同比例温开水调和；也有一些水果可以切块水煮，如苹果和梨。

（2）婴儿可食用的蔬菜汁有胡萝卜汁、小白菜汁、卷心菜汁、芹菜汁、菠菜汁、白萝卜汁等。蔬菜汁常用制作方法是蔬菜洗净、去皮、切配后加入适量水煮沸，过滤取汁。

（3）婴儿可食用的谷物类汁有大米汤、小米汤等。

（4）婴儿可食用的复合汁（两种或两种以上的食物制作而成的汁）有牛奶苹果汁、三色果蔬汁（黄瓜、苹果、紫甘蓝）、山药莲藕汁、混合果汁（苹果、白梨、火龙果）等。复合汁可使用辅食料理机制作。

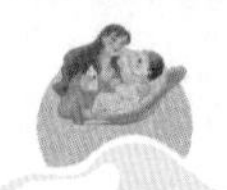

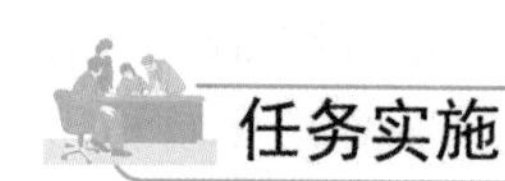

任务实施

一、评估

(1) 了解婴儿是否符合添加辅食的月龄，熟悉婴儿辅食添加的时间，是否接受辅食添加。
(2) 评估婴儿家属对制作汁状辅食知识的了解程度。

二、计划

(1) 环境准备：环境整洁、干净卫生。
(2) 操作人员准：穿工作服，长发盘起、剪短指甲，去除饰品，清洁双手，戴口罩。
(3) 物品准备：灶具、炊具、餐具、所需食材。

三、实施

见表4-2、表4-3。

表4-2 婴儿汁状辅食推荐表

类别	制作方法
橙汁	将鲜橙横切一刀，用榨汁器手工榨汁，过滤后加适量温开水
苹果汁（生）	洗净、去皮、去核、切块，用榨汁器榨汁，过滤后加适量温开水
胡萝卜水	洗净、切丁放入锅中，加入适量水，大火煮沸转小火煮软，压碎过滤
青菜水	洗净、切碎，锅中加入适量水煮沸后放入碎菜，小火煮2~3分钟，压碎过滤

表4-3 苹果汁（熟）的制作流程

操作步骤	操作过程	要点说明与注意事项
1. 准备 图4-1 食材	◆环境准备 ◆操作人员准备 ◆用物准备（图4-1） 准备充足、合理	• 操作人员注意个人卫生 • 食材新鲜、取材合理
2. 解释沟通	◆向家属解释辅食对婴儿生长发育的重要性（苹果汁），使其愿意接受，积极配合 ◆关注家庭成员之间的焦虑点，有针对性地进行沟通	• 语言表达良好，与家属沟通有效 • 解释语言通俗易懂
3. 清洗、切配食材 图4-2 苹果切块	◆苹果洗净、削皮、去核、切块（图4-2）	• 苹果切块的大小以1 cm见方小块为宜

续表

操作步骤	操作过程	要点说明与注意事项
4. 制作流程 图 4-3　装入食器	◆锅内加水烧开，把苹果块放入开水中，加盖煮沸 8~10 分钟 ◆使用碾磨碗碾碎、滤网过滤、取汁 ◆倒入奶瓶，温度适宜后再食用（图 4-3）	• 开水下锅 • 过滤无渣 • 防止烫伤
5. 整理记录	◆清洗并整理厨具，摆放整齐 ◆打扫台面及地面卫生，无水渍	• 注意垃圾及时清理丢弃 • 注意厨具摆放利于使用习惯
6. 健康宣教	◆婴儿辅食添加时间 ◆婴儿辅食添加原则 ◆婴儿辅食添加顺序	• 知识点通俗易懂，表达合理、有效

四、评价

（1）熟悉操作流程，步骤准确，动作规范。

（2）厨房卫生保持整洁干净。

（3）语言表达良好，与婴儿及其家属沟通有效。

注意事项

（1）操作过程中注意选择食材应新鲜、有机，制作环节注意卫生。

（2）操作过程规范，注意刀具使用安全。

知识拓展

婴儿期的优选蔬果

深绿色叶状蔬菜和橙黄色蔬菜含有较高的维生素 C、维生素 B_2、胡萝卜素和丰富的矿物质（如钙、磷、铁、铜等）。比较适合婴幼儿食用的蔬菜有油菜、小白菜、菠菜、苋菜、莴笋叶、圆白菜、胡萝卜、西红柿等。

水果中的有机酸能促进婴幼儿的食欲，有帮助消化的作用。适合婴幼儿食用的水果有苹果、柑橘、香蕉、桃、葡萄、梨、芒果、木瓜等。

水果与蔬菜所含营养成分不尽相同，两者不能相互替代。

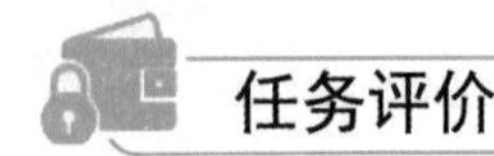

任务评价

见表4-4。

表4-4　制作婴儿汁状辅食任务评价表

项目	评价标准
知识掌握	说出婴儿期辅食添加的时间（10分） 说出婴儿期辅食添加的原则（15分） 说出婴儿期辅食添加的顺序（15分） 回答熟练、全面、正确
操作能力	能正确熟练掌握婴儿期辅食制作的方法（15分） 能正确掌握婴儿期辅食添加的顺序（15分） 操作要娴熟、正确、到位
人文素养	有爱婴观念（10分） 对家庭成员的解释工作准确、到位（10分） 具备有效沟通的能力（10分）
总分（100分）	

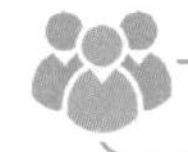

同步测试

同步测试

任务二

制作婴儿泥糊状辅食

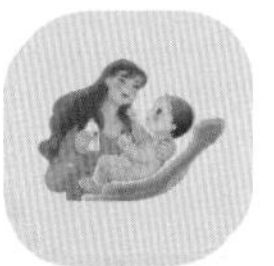

任务描述

桐桐，8个月。该婴儿一直采用人工喂养，目前已添加辅食3个月，喜欢吃的食物有十几种。最近体检时，儿科保健医生说："宝宝有点缺铁，应注意食补。"一家人为如何给宝宝补铁的问题发愁。宝宝该吃点什么呢？大家七嘴八舌讨论了许久，也不知该如何做。如果你是母婴护理员，你会为该宝宝做哪些补铁的辅食？

工作任务：

1. 请为该宝宝推荐几种利于补铁的泥糊状辅食并制作其一。
2. 请为该家庭成员进行婴儿泥糊状辅食制作的知识宣教。

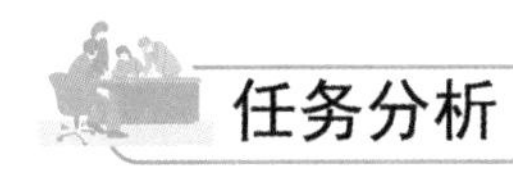

任务分析

制作婴儿泥糊状辅食

完成该任务需要母婴护理员具备制作泥糊状辅食的动手能力，具备与人沟通的能力；需要知悉婴儿泥糊状辅食制作的材料选择，能独立完成泥糊状辅食的制作。

在任务实施过程中，要注意食材的卫生新鲜，制作的婴儿辅食既要保证营养又要符合婴儿饮食习惯。与婴儿家属沟通时要用通俗易懂的语言，同时避免家庭矛盾的产生。

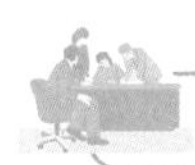

相关知识

一、辅食添加的原则（详见任务一）

二、辅食添加的顺序（详见任务一）

三、辅食添加的注意事项（详见任务一）

四、婴儿泥糊状辅食推荐

（1）婴儿可食用的水果泥有苹果泥、香蕉泥、火龙果泥等。由于这些水果容易氧化，可在制作过程中加少量新鲜的柠檬汁，可以防止变色且不影响口感。

（2）婴儿可食用的蔬菜泥有胡萝卜泥、青菜泥、土豆泥、红薯泥等。带皮的食材都要去皮，放入蒸锅中蒸熟，再入料理机里打泥；叶类的食材焯水后制成泥。

（3）婴儿可食用的谷物泥有粥、烂面条等。

（4）婴儿可食用的还有肉泥、鱼泥、肝泥和蛋黄羹等。肉类食物洗净，冷水入锅，放入姜片去腥，煮熟后捞出制成泥。肉可以和蔬菜一起制成泥。

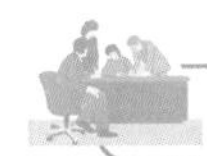

任务实施

一、评估

（1）了解婴儿是否到了添加泥糊状辅食的月龄，熟悉婴儿辅食开始添加的时间，是否接受辅食添加。

（2）评估婴儿家属对制作泥糊状辅食知识的了解程度。

二、计划

（1）环境准备：环境整洁、干净卫生。

（2）操作人员准备：穿工作服，长发盘起、剪短指甲，去除饰品，清洁双手，戴口罩。

（3）物品准备：灶具、炊具、餐具、所需食材。

三、实施

见表4-5、表4-6。

表4-5　补铁泥糊状辅食推荐

类别	制作方法
蛋黄泥	鸡蛋煮熟、剥出蛋黄碾碎，加入温开水调和
强化铁米粉泥	根据米粉说明书合理调配
猪肝瘦肉粥	猪肝、瘦猪肉洗净剁碎，大米洗净一起放入锅中，加水煮熟，倒入辅食料理机里打成泥糊状。年龄稍大宝宝可直接食用

表4-6　鸡肝泥的制作流程

操作步骤	操作过程	要点说明与注意事项
1. 准备 图4-4　鸡肝准备	◆环境准备 ◆操作人员准备 ◆用物准备（图4-4） 准备充足、合理	• 操作人员注意个人卫生 • 食材新鲜、取材合理
2. 解释沟通	◆向家属解释辅食对婴儿生长发育的重要性（鸡肝泥），使其愿意接受，积极配合 ◆关注家庭成员对辅食添加的疑惑点，有针对性地进行沟通	• 语言表达良好，与家属沟通有效 • 解释语言通俗易懂
3. 清洗、切配食材	◆鸡肝去除筋膜，洗净备用	• 鸡肝应提前浸泡2小时
4. 制作流程 图4-5　鸡肝泥成品	◆锅中倒入冷水，放入鸡肝，水沸捞出鸡肝，去除腥味 ◆将焯水后的鸡肝热水下锅，煮10~15分钟，捞出沥水，晾凉备用 ◆碾磨碗碾碎，或用勺子碾压成泥 ◆倒入碗中，可加温水调制成糊，温度适宜后再食用（图4-5）	• 鸡肝焯水时应冷水下锅 • 防止烫伤
5. 整理记录	◆清洗并整理厨具，摆放整齐 ◆打扫台面及地面卫生，无水渍	• 注意垃圾及时清理丢弃 • 注意厨具摆放利于使用习惯
6. 健康宣教	◆婴儿辅食添加时间 ◆婴儿辅食添加原则 ◆婴儿辅食添加顺序	• 知识点通俗易懂，表达合理、有效

四、评价

（1）熟悉操作流程，操作步骤规范。

（2）厨房卫生保持整洁干净。

（3）语言表达良好，与婴儿及其家属沟通有效。

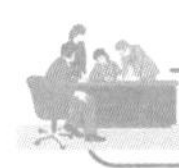

注意事项

（1）操作过程中注意手部卫生。

（2）操作过程中规范操作，注意刀具、炊具使用安全。

任务评价

见表 4-7。

表 4-7　制作婴儿泥糊状辅食任务评价表

项目	评价标准
知识掌握	说出婴儿期泥糊状辅食添加的原则（10 分） 说出婴儿期泥糊状辅食食材的选择范围（15 分） 说出婴儿期泥糊状辅食制作的方法（15 分） 回答熟练、全面、正确
操作能力	能熟练制作泥糊状辅食（15 分） 能正确对家属进行泥糊状辅食制作的宣教（15 分） 动作要娴熟、准确、到位
人文素养	有爱婴观念（10 分） 对家庭成员的解释工作准确、到位（10 分） 具备有效沟通的能力（10 分）
总分（100 分）	

同步测试

同步测试

项目二　生活照护

【项目介绍】

婴儿各个系统及器官的生理功能尚未发育完全，免疫功能低下，对外界适应能力较差，是婴幼儿阶段发病率和死亡率较高的时期。因此，母婴护理员应加强婴儿期的生活照护，主要包括婴儿衣物、被褥清洁与消毒，婴儿玩具清洁与消毒，婴儿习惯培养（一日作息），婴儿出行物品准备，为婴儿测量身长、体重、头围、胸围。

【知识目标】

了解婴儿生理结构特点；
熟悉婴儿常用的生活照护常识；
掌握婴儿生活照护的内容及方法。

【技能目标】

能判断婴儿外观、日常表现是否正常；
能正确规范实施婴儿日常生活护理的各项技术操作。

【素质目标】

具有高度的责任心、爱心；
具有良好的沟通协调能力；
具有爱婴、护婴的服务意识。

任务一 婴儿衣物、被褥清洁与消毒

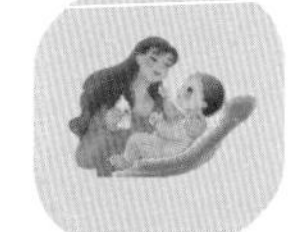

任务描述

赵某，26岁，足月顺产一男婴。该婴儿出生时体重3 500 g。现婴儿6个月。赵女士已休完产假，宝宝由奶奶照看。为更好地照顾宝宝，赵女士一家决定聘请母婴护理员，协助宝宝奶奶完成宝宝的日常生活照护。

工作任务：

1. 请为该宝宝进行衣物、被褥的清洁与消毒。
2. 请为该家庭成员进行婴儿衣物、被褥清洁与消毒的健康宣教。

任务分析

婴儿衣物、被褥的清洁与消毒

婴儿体表面积较大，皮肤较薄，抵抗力弱，因此与婴儿皮肤密切接触的衣物、被褥需要经常消毒。婴儿的衣物、被褥和其他床上用品可通过太阳照射消毒。完成该任务需要母婴护理员具备爱婴、护婴的职业素养，具备一定的沟通能力；需要知悉婴儿衣物、被褥消毒的操作步骤、要点和注意事项。

在任务实施过程中，母婴护理员要注意尊重家庭的生活习惯，要及时与家属进行沟通，沟通时要用通俗易懂的语言，使其尽快掌握婴儿衣物、被褥清洁与消毒的技巧和注意事项。

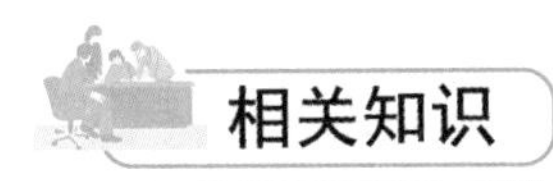

相关知识

婴幼儿的衣物、被褥需要分开清洗和消毒。婴幼儿的衣物清洗时应注意不能使用除菌剂、漂白剂。内外衣物要分开清洗，尽量手洗，若用洗衣机洗应专用，单独清洗，与成人的衣物分开。婴幼儿被褥应专人专用。

一、婴儿衣物、被褥洗衣液的选择

婴儿衣物、被褥洗衣液要挑选婴儿专用洗衣液，注意洗涤成分中不要含有磷、铝、荧光增白剂等有害物质。普通洗衣液中很多成分残留在衣物中会对宝宝皮肤造成伤害，因此禁止使用普通洗衣液清洗婴儿衣物。在选择婴儿洗衣液时一定要留意是否添加了化学成分。护理人员应选择植物配方、pH 值中性、环保、温和的洗衣液，它不但可减少刺激宝宝肌肤，而且具备针对婴儿衣物常见污渍的清洗效果。

二、婴儿衣物、被褥清洁与消毒

（1）在进行婴儿衣物、被褥清洁与消毒前要充分了解婴儿的身体与皮肤状况，排除感染性疾病或皮肤疾病。

（2）婴儿衣物、被褥清洁尽量用热水手洗，阳光消毒婴儿衣物、被褥为首选杀菌方式。

（3）婴儿衣物、被褥清洁与消毒要使用专门的洁具。

（4）婴儿衣物与被褥要分开清洗。

（5）市面上很多干洗剂含有甲醛及高氯酸乙烯等致癌成分，因此婴儿的衣物清洁不宜用干洗剂。

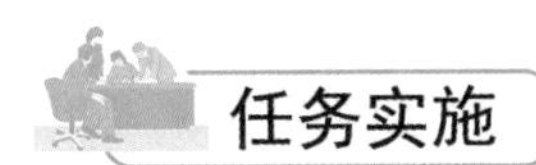

任务实施

一、评估

（1）评估婴儿皮肤状况，针对婴儿特点选用专门的洗衣液。

（2）评估家庭成员对婴儿衣物、被褥清洁消毒知识的了解程度。

二、计划

（1）环境准备：干净、整洁、明亮、安全。

（2）操作人员准备：戴手套、口罩，穿隔离衣，自来水装置。

（3）用物准备：婴儿衣物、被褥、婴儿专用洗涤/消毒剂、浸泡容器、水。

三、实施

见表 4-8。

表 4-8　婴儿衣物、被褥清洁与消毒操作流程

操作步骤	操作过程	要点说明与注意事项
1. 准备 图 4-6　婴儿衣物	◆环境准备 ◆操作人员准备 ◆用物准备（图 4-6） 准备充足、合理	•物品准备齐全 •使用婴儿专用洗涤/消毒剂 •浸泡容器要专人专用
2. 解释沟通	◆向产妇及其家属解释婴儿衣物、被褥清洁与消毒的目的和方法，使其放心并欣然接受 ◆关注家庭成员的衣物、被褥清洗消毒习惯，有针对性地进行沟通	•语言表达良好，与家庭成员沟通有效 •解释语言通俗易懂
3. 清洁 图 4-7　衣物浸泡	◆用专用容器，先把婴儿衣物、被褥用热水浸泡，温度以 50~60 ℃为宜，浸泡后用手轻轻搓揉，然后再用热水漂洗干净（图 4-7） ◆婴儿衣物、被褥清洁需要用专用的容器，不能混用，以免交叉感染	•如有感染性疾病的婴儿衣物应先浸泡消毒 30 分钟，再进行清洗 •清洗多遍直至干净
4. 消毒 图 4-8　衣物消毒	◆将婴儿专用消毒剂按说明书的比例兑好水 ◆将清洗干净的衣物、被褥放入盆中浸泡 30 分钟（图 4-8） ◆用清水冲洗，直至无泡沫 ◆清洁、消毒完毕后，将衣物、被褥晾晒好。衣物置于太阳底下曝晒至少 1 小时。被褥置于太阳底下曝晒 6 小时，每 2 小时翻一面，使各个面均能受到阳光照射	•婴儿衣物、被褥需要选择婴儿专用的消毒剂。禁止使用含氯的消毒剂来洗，如 84 消毒液。含氯消毒剂对宝宝皮肤有刺激性，且难以漂洗干净，可对宝宝肌肤造成影响 •要清洗彻底干净 •阳光中的紫外线具有较强的杀菌功能
5. 整理记录	◆物品归位 ◆洗手、记录	•将婴儿洗涤、消毒物品放置于婴儿够不到的阴凉干燥处 •婴儿专用的洗涤盆清洗干净晾干，放置于干净的地方
6. 健康宣教	◆婴儿衣物、被褥的选择 ◆婴儿衣物、被褥洗涤与消毒物品的选择 ◆婴儿衣物、被褥的洗涤盆要专人专用	•知识点通俗易懂，表达合理、有效

四、评价

（1）熟悉操作流程，操作步骤准确。

（2）语言表达良好，与家属沟通有效。

注意事项

（1）若婴儿患有感染性疾病或皮肤病，衣物、被褥在清洗之前应先浸泡消毒30分钟，再进行清洗。

（2）婴儿衣物、被褥需要选择婴儿专用的消毒剂。禁止使用含氯的消毒剂，含氯消毒剂对宝宝皮肤有刺激性，且难以漂洗干净，会对宝宝肌肤造成刺激。

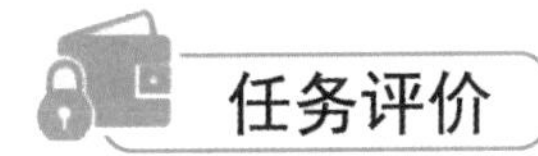

婴儿衣物的正确选择方法

婴儿的皮肤柔软，父母对于婴儿衣物的选择应慎重，给婴儿选择衣物应注意以下几点。

1. 选择A类产品

A类产品即为可以直接接触婴儿皮肤的衣物。同时衣物要选择正规厂家，且衣物的包装内有产品的合格证、产品执行标准和产品质量等信息。

2. 选择纯棉衣物

婴儿新陈代谢快、皮肤娇嫩，容易过敏，因此在选择婴儿衣物时最好选择纯棉质地的。

3. 选择浅色衣物

婴儿的皮肤很薄，深颜色的衣物易刺激皮肤，同时婴儿喜欢咬衣物，很容易把染料吞进口中，影响身体健康。

4. 选择无纽扣的衣物

给婴儿选择无纽扣的衣物可防止误食，避免气管异物的发生。

任务评价

见表4-9。

表4-9 婴儿衣物、被褥清洁与消毒任务评价表

项目	评价标准
知识掌握	说出婴儿衣物、被褥清洁与消毒的操作步骤（10分） 说出婴儿衣物、被褥清洁与消毒的注意事项（15分） 说出婴儿患有感染性疾病或皮肤病衣物、被褥清洁与消毒的处理（15分） 回答熟练、全面、正确
操作能力	能正确选择婴儿衣物、被褥的洗涤与消毒用品（15分） 能正确掌握婴儿衣物、被褥清洁与消毒的步骤（15分） 操作要娴熟、正确、到位
人文素养	有爱婴观念（10分） 对家庭成员的解释工作准确、到位（10分） 具备有效沟通的能力（10分）
总分（100分）	

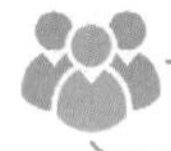

同步测试

同步测试

任务二 婴儿玩具清洁与消毒

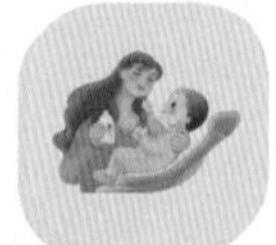

任务描述

张某，29岁，足月剖宫产一男婴。该男婴10个月。男婴喜欢各种玩具，为了保证宝宝健康，请完成以下任务。

工作任务：

1. 请为该男婴的玩具进行清洁与消毒。
2. 请为该家庭成员进行玩具清洁与消毒的健康宣教。

任务分析

婴儿玩具的清洁与消毒

母婴护理员完成该任务需要具备爱婴、护婴的职业素养，具备一定的沟通能力；需要知悉婴儿玩具的清洁与消毒的操作步骤和要点；需要完成玩具的分类、选择玩具清洁与消毒的方法、玩具清洁与消毒后的处理等操作流程。保证婴儿用具的清洁，有利于保障婴儿生活健康。

在任务实施过程中，要注意纸质读物、纸质玩具或拼图类物品不适合用水清洁，可直接放置于阳光下曝晒，以达到消毒的目的。使用肥皂液清洁的玩具，在清洁、消毒后要注意完全清洗干净，避免肥皂液的残留。

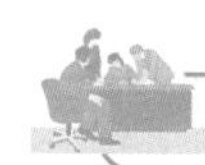

相关知识

玩具是婴儿成长过程中亲密的好伙伴，婴儿在玩耍过程中时常喜欢将玩具随手乱扔及放入口中。由于婴儿抵抗力弱，适应外界环境能力较差，应对玩具进行严格的清洁与消毒，为婴儿健康成长提供保障。

一、婴儿玩具的分类

婴儿玩具种类多种多样，不同的玩具类型清洁与消毒的方法也不同。婴儿玩具主要分为铁质玩具、塑料玩具、木质玩具、毛绒玩具、橡胶玩具以及高档电动、电子玩具等。

二、婴儿玩具清洁与消毒的方法

（1）铁质玩具。先用肥皂水擦洗，然后用流动自来水冲洗干净后再放在阳光下曝晒消毒。

（2）塑料玩具。先用肥皂水擦洗，然后再用流动自来水冲洗干净，最后消毒。

（3）木质玩具。先用肥皂水擦洗，然后再用流动自来水冲洗干净，消毒后可选择在室内晾干或在阳光下晒干。

（4）毛绒玩具。毛绒玩具上的病原微生物是所有玩具中最多的。清洗毛绒玩具前，首先将毛绒玩具内的填充物取出放在太阳下曝晒，用肥皂水清洁毛绒玩具外套，然后用流动自来水清洗干净毛绒玩具外套，最后将清洗干净的毛绒外套放置太阳下曝晒。

（5）橡胶玩具。先用肥皂水擦洗，接着用流动自来水冲洗干净，然后用浸泡法消毒。若橡胶玩具为空心玩具，需要把玩具底部的口哨挖出来后用清水清洗，最后把橡胶玩具晾干（内空且有口哨的玩具需要将橡胶玩具内的水挤出并晾干再装上口哨）。

（6）高档电动、电子玩具。此类玩具是婴儿比较喜欢的一类玩具。清洁此类玩具不能用水洗，也不能使用消毒液浸泡消毒，应定期使用75%乙醇棉球擦拭婴儿经常抚摸的部分进行清洁与消毒。

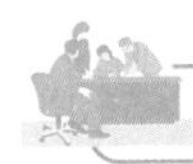

任务实施

一、评估

（1）确定玩具的类型，针对不同类型的玩具采用不同的清洁与消毒方法。

（2）评估家庭成员对婴儿玩具清洁与消毒知识的了解程度。

二、计划

（1）环境准备：环境干净整洁，光线适宜。

（2）操作人员准备：着装整洁，剪短指甲，去除手腕部饰品。

（3）用物准备：铁质玩具、塑料玩具、木质玩具、绒毛玩具、橡胶玩具、高档电动、电子玩具、75%乙醇、肥皂粉、清洁抹布、自来水、消毒液、面盆、盛物篓等。

三、实施

见表4-10。

表4-10　婴儿玩具清洁与消毒操作流程

操作步骤	操作过程	要点说明与注意事项
1. 准备	◆环境准备 ◆操作人员准备 ◆用物准备 准备充足、合理	• 各种玩具要分类清洁与消毒 • 太阳曝晒消毒是非常好的消毒方式
2. 解释沟通	◆向家庭成员解释各种玩具清洁与消毒的必要性和方法，使其了解相关知识 ◆关注家庭成员对玩具清洁与消毒的不同观念，有针对性地进行知识普及与沟通	• 语言表达良好，与家庭成员沟通有效 • 解释语言通俗易懂

续表

操作步骤	操作过程	要点说明与注意事项
3. 铁质玩具的清洁与消毒	◆一洗：用肥皂水擦洗 ◆二清：流动自来水冲干净，然后用清洁抹布擦干再放入盛物篓 ◆三消毒：在阳光下曝晒消毒	• 一定要在流动水下清洗 • 曝晒过程中要定时翻面
4. 塑料玩具的清洁与消毒	◆一洗：用肥皂水擦洗 ◆二清：流动自来水冲干净，然后用清洁抹布擦干再放入盛物篓 ◆三消毒：在含有效氯 500 mg/L 的消毒液中浸泡 30 分钟 ◆四清洗晾干：用流动的自来水清洗玩具，用抹布擦干后放置盛物篓中晾干	• 消毒后一定要再次清洗干净 • 浸泡消毒时间为 30 分钟
5. 木质玩具的清洁与消毒	◆一洗：用肥皂水擦洗 ◆二清：流动自来水冲干净，然后用清洁抹布擦干再放入盛物篓 ◆三消毒：在含有效氯 500 mg/L 的消毒液中浸泡 30 分钟 ◆四清：用流动自来水清洗消毒后的木质玩具 ◆五晾干：室内晾干或在太阳下晒干	
6. 毛绒玩具的清洁与消毒	◆一取：将毛绒玩具内的填塞物取出 ◆二洗：用肥皂水清洁毛绒玩具外套 ◆三清：用流动自来水清洗干净毛绒玩具外套 ◆四消毒：将清洗干净的毛绒外套放置太阳下曝晒消毒	
7. 橡胶玩具的清洁与消毒	◆一洗：用肥皂水擦洗 ◆二清：流动自来水冲干净，然后用清洁抹布擦干再放入盛物篓 ◆三消毒：在含有效氯 500 mg/L 的消毒液中浸泡 30 分钟 ◆四清洗晾干：用流动的自来水清洗玩具，用抹布擦干后放置盛物篓中晾干	
8. 高档电动、电子玩具的清洁与消毒	◆定期用乙醇棉球擦拭婴儿经常抚摸的部分进行清洁与消毒	• 此类玩具不能用水洗，也不能浸泡消毒
9. 整理记录	◆物品归位 ◆洗手、记录各种玩具消毒时间	• 合理放置肥皂粉与消毒液
10. 健康宣教	◆各类玩具清洁与消毒方法不同 ◆玩具 10 天要消毒一次	• 知识点通俗易懂，表达合理、有效

四、评价

（1）熟悉操作流程，操作步骤准确。

（2）操作过程中细致，注重细节。

（3）语言表达良好，与家属沟通有效。

注意事项

(1) 准确记录玩具清洁与消毒时间，并确定下次清洁与消毒的时间。

(2) 正确进行玩具分类，确定每种玩具清洁与消毒的方法。

(3) 皮质玩具要避免潮湿，放在阳光下曝晒 1~2 小时，能杀死大部分病原微生物。

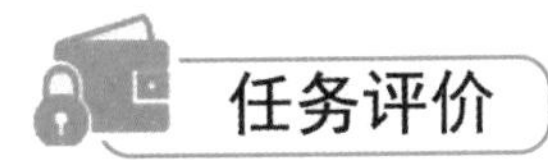

知识拓展

婴儿玩具的选择

婴儿在不同时期对玩具的需求不同，应根据婴儿发育情况正确选择玩具。如新生儿不具备抓握玩具的能力，可选择一些颜色鲜艳的小玩具悬挂在吊床四周，通过玩具的晃动和色泽的刺激促进宝宝视觉的发育。随着宝宝长大，其头脑思维和手足动作会逐渐进步，此时可选择促进智力发育和促进运动能力发展的玩具，如会动的玩具、餐桌玩具、堆堆乐等。同时还可以给宝宝添置一些水果、色彩、动物、交通工具等类型的玩具，通过玩耍促进宝宝精细动作的发育。

任务评价

见表 4-11。

表 4-11　婴儿玩具清洁与消毒任务评价表

项目	评价标准
知识掌握	说出不同类型玩具的清洁与消毒方法（10 分） 说出玩具的清洁与消毒的注意事项（15 分） 说出客户的玩具清洁与消毒理念与你的理念出现不同时的处理（15 分） 回答熟练、全面、正确
操作能力	能正确判断玩具的清洁与消毒的步骤是否正常（15 分） 能正确掌握玩具的清洁与消毒的顺序（15 分） 操作要娴熟、正确、到位
人文素养	有爱婴观念（10 分） 对家庭成员的解释工作准确、到位（10 分） 具备有效沟通的能力（10 分）
总分（100 分）	

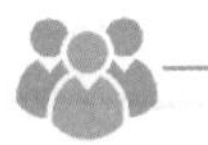

同步测试

同步测试

任务三

婴儿习惯培养（一日作息）

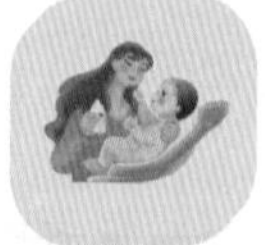

任务描述

佳佳，10个月，身体健康，目前已断奶，以配方奶喂养为主，有吃辅食。平时6点半左右起床喝奶，10点左右睡觉，11点左右吃午餐，13点左右午睡，15点左右起床吃点心，18点左右吃晚餐，21点左右睡觉。

工作任务：

为培养婴儿良好的习惯，请为宝宝制作一日作息安排。

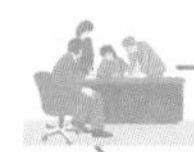

任务分析

婴儿习惯培养（一日作息）

母婴护理员完成该任务需要具备爱婴、护婴的职业素养，具备一定的沟通能力；需要知悉婴儿的生理特点；掌握合理安排不同月龄婴儿的生活内容；保证婴儿健康成长。

在任务实施过程中，首先考虑不同婴儿及不同家庭的实际情况，逐步调整其作息时间，同时培养婴儿良好的作息习惯。及时与家属做好沟通，并得到认可和配合。

相关知识

良好习惯的培养来自合理作息，婴儿从出生就可以开始培养。

一、合理作息与婴儿生长发育的关系

合理作息就是合理安排婴儿的饮食、睡眠、大小便、活动、卫生等生活习惯。合理作息与婴幼儿生长发育密切相关。

（1）促进婴儿生长发育。婴儿的饮食、睡眠、大小便、活动，就像是一根链条上的各个环，环环相连，相互影响。例如，婴儿不良的作息习惯可以造成其睡眠不足，睡眠不足可引起食欲不振、精神不佳，活动量下降而直接影响到他的生长发育。所以，合理作息使婴儿有充足的睡眠、规律的进食、良好的精神状态和情绪，有利于婴儿生长发育。

（2）促进大脑发育。婴儿期是大脑发育的关键时期，早期智力发育主要是通过婴儿感知和各种大小肌肉活动来完成的。良好的精神状态和积极的活动会直接促进婴儿大脑发育。

（3）促进食欲。应让婴儿养成合理的作息习惯，使婴儿有规律地进食、睡眠、活动，使其在相对固定的时间内产生饥饿或饱腹的感觉，形成定时定量进食的习惯，这样不仅有利于婴儿增进食欲，而且有利于食物消化吸收。

二、安排婴儿作息的注意事项

新生儿出生之后，母婴护理员可以考虑逐渐调整其作息时间。调整的主要目的是为了有利于婴儿的生长发育。因婴儿在不同的月龄阶段睡眠、饮食、活动都会有变化，所以在安排作息时要注意以下事项。

（1）作息要适当调整。首先要掌握婴儿不同月龄的饮食、睡眠、大小便、活动的一般规律，合理安排作息。例如，不能在婴儿进食后安排活动量大的活动。其次要根据不同季节调整作息内容。

（2）作息要兼顾个体差异。每个婴儿的生物钟都是不相同的，要充分尊重他们的个体差异。只要婴儿精神好，生长发育正常，不用刻意地比较睡眠时间的长短及进食量的多少。

（3）作息要固定仪式。婴儿对于时间的认知是通过与固定的事件、事物联系在一起的。所以当我们做每天重复的事情时，可以使用一些仪式化的语言、动作。例如，睡觉前告诉婴儿："宝宝，我们要睡觉了。"然后给婴儿讲一个睡前故事。将每天重复进行的活动冠以仪式感，让婴儿熟悉自己的生活，并愿意主动去配合。

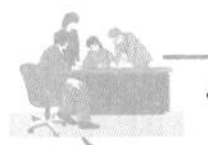

任务实施

一、评估

（1）检查婴儿的身体状况，了解其生活作息习惯。
（2）评估婴儿家属对婴儿习惯培养的了解程度。

二、计划

（1）环境准备：安静、干净、整洁、安全、舒适。
（2）用物准备：签字笔、笔记本、空白作息表。
（3）婴儿准备：精神状态良好。
（4）操作人员准备：着装整齐、扎好头发、取下饰物、修剪指甲、洗净双手。

三、实施

见表 4–12。

表 4–12 婴儿习惯培养（一日作息）操作流程

操作步骤	操作过程	要点说明与注意事项
1. 准备	◆环境准备 ◆用物准备 ◆婴儿准备 ◆操作人员准备 准备充足、合理	• 选择能让婴儿放松的环境
2. 解释沟通	◆向产妇及其家属了解婴儿日常作息的时间和规律 ◆向产妇及其家属解释婴儿习惯培养的目的、方法和注意事项，有针对性地进行沟通	• 语言表达良好，与产妇及其家属沟通有效 • 解释语言通俗易懂

续表

<table>
<tr><th>操作步骤</th><th>操作过程</th><th>要点说明与注意事项</th></tr>
<tr><td>3. 制定婴儿一日作息表</td><td>
<table>
<tr><th colspan="2">婴儿一日作息表</th></tr>
<tr><th>时间</th><th>作息安排</th></tr>
<tr><td>6:30—7:00</td><td>喂配方奶</td></tr>
<tr><td>7:00—7:30</td><td>起床、坐便、洗手、洗脸</td></tr>
<tr><td>7:30—9:00</td><td>室内外活动、主动操</td></tr>
<tr><td>9:00—9:30</td><td>喂配方奶、吃点心</td></tr>
<tr><td>9:30—11:00</td><td>睡眠</td></tr>
<tr><td>11:00—11:30</td><td>起床、洗手、吃午餐</td></tr>
<tr><td>11:30—13:00</td><td>室内外活动、做游戏</td></tr>
<tr><td>13:00—15:00</td><td>午睡</td></tr>
<tr><td>15:00—15:45</td><td>起床、坐便、洗手、吃点心</td></tr>
<tr><td>15:45—18:00</td><td>室内外活动、做游戏</td></tr>
<tr><td>18:00—18:30</td><td>洗手，吃晚餐</td></tr>
<tr><td>18:30—20:00</td><td>亲子活动、休息</td></tr>
<tr><td>20:00—21:00</td><td>坐便、洗手、洗脸、洗澡、喂配方奶</td></tr>
<tr><td>21:00—次日6:30</td><td>安排入睡、睡眠</td></tr>
</table>
</td><td>• 不同月龄婴儿睡眠次数和时间：
(1) 初生：每日16~20个睡眠周期，每个周期0.5~1小时
(2) 2~6个月：次数3~4次；白天睡眠1.5~2小时、晚间持续睡眠8~10小时，合计14~18小时
(3) 7~12个月：次数2~3次；白天睡眠2~2.5小时、晚间持续睡眠10小时，合计13~15小时
(4) 1~3岁：次数1~2次；白天睡眠1.5~2小时、晚间持续睡眠10小时，合计12~13小时</td></tr>
<tr><td>4. 婴儿良好生活习惯培养</td><td>◆饮食习惯：不用手抓饭菜、不将非食物放入口中、吃东西细嚼慢咽。不边吃边玩、不偏食、不挑食、少吃零食
◆排泄习惯：不憋尿、不憋便，能用表情、动作或语言表示要大小便，知道大小便要脱裤子，会主动示意需要更换尿不湿
◆个人卫生清洁习惯：饭前便后洗手、玩耍过后洗手、晚上睡前和早晨起床后应进行洗漱；知道鼻涕要擦、不往鼻腔里塞东西、不随便用手揉眼睛、不吃手、不啃指甲
◆公共卫生习惯：不乱扔垃圾、不随便捡拾地上的脏东西，玩具要收拾整理</td><td>• 生活习惯的培养原则：
(1) 激发婴儿的主动性
(2) 反复示范讲解
(3) 循序渐进、持之以恒
(4) 及时给予纠正
(5) 适时给予表扬和鼓励</td></tr>
<tr><td>5. 培养婴儿良好的睡眠习惯</td><td>◆固定的时间睡觉
◆睡前不宜过饱或者过饥
◆养成睡前洗手、洗脸、洗脚的习惯
◆睡眠时婴儿穿着宽松，衣物不要过多过厚
◆睡前要停止一切让婴儿兴奋的活动和游戏
◆不要强迫或者吓唬婴儿入睡
◆给婴儿创造适宜的睡眠环境</td><td></td></tr>
<tr><td>6. 整理记录</td><td>◆整理用物
◆洗手、记录婴儿一日表现</td><td></td></tr>
<tr><td>7. 健康宣教</td><td>◆婴儿生长发育特点
◆婴儿的作息特点
◆良好的习惯对婴儿身心发育的重要作用</td><td>• 知识点通俗易懂，表达合理、有效</td></tr>
</table>

四、评价

（1）熟悉操作流程，操作准备充分、规范。
（2）操作过程中注意观察婴儿的反应。
（3）语言表达良好，与产妇及其家属沟通有效。

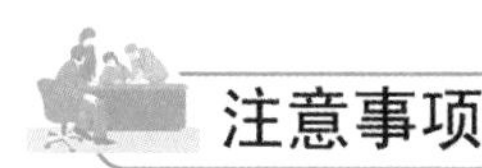

注意事项

（1）婴儿在不同的月龄阶段睡眠、饮食、活动都会有变化，因此习惯培养也要依据月龄变化循序渐进。

（2）婴儿习惯培养需要日复一日的坚持。

知识拓展

宝宝趴着睡觉

宝宝喜欢趴着睡觉，有可能存在肠胃不适。宝宝出现消化不良的症状时，就喜欢趴着睡觉。此时，宝妈需要帮助宝宝调整睡眠姿势或帮宝宝做排气操，以肚脐为中心，顺时针地进行按摩，同时在宝宝睡觉时陪伴着宝宝入睡。

宝宝趴着睡觉是不好的姿势，有可能会导致呼吸道受到阻塞，形成呼吸不顺畅的表现。宝宝睡觉尽量选择平躺或侧卧姿势，还需要进行各种姿势更替。

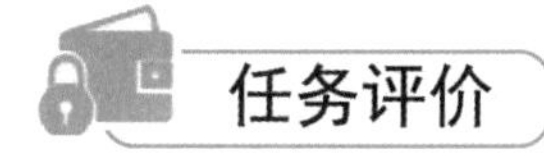

任务评价

见表4-13。

表 4-13 婴儿习惯培养（一日作息）任务评价表

项目	评价标准
知识掌握	说出婴儿习惯培养的实施步骤（10分） 说出婴儿习惯培养的注意事项（15分） 说出婴儿习惯培养需要坚持的理由（15分） 回答熟练、全面、正确
操作能力	能正确判断婴儿习惯培养的合理性（15分） 能坚持陪伴婴儿逐渐养成良好习惯（15分） 操作要娴熟、正确、到位
人文素养	有爱婴观念（10分） 对家庭成员的解释工作准确、到位（10分） 具备有效沟通的能力（10分）
总分（100分）	

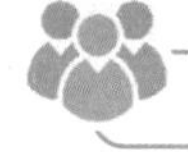

同步测试

同步测试

任务四

为婴儿准备出行物品

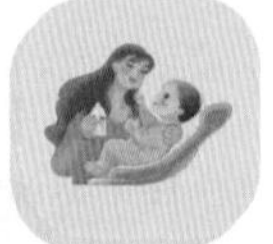

任务描述

萌萌，6个月，混合喂养。萌萌性格活泼，身体发育一切正常。一天，宝妈准备带孩子外出游玩，询问母婴护理员需要准备哪些物品。

工作任务：

为保证婴儿的正常出行，请为婴儿准备出行的物品。

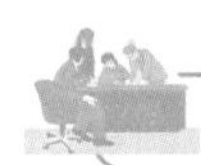

任务分析

婴儿出行物品准备

母婴护理员完成该任务需要具备爱婴、护婴的职业素养，具备一定的沟通能力；需要知悉婴儿出行物品需要准备的种类；掌握不同出行方式、不同季节、不同出行目的所对应的出行物品准备。

在任务实施过程中，首先考虑出行目的、出行方式等及不同家庭的实际情况，合理、全面地准备物品，有利于增加出行的便利性。

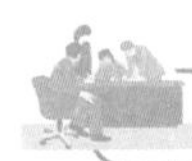

相关知识

婴儿的父母或其他家人会带着宝宝出去游玩，让宝宝能接触到更多的新鲜事物，增加宝宝的社会适应能力和感知能力。那么，让宝宝度过一个美好的出游是每个家庭都会遇到的情况，出行前做好各方面的准备，是每一位母婴护理人员必须具备的技能。出行物品的准备包括常用物品、交通工具和季节物品。

常用物品：食品、衣物、尿布、其他用品。

交通工具：婴儿推车、安全座椅。

季节用品：夏季出行用品和冬季出行用品。

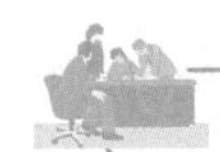

任务实施

一、评估

（1）检查婴儿身体、精神状况，了解其是否适合外出。

（2）评估出行所处环境、气候是否合适出行。

（3）评估婴儿家属对婴儿外出物品准备相关知识的了解程度。

二、计划

（1）环境准备：安静、干净、整洁、安全、舒适。
（2）婴儿准备：身体、精神状态良好，适合出行。
（3）操作人员准备：着装整齐，扎好头发，取下饰物，修剪指甲，洗净双手。
（4）用物准备：充足、齐全、合理。

三、实施

见表 4–14。

表 4–14　为婴儿准备出行物品操作流程

操作步骤	操作过程	要点说明与注意事项
1. 准备	◆环境准备 ◆操作人员准备 ◆婴儿准备 ◆用物准备 充足、齐全、合理	•检查婴儿身体、精神状况，了解其是否适合外出 •评估出行所处环境、气候是否合适出行
2. 解释沟通	◆向家庭成员解释婴儿外出物品准备的目的和方法，使其愿意接受，积极配合 ◆关注家庭成员的疑问点，有针对性地进行沟通	•语言表达良好，与产妇及其家属沟通有效 •解释语言通俗易懂
3. 常用物品准备	◆食品： （1）人工喂养的婴儿：足够的奶粉、奶瓶、冲泡奶粉的热水及保温杯 （2）吃辅食的婴儿：辅食、餐具、零食、水果 ◆衣服：准备出行的替换衣服，如外套、内衣、裤子、围兜、袜子、鞋等。厚薄根据季节选择，数量视外出的时间来定，一般准备 2~3 套 ◆尿布：婴儿外出建议携带纸尿裤，方便更换，也无须清洗。数量视外出的时间来定。还可以携带更换尿布的垫子 ◆其他用品： （1）清洁用品：湿巾、纸巾、小毛巾、护臀膏等。可以带一些塑料袋，装换下来的尿不湿或衣服或湿巾等 （2）洗护用品：毛巾、浴巾、婴儿洗发水、婴儿沐浴露、婴儿润肤乳等 （3）玩具、图书：带 1~2 个婴儿平时喜欢的玩具或者 1~2 本婴儿感兴趣的图书 （4）生活辅助用品：母乳喂养的婴儿可以带上防溢乳垫，以及指甲剪、棉签等	•短途出行，建议用妈咪包或者比较大的背包，分类放置出行物品，方便查找使用 •长途出行，建议将常用物品的一部分装在背包中，方便拿取，其余常用物品可放置于宝宝专用的箱子内存放

续表

操作步骤	操作过程	要点说明与注意事项
4. 交通工具准备	◆婴儿推车： （1）外出时可以根据婴儿的月龄、季节和外出目的地选择婴儿推车的类型 （2）选择用婴儿背袋、腰凳等出行 ◆安全座椅： （1）提篮式汽车安全座椅 （2）高靠背式汽车安全座椅	• 婴儿推车使用前要检查是否安全，有无螺丝、螺母、安全带的松动 • 乘车出行时不要让婴儿自己坐在宽大的座椅上 • 安全座椅在使用时一定要注意系好安全带
5. 季节用品	◆夏季出行：准备遮阳伞、遮阳帽、太阳镜、婴儿防晒霜 ◆冬季出行：准备帽子、围巾、手套、毛毯。需要外宿时，建议带上婴儿的专用被褥	
6. 整理记录	◆归类整理婴儿外出物品 ◆洗手、记录	• 在外出物品包装袋上贴好标签
7. 健康宣教	◆做好婴儿外出意外的预防 ◆与婴儿家属沟通婴儿外出的注意事项	• 知识点通俗易懂，表达合理、有效

四、评价

（1）熟悉操作流程，操作准确、动作规范。

（2）婴儿外出物品准备好后要分类放置，并在口袋上贴好标签。

（3）语言表达良好，与产妇及其家属沟通有效。

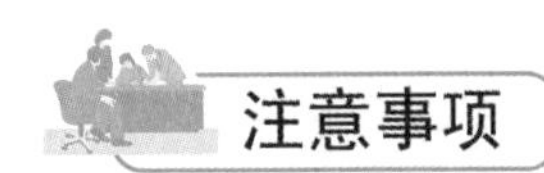

注意事项

（1）婴儿出行的安全保障是物品准备中的重要一环。

（2）出行前必须观察婴儿的身体和精神状态是否适合出行。

（3）物品要正确分类并做好标记。

知识拓展

婴儿的社交能力

婴儿也具备社交能力，其主要表现为：①妈妈抱着宝宝，宝宝会安静地注视着大人面部，对视觉、听觉有刺激反应；②当妈妈对着宝宝说话，宝宝会认真注视妈妈，嘴巴也会有动作，好像在模仿；③在语言方面，会发出单音，不舒服会剧哭但无眼泪；④3 个月宝宝能忍受短时间喂奶的停顿，看见妈妈的脸会笑，会发出声音，表示心情愉快；⑤6 个月宝宝能理解妈妈是谁，能听懂自己的名字；⑥8 个月宝宝能注视、发现陌生人，此时开始认生，对一个人独处或别人拿走他的小玩具表示反对，遇到陌生人会害怕。

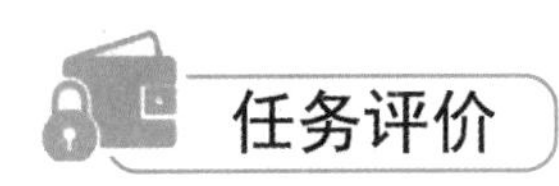

任务评价

见表4-15。

表4-15 为婴儿准备出行物品任务评价表

项目	评价标准
知识掌握	能叙述婴儿出行所需要准备的物品（20分） 熟知婴儿出行的物品种类（20分） 回答熟练、全面、正确
操作能力	能准确熟练地为婴儿准备出行的食品（15分） 能准确熟练地为婴儿准备出行的衣服、尿布及用品（15分） 操作要娴熟、准确、到位
人文素养	有爱婴观念（10分） 对家庭成员的解释工作准确、到位（10分） 具备有效沟通的能力（10分）
总分（100分）	

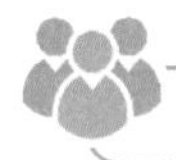

同步测试

同步测试

任务五 为婴儿测量身长、体重、头围、胸围

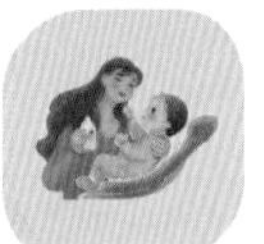

任务描述

圆圆，出生时体重3 050 g，身长50 cm，头围34 cm，身体健康状况良好。现在圆圆10个月了，妈妈总是感觉宝宝的身高比其他小朋友低，但是又不知道标准身高是多少及怎么测量。

工作任务：

1. 请为该宝宝测量身长。
2. 请为该家庭成员进行婴儿生长监测的健康宣教。

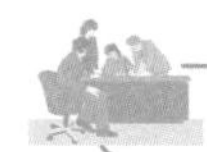

任务分析

为婴儿测量身长、体重、头围、胸围

完成该任务需要母婴护理员具备爱婴、护婴的职业素养，具备一定的沟通能力；需要知悉婴儿体格发育监测的评价指标，学会婴儿体格测量方法，提高保健意识。由此以便于及时发现婴儿体格发育中的各种异常情况，并及时应对，维护婴儿的健康成长。

在任务实施过程中，要注意动作轻柔，保暖和安全。可与婴儿进行目光及语言交流，与家属沟通时要用通俗易懂的语言，使其了解婴儿目前的发育情况。

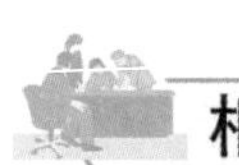

相关知识

生长发育是儿童的基本特征。生长和发育的状态是健康水平与营养状况的重要体现，健康儿童通常以一种可预测的方式线性生长。不适宜的生长意味着可能存在着身体的病理状况，也可能存在慢性疾病的危险因素。

一、身长测量

1. 定义

身长是从颅顶到足底的垂直距离，包括头、躯干（脊柱）与下肢长度的总和。身长是反映婴幼儿长期营养状况和生长速度的重要指标。3 岁以内婴幼儿因立位测量不易准确，而采用卧位测量，故称身长。

2. 规律

正常新生儿出生时身长平均为 50 cm，1 周岁时约 75 cm，第 2 年约增长 10 cm，约为 85 cm，以后每年递增 5~7 cm。身高受遗传和环境的影响较明显，受营养的短期影响不显著，但与长期营养状况关系密切。

3. 测量

3 岁以下测量身长（卧位测）：被测婴儿脱去外衣、帽、鞋、袜，穿单衣仰卧于测量床的中线上；将其头扶正，面部向上，头顶轻贴测量床的顶板；头枕部、肩胛部、臀部及双足跟贴紧测量板，足底紧贴足板；读刻度，记录小数点后一位（0.1 cm）；每次测量时可连续测 3 次，用两个相近数字的平均值。6 个月以内每个月测量 1 次；7~12 个月每 3 个月测量 1 次。

4. 测量注意要点

（1）测量时动作轻柔，注意保暖和安全。

（2）测量时婴儿双下肢充分伸展，以减少误差。

（3）测量板双侧有刻度时应注意两侧读数一致。

二、体重测量

1. 定义

体重是身体器官、系统、体液重量的总和，是反映婴幼儿体格生长、营养状况的常用指标，也是决定医生临床计算补液量、给药量的重要依据。婴幼儿年龄越小，体重增长越快。

2. 规律

正常新生儿出生时体重约为 3 kg，生后 2~3 天由于摄入不足、胎粪及水分的排出，可出现生理性体重下降。一般下降范围为出生体重的 5%~10%，在生后第 3~4 天达到最低值，以后逐渐回升，至生后7~10天恢复到出生时体重。3个月时约6 kg（出生时的2倍），1周岁时约9 kg（出生时的3倍），2岁时约12 kg（出生时的4倍）。2岁后至7~8岁时体重每年增长值约2 kg，7~8岁后至青春期前体重每年平稳增长约2 kg以上。

3. 测量

婴儿取卧位，1~2岁取坐位，3岁以上取站位。测量前让被测婴儿尽量排空大小便，脱去外衣、帽、鞋、袜、尿布等；将婴儿轻放于磅秤的秤盘上；读数，记录小数点后两位（0.01 kg）；每次测量时可连续测3次，用两个相近数字的平均值。6个月以内每个月测量1次；7~12个月每3个月测量1次。

4. 测量注意要点

（1）测量时动作轻柔，注意保暖和安全。

（2）测量时检查磅秤放置是否平稳，调节指针到零点。

（3）测量时发现体重增长异常，要寻找原因，及时就医。

三、头围测量

1. 定义

头围是指沿着眉骨上缘和枕骨最高处（即后脑勺）围绕头部一周的长度。头围的大小反映脑和颅骨的发育情况。明显过小说明脑发育不良，小头畸形；明显增大过快可能有佝偻病、脑积水等疾病。

2. 规律

正常新生儿出生时头围平均为34 cm，1周岁时头围约46 cm（约增长12 cm），2周岁时头围约48 cm（约增长2 cm），5周岁时头围约50 cm，15岁时头围53~54 cm，与成人接近。

3. 测量

婴儿取坐位或立位。母婴护理员可站在婴儿前面或右侧，将软尺“0”点固定于婴儿头部眉弓上缘处，经枕骨后最高处围绕一周再回到“0”点，准确读数，以cm为单位，精确到0.1 cm。6个月以内每个月测量1次；7~12个月每2个月测量1次。

4. 测量注意要点

（1）测量时动作轻柔，注意安全。

（2）测量时软尺应紧贴婴儿皮肤。

（3）测量时发现头围增长异常，及时就医。

四、胸围测量

1. 定义

胸围是指两乳头连线经背部双肩胛骨下缘绕胸一周的长度。胸围的大小与胸廓和肺的发育相关。胸廓发育落后考虑与营养因素和缺乏锻炼相关；胸廓畸形考虑佝偻病、肺气肿、先天性心脏病等。

2. 规律

正常新生儿出生时胸围比头围小1~2 cm，平均为32 cm；1岁时胸围和头围相等；1岁以后胸围逐渐超过头围。

3. 测量

3岁以下取卧位，3岁以上取立位。使婴儿处于安静状态，两手自然平放或下垂，解开其衣服，将软尺紧贴皮肤，“0”点固定于婴儿胸前乳头下缘，一手拉软尺经胸前绕至后背双肩胛骨下角下缘，再回至胸前“0”点准确读数。取平静呼吸时的中间厘米数，或吸、呼气的中间值。以cm为单位，精确到0.1 cm。6个月以内每个月测量1次；7~12个月每2个月测量1次。

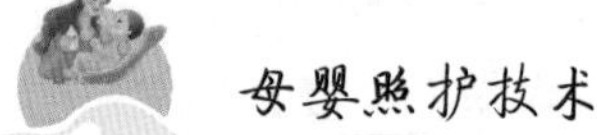

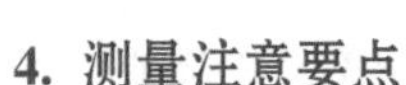

4. 测量注意要点

（1）测量时动作轻柔，注意安全。

（2）测量时软尺应紧贴婴儿皮肤。

（3）测量时发现胸围增长异常，及时就医。

任务实施

一、评估

（1）查看婴儿体格发育中的各项监测评价指标内容有无异常情况。

（2）评估婴儿家属对体格发育指标测量方法的了解程度。

二、计划

（1）环境准备：环境干净整洁，光线适宜，温度 24~26 ℃。

（2）操作人员准备：着装整洁，剪短指甲，去除手腕部饰品，清洁并温暖双手，戴口罩。

（3）用物准备：软尺、笔、记录本等。

三、实施

见表 4-16。

表 4-16　为婴儿测量身长、体重、头围、胸围操作流程

操作步骤	操作过程	要点说明与注意事项
1. 准备 图 4-9　测量床 图 4-10　磅秤 图 4-11　软尺	◆环境准备 ◆操作人员准备 ◆用物准备（图 4-9 至图 4-11）准备充足、合理	•操作人员注意清洁并温暖双手
2. 解释沟通	◆向家属解释测量婴儿各项指标发育的重要性，使其愿意接受，积极配合 ◆关注家庭成员对婴儿生长发育指标的疑惑点，有针对性地进行沟通	•语言表达良好，与家属沟通有效 •解释语言通俗易懂

续表

操作步骤	操作过程	要点说明与注意事项
3. 身长操作步骤 图 4-12 测身长	◆婴儿取卧位测量 ◆母婴护理员脱去婴儿多余衣物，使其仰卧于测量床中线上 ◆婴儿头顶贴测量床顶板，母婴护理员协助婴儿并膝使足底紧贴足板（图 4-12） ◆精准读数	• 头枕部、肩胛部、臀部及双足跟贴紧测量床 • 连续测 3 次，用两个相近数字的平均值
4. 体重操作步骤 图 4-13 测体重	◆婴儿取卧位 ◆母婴护理员脱去婴儿外衣、帽、鞋、袜、尿布等 ◆将婴儿轻放于磅秤的秤盘上（图 4-13） ◆精准读数	• 测量前婴儿尽量排空大小便 • 连续测 3 次，用两个相近数字的平均值
5. 头围操作步骤 图 4-14 测头围	◆婴儿取坐位由大人抱起 ◆母婴护理员站在婴儿前面 ◆将软尺“0”点固定于婴儿头部眉弓上缘处 ◆经枕骨后最高处围绕一周再回到“0”点（图 4-14） ◆准确读数，记录精准	• 软尺紧贴皮肤，避免划伤婴儿
6. 胸围操作步骤 图 4-15 测胸围	◆婴儿取坐位由大人抱起 ◆母婴护理员站在婴儿前面 ◆婴儿处于安静状态，两手自然平放或下垂，解开其衣服 ◆将软尺紧贴皮肤，“0”点固定于婴儿胸前乳头下缘处 ◆经胸前绕至后背双肩胛骨下角下缘，再回至胸前“0”点处（图 4-15） ◆精准读数	• 软尺紧贴皮肤，避免划伤婴儿
7. 整理记录	◆整理测量用具 ◆记录测量日期和各项指标测量值	• 身长、头围及胸围以 cm 为单位，精确到 0.1 cm • 体重以 kg 为单位，精确到 0.01 kg
8. 健康宣教	◆婴儿生长监测的重要性	• 知识点通俗易懂，表达合理、有效

四、评价

（1）熟悉操作流程，操作步骤准确，动作轻柔。
（2）操作过程中注意观察婴儿的反应。
（3）语言表达良好，与婴儿家属沟通有效。

注意事项

（1）测量时软尺应紧贴小儿皮肤，保证测量的准确性。

（2）测量时发现生长发育各项指标有异常，应及时就医。

知识拓展

均值离差法

目前我国评价婴幼儿体格生长发育的方法一般采用均值离差法，即以各项体格生长发育指标的均值为基准值，以标准差为离散距，而划分为6个等级。

（1）高：均值加2个标准差以上。

（2）中高：均值加1个标准差到均值加2个标准差之间。

（3）中上：均值到均值加1个标准差之间。

（4）中下：均值到均值减1个标准差之间。

（5）中低：均值减1个标准差到均值减2个标准差之间。

（6）低：均值减2个标准差以下。

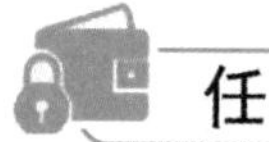

任务评价

见表4-17。

表4-17　为婴儿测量身长、体重、头围、胸围任务评价表

项目	评价标准
知识掌握	说出婴儿体格发育监测评价指标内容（10分） 说出婴儿体格发育各项指标规律（15分） 说出婴儿体格发育各项指标（15分） 回答熟练、全面、正确
操作能力	能正确判断婴儿体格发育异常情况（15分） 能正确掌握婴儿体格测量方法（15分） 操作要娴熟、正确、到位
人文素养	有爱婴观念（10分） 对家庭成员的解释工作准确、到位（10分） 具备有效沟通的能力（10分）
总分（100分）	

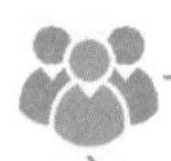

同步测试

同步测试

项目三　专业照护

【项目介绍】

随着婴儿月龄的增长，婴儿运动能力逐渐增强，活动范围逐渐扩大，常用触觉和味觉探索周围环境，但缺乏危险意识，故烫伤和气管异物等意外伤害的发生率较高，可引起严重并发症，甚至导致婴儿死亡。因此，母婴护理员应加强婴儿期的专业照护，主要包括烫伤和气管异物的专业护理。

【知识目标】

了解导致气管异物进入的主要原因；
熟悉烫伤的分度；
掌握婴儿烫伤的预防及处理措施；
掌握婴儿气管异物的预防及处理措施。

【技能目标】

能进行烫伤的预防及处理；
能预防婴儿气管异物的发生，能进行气管异物的急救处理。

【素质目标】

具有高度的责任心、爱心；
具有冷静沉着的急救意识；
具有良好的沟通能力；
具有爱婴、护婴的服务意识。

任务一　婴儿烫伤预防及处理

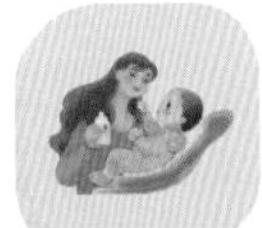

任务描述

童童，女，12 个月。该女婴某日玩耍时打翻了放在地上的开水瓶，被开水烫着手，因疼痛坐地上后正好坐在流到地面的开水上，臀部（含女婴的下体）、大腿又都被烫伤。送医院检查发现其烫伤部位大多是浅二度，少部分有深二度烫伤。

工作任务：

1. 请为该女婴进行初步处理。
2. 请为该家庭成员进行预防烫伤的健康宣教。

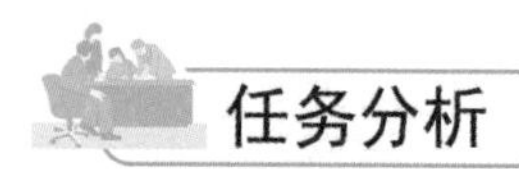

任务分析

婴儿烫伤的预防及处理

完成该任务需要母婴护理员具备冷静沉着的急救意识，爱婴、护婴的职业素养；需要知悉婴儿烫伤的常见原因和预防措施，以及烫伤后的处理。

在任务实施过程中，要冷静沉着，积极应对，观察婴儿烫伤程度。与家属沟通时要用通俗易懂的语言，使其尽快掌握烫伤的预防及送医处理。

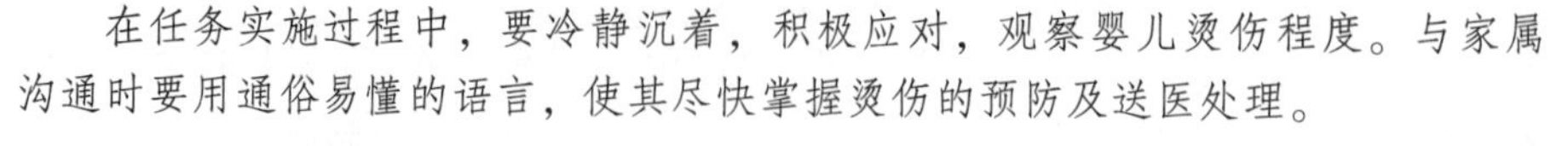

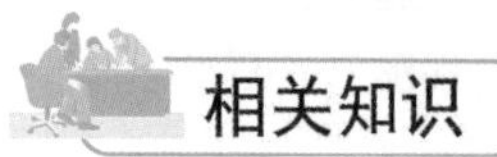

相关知识

据相关调查统计，家庭意外烧伤和烫伤中50%以上是儿童。烫伤带给孩子的不仅是生理上的疼痛，更多时候会对孩子的皮肤、容貌造成一生的伤害。

皮肤受高热后（超过60 ℃），组织蛋白即可发生凝固，导致细胞坏死。局部反应根据热物的温度、接触的时间及受伤皮肤厚薄而异。

一、烫伤的定义

烫伤是指单纯由热水、蒸汽、火焰等高温所造成的热烧伤。

二、婴儿烫伤的常见原因

（1）保暖方法不当。

（2）喂养不当。

（3）洗澡水温过高。

（4）接触高温物体或液体。

三、婴儿烫伤的预防

（1）由于婴儿烫伤容易在洗澡时发生，给婴儿洗澡时如果使用流动水，一定要控制好水温。水温以38 ℃左右为宜，先用手肘内侧皮肤测试水温，以感觉不凉不烫为宜；使用洗澡盆放水时，应先放凉水后放热水，不要抱着婴儿拿暖水壶，以免烫伤婴儿，用水温计将水温调至38~40 ℃。

（2）使用取暖设备时，应做好检查工作，尤其是使用暖水袋时，一定要检查暖水袋是否漏水、松动。热水袋水温调节至40~60 ℃，装1/2~2/3的水即可。

（3）喂配方奶时温度应调至40 ℃，喂前将奶液滴在手臂前内侧的皮肤上以感觉不凉不烫为宜。

（4）不要养成一手抱婴儿、一手冲调奶粉或洗刷奶瓶的不良习惯。

四、婴儿烫伤的处理

（1）迅速脱离热源。一旦发生烧烫伤，迅速移开热源，如开水壶、热水瓶、热水袋、饭锅、清洁用的盐酸、硫酸或者含强碱的溶液等，并尽快脱去或剪掉烫伤部位的衣服、鞋袜、帽子等。如果衣服和皮肤黏合在一起，切勿撕拉，将未粘在皮肤上的衣服剪开，粘着的部分让其留在皮肤上到医院后处理。

（2）合理降温。用自来水或干净的凉水冲洗烫伤处10~20分钟或用干净毛巾包裹冰块置于烫伤部位降温，这样既可减轻创面的受伤程度又有镇痛效果，用此方法要比乱找药物涂抹好得多。降温处理越早越好，若烫伤的时间超过 10 分钟，其作用则不明显。创面忌涂酱油、黄酒、紫药水、红药水等。

（3）用药防感染。没有起疱的创面可涂抹蓝油烃软膏或红花油。表面起疱时，尽量不要挑破，让其自行吸收，以免感染；若水疱较大应及时送医院。

（4）强酸或强碱灼伤。应马上用大量冷清水冲洗至少 20 分钟。如果是生石灰烧伤皮肤，应先用手绢、毛巾擦净皮肤上的生石灰颗粒，再用大量清水冲洗。切忌先用清水冲洗，因为生石灰遇水会发生化学反应，产生大量的热量而加重灼伤程度。然后用清洁布品包好以保护创面，急送医院救治。

任务实施

一、评估

（1）检查婴儿烫伤情况，了解伤面有无皮肤颜色改变、红肿、水疱、渗液等异常情况。

（2）评估婴儿家属对烫伤护理知识的了解程度。

二、计划

（1）环境准备：环境干净整洁，光线适宜，温度 24~26 ℃，湿度 55%~65%。

（2）操作人员准备：着装整洁，剪短指甲，去除手腕部饰品，清洁并温暖双手，戴口罩。

（3）用物准备：流动自来水、剪刀、烫伤膏、无菌纱布、干净衣服。

三、实施

见表 4-18。

表 4-18　婴儿烫伤预防及护理操作流程

操作步骤	操作过程	要点说明与注意事项
1. 准备	◆环境准备 ◆操作人员准备 ◆用物准备 准备充足、合理	• 寻找最近流动水源
2. 紧急处理	◆除去热源，立即将湿衣服脱去或剪破 ◆尽快将婴儿的烫伤部位用凉水冲洗 10~20 分钟，使烫伤部位尽快降温	• 如果衣服和皮肤黏合在一起，切勿撕拉，将未粘在皮肤上的衣服剪开，粘着的部分让其留在皮肤上到医院后处理 • 口述冲洗时间正确
3. 降温后处理	◆轻度：轻度烫伤时经降温处理后，局部仅出现红斑，说明情况不太严重，涂一些常用的烫伤膏即可 ◆中、重度：出现水疱或破皮，降温后用无菌纱布覆盖，为婴儿换上干净衣服，立即送医院治疗	• 水疱处理正确 • 无菌纱布覆盖表面 • 中、重度及时就医

续表

操作步骤	操作过程	要点说明与注意事项
4. 整理记录	◆安抚婴儿使其休息 ◆物品归位 ◆洗手、记录	• 将剪坏的衣服扔到垃圾桶里，湿衣服洗净晾晒，其他物品摆放整齐
5. 健康宣教	◆婴儿烫伤预防 ◆婴儿烫伤后处理	• 知识点通俗易懂，表达合理、有效

四、评价

（1）熟悉操作流程，操作步骤标准、规范，动作轻柔。

（2）操作过程中注意观察婴儿的反应。

注意事项

（1）注意观察衣物是否与创面粘连在一起，如果没有，在避免与创面接触的情况下脱下衣物；若衣物与创面粘连在一起，用剪刀在未接触的地方将衣物剪开，脱掉未接触部分，粘连部分送医后由医生处理。

（2）用于冲洗的清水一定要干净，而且温度不能低于 5 ℃，冲洗时间不能超过 30 分钟，避免因为冲泡导致宝宝体温降低。

知识拓展

烫伤分度

一度：表皮红肿痛、无水疱，2~3 天后症状消失，不留瘢痕。

二度：真皮受损，皮肤淡红或苍白，有水疱，疼痛明显。

三度：皮肤全层、皮下组织、肌肉、骨骼受损，皮肤干，呈灰白色、黑色，无水疱，无疼痛，可引起全身一系列病理生理改变，治愈后可留下瘢痕。

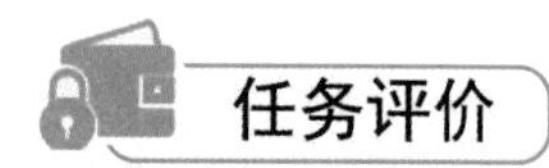

任务评价

见表 4-19。

表 4-19　婴儿烫伤预防及处理任务评价表

项目	评价标准
知识掌握	说出婴儿烫伤常见原因（10 分） 说出婴儿烫伤的预防措施（15 分） 说出婴儿烫伤后的处理措施（15 分） 回答熟练、全面、正确
操作能力	能进行婴儿烫伤预防的健康宣教（15 分） 能进行婴儿烫伤处理的健康宣教（15 分） 操作要娴熟、正确、到位

续表

项目	评价标准
人文素养	有爱婴观念（10分） 有沉着冷静的急救意识（10分） 具备有效的沟通能力（10分）
总分（100分）	

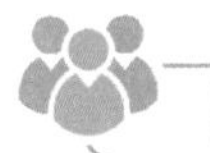

同步测试

同步测试

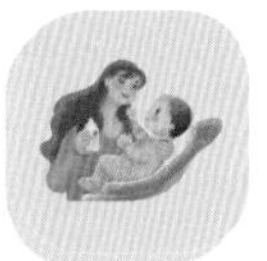

任务二 婴儿气管异物预防及紧急处理

任务描述

兰兰，女，12个月。该婴儿某日在桌前吃花生米时不小心跌倒，随即大哭，连续咳嗽后出现了喘息、呼吸困难。母婴护理人员立即赶到，她应该如何为兰兰进行紧急处理呢？

工作任务：

1. 请为该女婴进行初步处理。
2. 请为该家庭成员进行气管异物预防及紧急处理的健康宣教。

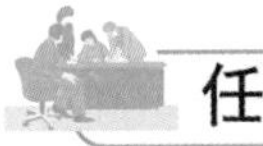

任务分析

婴儿气管异物的预防及紧急处理

完成该任务需要母婴护理员具备冷静沉着的急救意识，爱婴、护婴的职业素养；需要知悉婴儿气管异物的常见原因、预防及紧急处理措施。

在任务实施过程中，要冷静沉着，积极应对突发情况，进行婴儿气管异物的预防及紧急处理。与家属沟通时要用通俗易懂的语言，使其尽快掌握婴儿气管异物的预防及紧急处理方法。

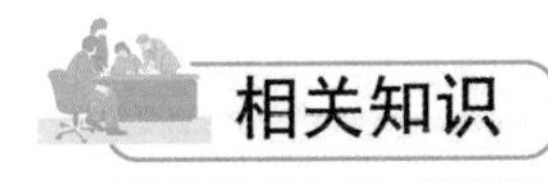

相关知识

由于婴儿咽喉部的会厌软骨尚未发育完善，不如成人反应敏感，因此，当婴儿吃一些圆滑的食物时，稍不注意会厌软骨就会来不及盖住气管，使食物滑到气管里，而发生气管异物。

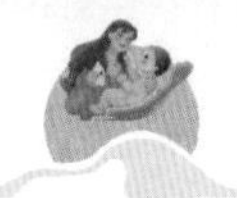

一、婴儿气管异物的症状

婴儿发生气管异物时会出现剧烈呛咳、憋气、口唇青紫、面色苍白、呼吸困难或窒息等症状。

二、婴儿气管异物的预防

（1）严禁在吃饭时和婴儿逗乐。

（2）严禁婴儿哭泣时，为哄他开心，喂食食物。

（3）避免喂果冻状食物，以免婴儿吸入食物时堵住气管。

（4）婴儿手口动作多，严禁接触细小物品，如花生米、瓜子、豆类、糖球、小瓶盖、塑料等。

三、婴儿气管异物的紧急处理

（1）背部拍击法。母婴护理员一手固定婴儿下颌角，打开气道，使婴儿面朝下趴在母婴护理员的手臂上，婴儿头部低于躯干。以大腿为支撑，用另一手的掌根部连续拍打婴儿背部 5 次，使呼吸道内压力骤然升高，有助于异物的排出。然后翻转婴儿，检查口腔同时清理异物，不可触及喉咙（以免将异物推入深处），如果无效则进行下一步。

（2）胸部冲击法。母婴护理员将婴儿翻转为仰卧位，协助婴儿头部低于躯干，仰卧于母婴护理员另一前臂上，以大腿为支撑，一手托头颈部，另一手两指按压两侧乳头连线中点处，实施连续 5 次的胸部按压，每次 1 秒。再次检查口腔，确认异物是否排出。

（3）背部拍击—胸部冲击法循环。如果异物还是没有出来，重复进行背部拍击—胸部冲击法循环，同时拨打急救电话，直到救援人员到达。

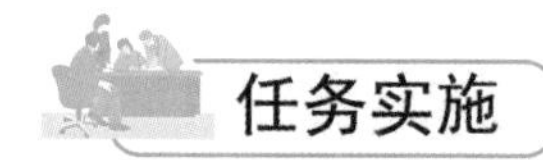

任务实施

一、评估

（1）检查婴儿有无呛咳、口唇和面色青紫等异常情况。

（2）评估婴儿家属对婴儿气管异物预防及紧急处理知识的了解程度。

二、计划

（1）环境准备：环境干净整洁，光线适宜，温度 24~26 ℃，湿度 55%~65%。

（2）操作人员准备：着装整洁，剪短指甲，去除手腕部饰品，清洁并温暖双手，戴口罩。

（3）用物准备：婴儿模型、无菌纱布。

三、实施

见表 4-20。

表 4-20　婴儿气管异物预防及紧急处理操作流程

操作步骤	操作过程	要点说明与注意事项
1. 准备	◆环境准备 ◆操作人员准备 ◆用物准备 准备充足、合理	
2. 紧急处理 图 4-16　背部拍击法	◆背部拍击法：母婴护理员一手固定婴儿下颌，打开气道，婴儿面部朝下，骑跨并俯卧在母婴护理员的手臂上，使婴儿头低于躯干。以大腿为支撑，另一手的掌根部在婴儿背部两肩胛区之间连续拍打 5 次（图 4-16）。然后翻转婴儿，检查口腔同时清理异物，不可触及喉咙（以免将异物推入深处），如果无效则进行下一步	• 操作流程符合标准 • 顺序无颠倒，无漏项 • 手法定位准确 • 无差错、操作娴熟 • 动作利落、未对婴儿造成二次伤害
图 4-17　胸部冲击法	◆胸部冲击法：母婴护理员两臂夹紧婴儿，将其翻转为仰卧位，使婴儿仰卧于母婴护理员另一只手的前臂处，前臂置于大腿之上，协助婴儿保持头部略低于躯干。一手托头颈部，另一手两指按压两侧乳头连线中点处，进行连续 5 次胸部冲击，每次 1 秒（图 4-17）。再检查口腔，确认异物是否被推出 ◆如果异物还是没有出来，重复进行背部拍击法—胸部冲击法的循环，同时拨打急救电话，直到救援人员到达	• 操作流程符合标准 • 顺序无颠倒，无漏项 • 手法定位准确 • 无差错、操作娴熟 • 动作利落、未对婴儿造成二次伤害
3. 整理记录	◆将异物清理干净 ◆物品归位 ◆洗手、记录	• 口述要点全面
4. 健康宣教	◆婴儿气管异物的预防 ◆婴儿气管异物的紧急处理	• 知识点通俗易懂，表达合理、有效

四、评价

（1）熟悉操作流程，操作步骤准确，动作规范。

（2）操作过程中注意观察婴儿反应及异物是否被排出。

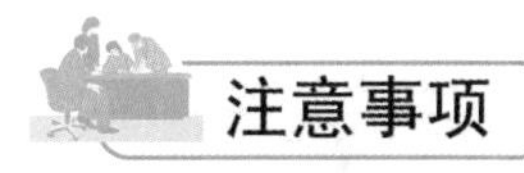

注意事项

（1）动作敏捷，及时呼救。

（2）异物误入气管后，切勿拍婴儿背部或用手去抠，以免异物进入气管深处。

（3）若婴儿呼吸、心跳停止，心肺复苏同时呼叫救护车。

知识拓展

婴儿窒息复苏术

1. 判断意识

如果是新生儿，出现憋气不呼吸或脸色变暗，或月龄较大的婴儿出现轻拍、呼唤无反应且颈动脉/股动脉无搏动，应立即抢救。

2. 打开呼吸道

以压额推下巴法打开呼吸道，保证呼吸道通畅。观察胸部有无起伏，用3~5秒的时间去感觉是否仍有呼吸。

3. 实施人工呼吸

施救者的嘴包住婴儿的口鼻，实施口对口鼻人工呼吸，频率25~35次/分，观察婴儿胸部起伏的情形，待胸部完全落下之后给婴儿呼气的时间，再吹第二口气。

4. 胸外按压

迅速将婴儿放在坚实平面上，按压部位在两乳头连线中点，对新生儿或小婴儿按压时可用一手托住小儿背部，将另一手两手指置于乳头连线下一指处进行按压，或两手托住婴儿背部，双手大拇指按压，按压频率100~120次/分，按压深度1~2 cm。按压与呼吸比值为30：2。

5. 评估

再次评估患儿的呼吸是否建立、心率是否恢复和皮肤颜色是否变红润。

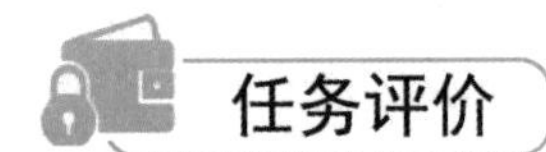

任务评价

见表4-21。

表4-21 婴儿气管异物预防及紧急处理任务评价表

项目	评价标准
知识掌握	说出婴儿气管异物的原因（10分） 说出婴儿气管异物的预防措施（15分） 说出婴儿气管异物的紧急处理（15分） 回答熟练、全面、正确
操作能力	能进行气管异物预防的健康宣教（15分） 能进行气管异物处理的健康宣教（15分） 操作要娴熟、正确、到位
人文素养	有爱婴观念（10分） 有沉着冷静的急救意识（10分） 具备有效沟通的能力（10分）
总分（100分）	

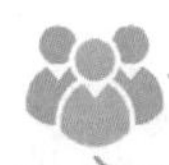

同步测试

同步测试

项目四　教育训练

【项目介绍】

婴幼儿时期为人的体格和神经发育最快的时期，已具备接受教育的基础和条件。人的认知能力、动作技能、语言、思维、行为习惯和社会交往都需要在教育环境中得到建立、引导和发展。丰富的后天环境刺激对大脑发育有重要影响。如果缺乏适宜的环境刺激，婴幼儿的大脑发育会减缓。因此，母婴护理员应加强婴幼儿时期的教育训练，促进婴幼儿发展。

【知识目标】

婴儿语言训练、认知训练的目的；
熟悉婴儿主被动操的操作要点及注意事项；
掌握婴儿语言训练、认知训练操作要点及注意事项。

【技能目标】

能为婴儿进行被动操、主被动操训练；
能为婴儿进行语言训练、认知训练。

【素质目标】

具有高度的责任心、爱心；
具有良好的沟通能力；
具有爱婴、护婴的服务意识。

任务一

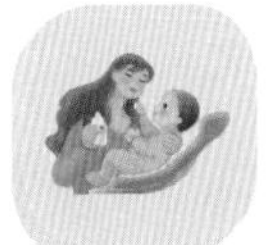

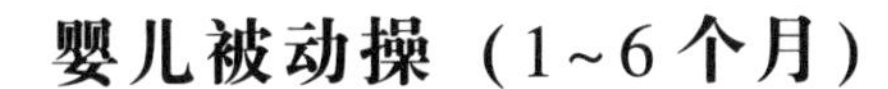

婴儿被动操（1~6 个月）

任务描述

磊磊，男，4 个月。某日母乳喂养后 1 小时，母婴护理人员陪伴磊磊玩耍。

工作任务：

1. 请为该男婴进行婴儿被动操。
2. 请为该家庭成员进行婴儿被动操的健康宣教。

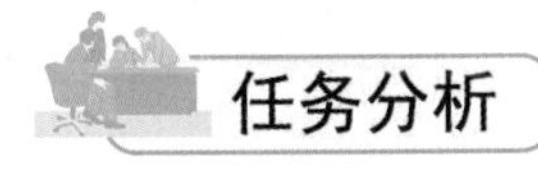

任务分析

婴儿被动操

完成该任务需要母婴护理员具备爱婴、护婴的职业素养，具备一定的沟通能力；需要知悉婴儿被动操的操作要点。

在任务实施过程中，要注意与婴儿的互动，可与婴儿进行目光交流。与家属沟通时要用通俗易懂的语言，使其尽快掌握婴儿被动操的操作要点及注意事项。

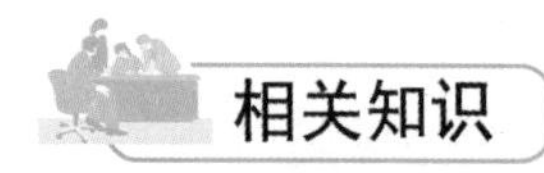

相关知识

被动操是完全在成人的帮助下，婴儿被动地改变身体姿势的一种活动。运动发育是婴儿神经系统发育的重要体现之一，婴儿的运动能力与其脑的形态与功能有关，因为运动是在大脑直接参与和控制下发展的，同时运动本身又能促进婴儿神经系统的发育。

婴儿在成人的帮助下，四肢、关节做被动的伸展活动，有利于促进婴儿胃肠蠕动，加速食物排空，增进食欲和新陈代谢，促进体重增长。做被动操时，母婴通过眼神和语言的交流，可使婴儿获得安全感，心情愉快，从而使婴儿健康成长。

1~6个月的婴儿即适合做婴儿被动操的锻炼。婴儿在母婴护理员有节奏、有口令的帮助下完成被动操。其主要目的是锻炼四肢肌肉、关节及其韧带的功能，促进婴儿基本动作的发展。一般每天可做1~2次，每次4~5节，以后渐增至7~8节。

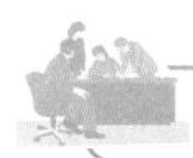

任务实施

一、评估

（1）评估婴儿进餐时间，检查有无大小便。

（2）评估家属对婴儿被动操的了解程度。

二、计划

（1）环境准备：环境干净整洁，光线适宜，温度24~26 ℃，可伴有欢快的音乐。

（2）操作人员准备：着装整洁，剪短指甲，去除手腕部饰品，清洁并温暖双手，双手掌心用少量天然植物油相互揉搓，戴口罩。

（3）婴儿准备：婴儿仰卧于床上或操作台上。

（4）用物准备：轻音乐。

婴儿被动操

三、实施

见表4-22。

表4-22　婴儿被动操（1~6个月）操作流程

操作步骤	操作过程	要点说明与注意事项
1. 准备	◆环境准备 ◆操作人员准备 ◆婴儿准备 ◆用物准备 准备充足、合理	• 音乐选择节奏欢快的

续表

操作步骤	操作过程	要点说明与注意事项
2. 解释沟通	◆向家属解释被动操的目的和方法，使其愿意接受，积极配合	• 语言表达良好，与家属沟通有效 • 解释语言通俗易懂
3. 准备动作 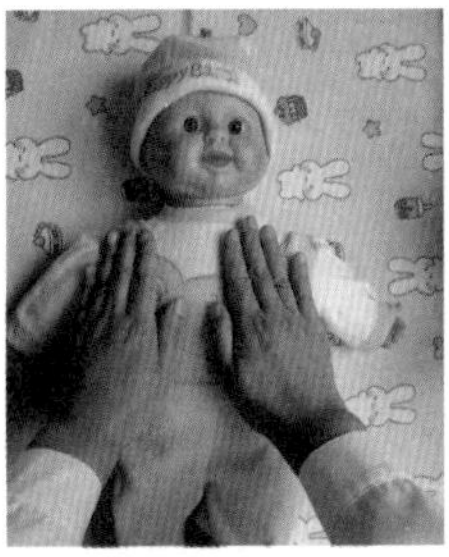 图 4-18　准备动作（按摩胸腹部） 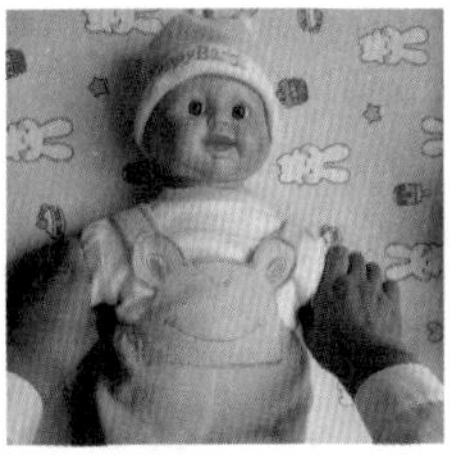 图 4-19　准备动作（按摩上肢） 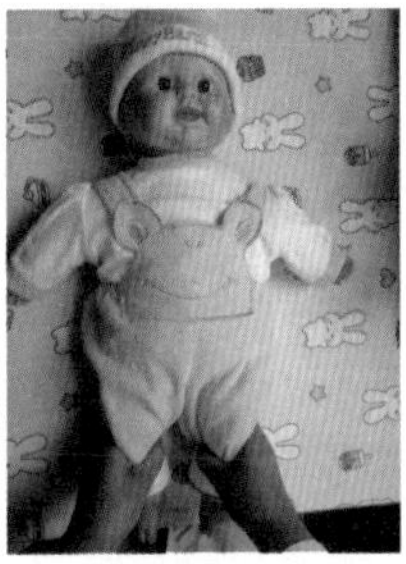 图 4-20　准备动作（按摩下肢）	◆婴儿仰卧，护理人员由胸部自内向外打圈按摩至腹部（图 4-18） ◆双手握住婴儿双手腕向上轻轻抓握，按摩至肩部（图 4-19） ◆由踝关节轻轻按摩至大腿根部（图 4-20）	• 准备运动做法正确 • 每个动作重复 4~6 次，缓解婴儿肌肉紧张、关节僵硬的状态 • 准备运动做法正确 • 每个动作重复 4~6 次，缓解婴儿肌肉紧张、关节僵硬的状态
4. 扩胸运动 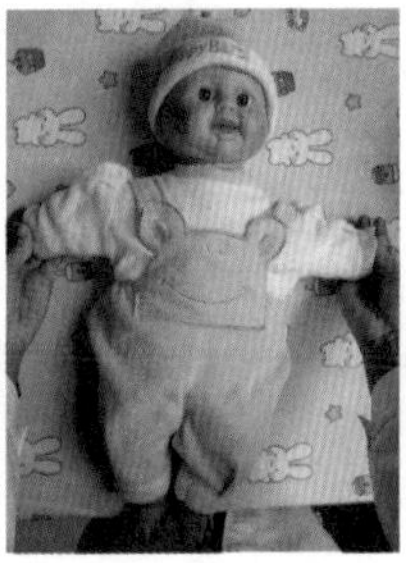 图 4-21　扩胸运动（1）	◆预备姿势：婴儿仰卧，母婴护理人员站在婴儿足后位置，把拇指放在婴儿掌心让婴儿握住，然后轻轻握住其双手（大手握小手） ◆将婴儿双臂向体侧外平展，与身体成 90°，使上肢与躯干呈“十”字形，掌心向上（图 4-21）	• 操节完整 • 手法准确 • 动作轻柔 • 观察反应 • 亲切交流

续表

操作步骤	操作过程	要点说明与注意事项
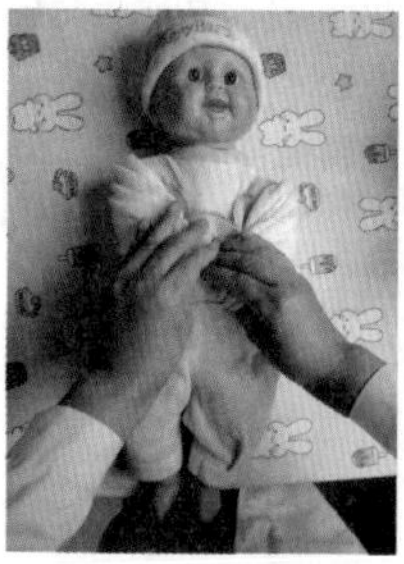 图 4-22 扩胸运动（2）	◆将婴儿双臂拉至胸前交叉，之后再慢慢打开，还原到大手握小手的状态（图 4-22） ◆重复 4 个八拍	• 操节完整 • 手法准确 • 动作轻柔 • 观察反应 • 亲切交流
5. 屈肘运动 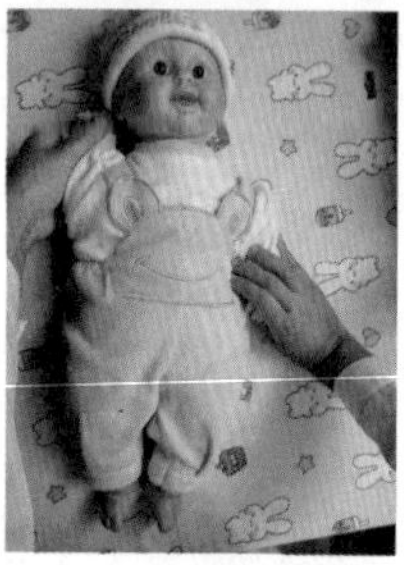 图 4-23 屈肘运动	◆预备姿势：同扩胸运动 ◆将婴儿右侧前臂轻轻向上弯曲，使小手尽量接近耳旁；再将右侧前臂伸直还原（图 4-23） ◆将婴儿左侧前臂轻轻向上弯曲，然后还原 ◆左右轮换 4 个八拍	• 操节完整 • 手法准确 • 动作轻柔 • 观察反应 • 亲切交流
6. 肩关节运动 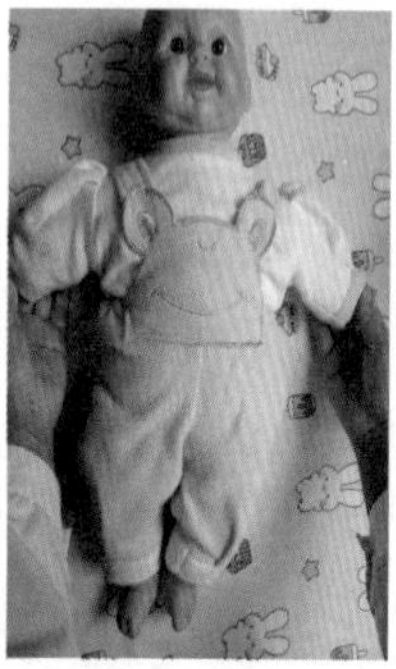 图 4-24 肩关节运动	◆预备姿势：同扩胸运动 ◆握住婴儿右手将胳膊拉直，以婴儿肩关节为轴心，由内向外环形旋转肩部一周，还原（四拍）（图 4-24） ◆重复右侧（四拍） ◆重复 4 个八拍	• 操节完整 • 手法准确 • 动作轻柔 • 观察反应 • 亲切交流
7. 上肢上举运动 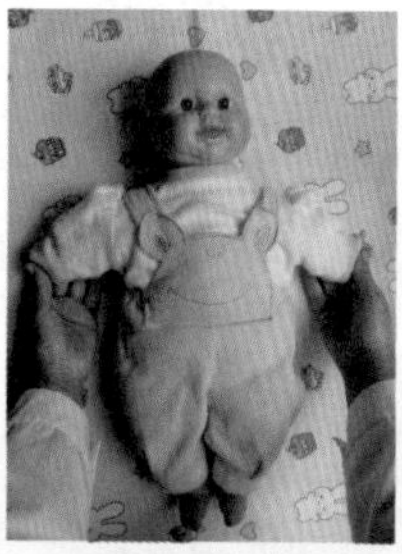 图 4-25 上肢平展	◆预备姿势：同扩胸运动 ◆将婴儿双臂向体侧外平展，与身体成 90°，使婴儿上肢与躯干呈“十”字形，双手向前平伸，掌心相对（图 4-25）	• 操节完整 • 手法准确 • 动作轻柔 • 观察反应 • 亲切交流

续表

操作步骤	操作过程	要点说明与注意事项
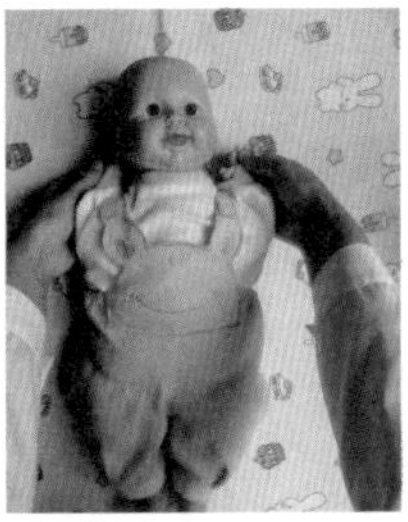 图 4-26　上肢上举	◆以婴儿肩关节为轴心，双手上举双臂过头顶，掌心向上；还原至身体两侧（图 4-26） ◆重复 4 个八拍	• 操节完整 • 手法准确 • 动作轻柔 • 观察反应 • 亲切交流
8. 举腿运动 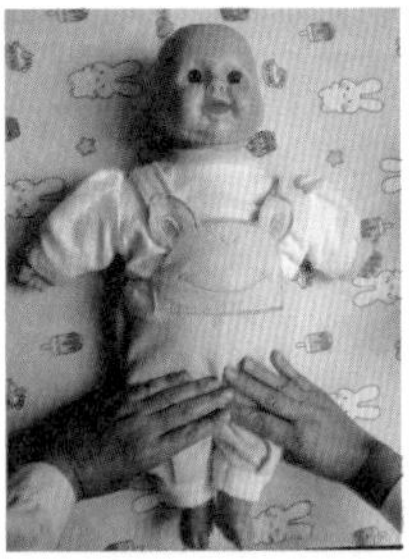 图 4-27　双腿并拢 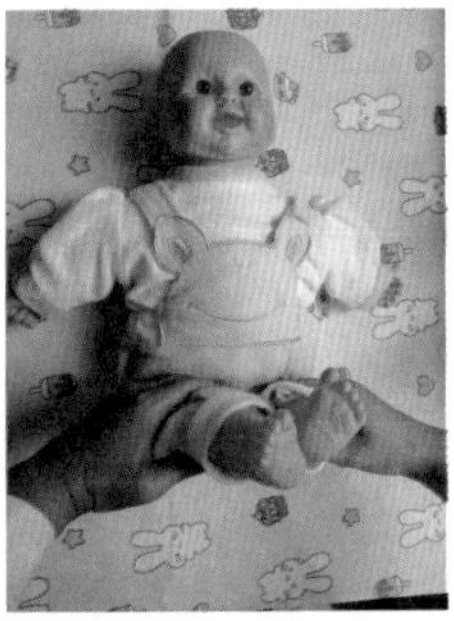 图 4-28　双腿上举	◆预备姿势：婴儿仰卧，双腿伸直平放 ◆护理人员双手同时握住婴儿膝盖，将其双腿伸直并拢（图 4-27），慢慢上举至 90°（图 4-28）（四拍） ◆慢慢还原（四拍） ◆重复 4 个八拍	• 操节完整 • 手法准确 • 动作轻柔 • 观察反应 • 亲切交流
9. 屈膝运动 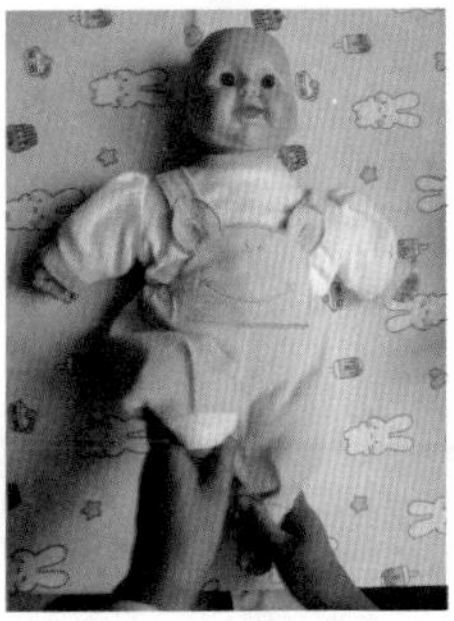 图 4-29　屈膝运动	◆预备姿势：婴儿仰卧，双腿伸直平放 ◆先弯曲婴儿右腿，使婴儿的大腿面尽量贴近其腹部；还原，伸直右腿（图 4-29） ◆左侧重复 ◆重复 4 个八拍	• 操节完整 • 手法准确 • 动作轻柔 • 观察反应 • 亲切交流

续表

操作步骤	操作过程	要点说明与注意事项
10. 踝关节运动 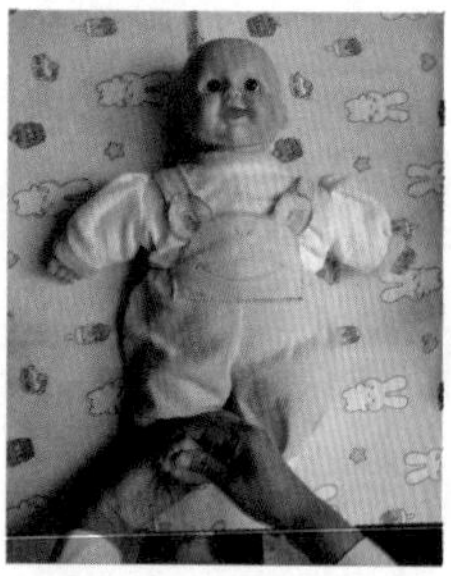 图 4-30　踝关节预备姿势 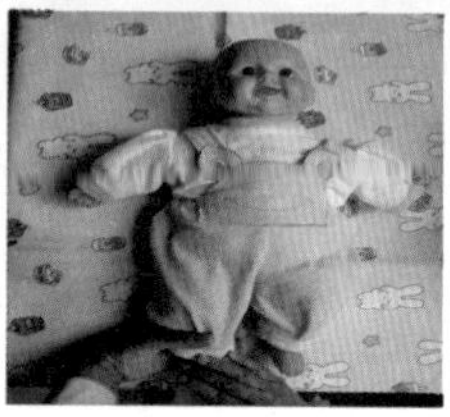 图 4-31　踝关节运动	◆预备姿势：婴儿仰卧，母婴护理人员左手托住婴儿右足踝，右手握住婴儿右足前掌（图 4-30） ◆将婴儿的足尖向上屈收踝关节，足尖向下伸展踝关节（图 4-31） ◆换婴儿左足，做同样动作 ◆每足做 1 个八拍换另一侧 ◆重复 4 个八拍	• 操节完整 • 手法准确 • 动作轻柔 • 观察反应 • 亲切交流
11. 侧身运动 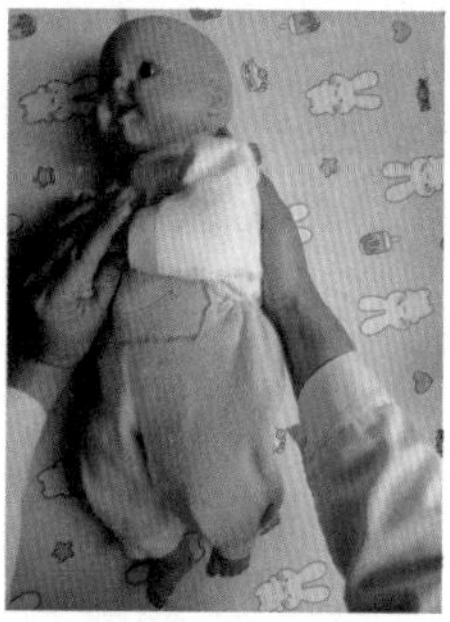 图 4-32　翻身	◆预备姿势：婴儿仰卧并腿，双手屈曲放在胸腹前 ◆护理人员左手轻轻握住婴儿双手放在婴儿胸前，右手扶婴儿左肩由仰卧位转为右侧卧位（四拍），慢慢还原（四拍）（图 4-32） ◆将婴儿由仰卧转为左侧卧位，然后还原 ◆重复 4 个八拍	• 操节完整 • 手法准确 • 动作轻柔 • 观察反应 • 亲切交流
12. 整理	◆让婴儿躺好休息 ◆物品归位 ◆洗手、记录	• 合理放置物品
13. 健康宣教	◆婴儿被动操的目的 ◆婴儿被动操的操作方法 ◆婴儿被动操的注意事项	• 知识点通俗易懂，表达合理、有效

四、评价

（1）熟悉操作流程，操作步骤准确，动作轻柔。

（2）操作过程中注意观察婴儿的反应。

（3）语言表达良好，与家属沟通有效。

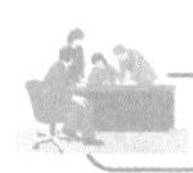

注意事项

（1）实施被动操训练时间应在婴儿进食后 1 小时左右。若婴儿处于饥饿情况下，婴儿兴趣低，效果不好；若刚进食就做操，容易引起溢乳或呕吐。

（2）要注意动作轻缓、柔和，手法要准确。随时注意婴儿的表情反应，与婴儿进行交流。

（3）婴儿遇有疾病时可暂停，病愈后再恢复训练。

（4）被动操后要及时补充水分，穿好外衣，让婴儿安静地休息 30 分钟。

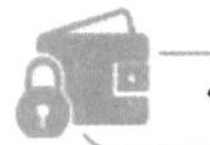

任务评价

见表 4-23。

表 4-23　婴儿被动操（1~6 个月）任务评价表

项目	评价标准
知识掌握	说出婴儿被动操的目的（10 分） 说出婴儿被动操的操作方法（20 分） 说出婴儿被动操的注意事项（10 分） 回答熟练、全面、正确
操作能力	能为婴儿正确实施被动操（15 分） 能为家属进行被动操的健康宣教（15 分） 操作要娴熟、正确、到位
人文素养	有爱婴观念（10 分） 对家庭成员的解释工作准确、到位（10 分） 具备有效的沟通能力（10 分）
总分（100 分）	

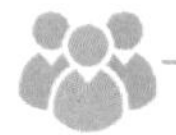

同步测试

同步测试

任务二　婴儿主被动操（7~12 个月）

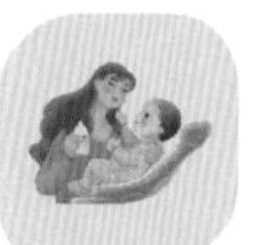

任务描述

磊磊，男，10 个月。某日母乳喂养后 1 小时，母婴护理人员陪伴磊磊玩耍。

工作任务：

1. 请为该男婴进行婴儿主被动操。
2. 请为该家庭成员讲解婴儿主被动操的操作方法及注意事项。

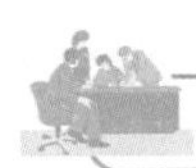

任务分析

婴儿主被动操

完成该任务需要母婴护理员具备爱婴、护婴的职业素养，具备一定的沟通能力；需要知悉婴儿主被动操的操作要点。

在任务实施过程中，要注意与婴儿的互动，可与婴儿进行目光交流；与家属沟通时要用通俗易懂的语言，使其尽快掌握婴儿主被动操的操作要点及注意事项。

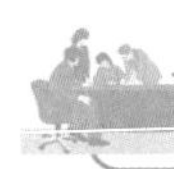

相关知识

主被动操是指在成人的适当扶持下，加入婴儿的部分主动动作完成的一种操节运动。其主要练习四肢肌肉和大关节，锻炼腹肌、腰肌及脊柱的功能，适用于7~12个月的婴儿。

7~12个月的婴儿已经具备了初步的自主活动能力，能自由地转动头部，自己翻身，独坐片刻，双下肢已能负重，并能上下跳动。主被动操能促进肌肉和骨骼发育，增加机体协调性，为爬行、站立和行走打下基础。婴儿通过自己的感觉和运动来探索事物，每天有规律地做婴儿主被动操及反复训练，可帮助婴儿建立良好的神经通路，婴儿也会把不间断的学习作为一种乐趣。

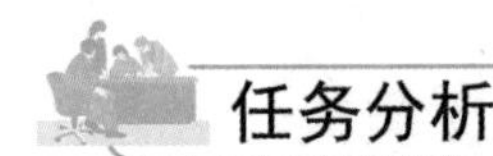

任务实施

一、评估

（1）评估婴儿进餐时间，检查有无大小便、有无疾病。

（2）评估婴儿家属对婴儿主被动操的了解程度。

二、计划

（1）环境准备：环境干净整洁，光线适宜，温度24~26 ℃，可伴有欢快的音乐。

（2）操作人员准备：着装整洁，剪短指甲，去除手腕部饰品，清洁并温暖双手，双手掌心用少量天然植物油相互揉搓，戴口罩。

（3）婴儿准备：脱去宽大的外衣，检查纸尿裤（尿布）是否需要更换。

（4）用物准备：轻音乐、婴儿日常玩耍的玩具。

三、实施

见表4-24。

表4-24　婴儿主被动操（7~12个月）操作流程

操作步骤	操作过程	要点说明与注意事项
1. 准备	◆环境准备 ◆操作人员准备 ◆婴儿准备 ◆用物准备 准备充足、合理	•音乐选择节奏欢快的
2. 解释沟通	◆向家属解释主被动操的目的和方法，使其愿意接受，积极配合	•语言表达良好，与家属沟通有效 •解释语言通俗易懂

续表

操作步骤	操作过程	要点说明与注意事项
3. 起坐运动	◆预备姿势：婴儿仰卧，母婴护理人员双手握住婴儿双手，或用右手握住婴儿左手，左手按住婴儿双膝。双手距离与肩同宽 ◆练习方法：轻轻拉引婴儿使其背部离开床面，让婴儿自己用力坐起；再让婴儿由坐至仰卧	• 操节完整 • 手法准确 • 动作轻柔 • 观察反应 • 亲切交流
4. 起立运动	◆婴儿俯卧，母婴护理人员双手托住婴儿双臂或手腕 ◆练习方法：母婴护理人员牵引婴儿俯卧跪直、起立或直接站起；再让婴儿由跪坐至俯卧	• 操节完整 • 手法准确 • 动作轻柔 • 观察反应 • 亲切交流
5. 提腿运动	◆预备姿势：婴儿俯卧，双手放在胸前，两肘支撑身体，护理人员双手握住婴儿两足踝部 ◆练习方法：将婴儿两腿向上抬起成推车状；随月龄的增长，可让婴儿双手支持其头部；还原至预备姿势状态	• 操节完整 • 手法准确 • 动作轻柔 • 观察反应 • 亲切交流
6. 弯腰运动	◆预备姿势：婴儿与母婴护理人员同向站立，左手扶住婴儿两膝，右手扶住婴儿腹部，在婴儿前方放一玩具 ◆练习方法：让婴儿弯腰前倾，捡起前方玩具；恢复原样成直立状态	• 操节完整 • 手法准确 • 动作轻柔 • 观察反应 • 亲切交流
7. 挺胸运动	◆预备姿势：婴儿俯卧，两手向前伸出，母婴护理人员双手托住其肩臂 ◆练习方法：轻轻使婴儿上身抬起并挺胸，腹部不离开床面；轻轻使婴儿还原成预备姿势	• 操节完整 • 手法准确 • 动作轻柔 • 观察反应 • 亲切交流
8. 转体、翻身运动	◆预备姿势：婴儿仰卧，两臂屈曲放在前胸，母婴护理人员右手扶婴儿胸部，左手垫在婴儿背部 ◆练习方法：轻轻将婴儿从仰卧转为右侧卧位；再将婴儿从右侧卧位转成俯卧位；再由俯卧位还原为仰卧位，第2个八拍动作相同，方向相反	• 操节完整 • 手法准确 • 动作轻柔 • 观察反应 • 亲切交流
9. 跳跃运动	◆预备姿势：母婴护理人员与婴儿面对面，双手扶住其腋下 ◆练习方法：扶起婴儿使足离开地（床）面，同时说“跳！跳！”	• 操节完整 • 手法准确 • 动作轻柔 • 观察反应 • 亲切交流
10. 扶走运动	◆预备姿势：婴儿站立，母婴护理人员站在婴儿背后，扶住婴儿腋下、前臂或手腕 ◆练习方法：扶起婴儿使双足轮流跨出，学行走	• 操节完整 • 手法准确 • 动作轻柔 • 观察反应 • 亲切交流
11. 整理	◆让婴儿躺好休息 ◆物品归位 ◆洗手、记录	• 合理放置物品

续表

操作步骤	操作过程	要点说明与注意事项
12. 健康宣教	◆婴儿主被动操的目的 ◆婴儿主被动操的操作方法 ◆婴儿主被动操的注意事项	• 知识点通俗易懂，表达合理、有效

四、评价

（1）熟悉操作流程，操作步骤准确，动作轻柔。

（2）操作过程中注意观察婴儿的反应。

（3）语言表达良好，与家属沟通有效。

注意事项

（1）婴儿主被动操，每节 2 个八拍，有左右之分的应轮换做。

（2）母婴护理人员动作要轻柔，使婴儿能顺势做动作，切忌生拉硬拽，使婴儿感到不适。

（3）可以用婴儿平时喜欢的、熟悉的玩具、用品引发他的运动兴趣，使其能配合做动作。

（4）尽量让婴儿自己用力，以保证练习的效果。

（5）婴儿遇有疾病时可暂停，病愈后再恢复训练。

（6）主被动操训练时间宜选择在餐后 1 小时进行，做操后要及时补充水分，穿好外衣，让婴儿安静地休息 30 分钟。

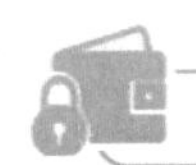

任务评价

见表 4-25。

表 4-25　婴儿主被动操（7~12 个月）任务评价表

项目	评价标准
知识掌握	说出婴儿主被动操的目的（10 分） 说出婴儿主被动操的操作方法（20 分） 说出婴儿主被动操的注意事项（10 分） 回答熟练、全面、正确
操作能力	能帮助婴儿进行主被动操练习（15 分） 能进行主被动操的健康宣教（15 分） 操作要娴熟、正确、到位
人文素养	有爱婴观念（10 分） 对家庭成员的解释工作准确、到位（10 分） 具备有效沟通的能力（10 分）
总分（100 分）	

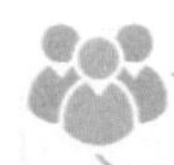

同步测试

同步测试

任务三

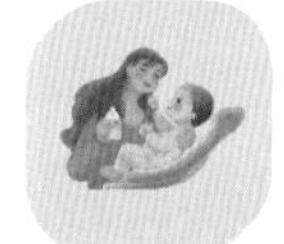

训练婴儿语言能力

任务描述

磊磊，男，11个月。某日母乳喂养后1小时，母婴护理人员陪伴磊磊玩耍。

工作任务：

1. 请为该男婴进行婴儿语言能力训练。
2. 请为该家庭成员讲解训练婴儿语言能力的操作方法及注意事项。

任务分析

训练婴儿语言能力

完成该任务需要母婴护理员具备爱婴、护婴的职业素养，具备一定的沟通能力；需要知悉训练婴儿语言能力的操作要点。

在任务实施过程中，要注意与婴儿的互动，可与婴儿进行目光交流，与婴儿交流时放慢语速，使婴儿能观察发音的方法；与家属沟通时要用通俗易懂的语言，使其掌握训练婴儿语言能力的要点及注意事项。

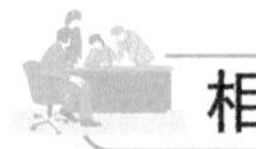

相关知识

从婴儿呱呱坠地那一刻起，婴儿的语言发育就开始了。0~1岁是婴儿语言的发生和储备期，也是听力发展的关键期。在婴儿阶段，一方面要给婴儿足够的爱；另一方面要为婴儿创造多元化的听力环境，充分锻炼其听力，为其未来的语言发展奠定基础。

一、婴儿语音的发展规律

1岁以前是婴儿的语言敏感期，此期的语言发展经历3个阶段。从无意义发音到有意义发音；从单音节到多音节；从元音到辅音；从不准确到逐渐准确；从扩展到收缩。

（1）第一阶段：简单音节阶段（0~3个月）。这一时期婴儿听觉较敏锐，对语音较敏感，能分辨出语音和其他声音的区别。这一时期的婴儿能发出一些简单的音节，主要以单音节为主，发音多为反射性发音，没有任何符号意义；以韵母为主（a、ai、ei、ou等），声母很少（h、m等）。能用不同的哭声表达需要，并能对成人的逗弄和语言刺激做出相应动作反应，产生交际倾向。

（2）第二阶段：连续音节阶段（4~8个月）。这一时期婴儿经常发出连续的音节，6个月后开始出现近似词的发音（ba-ba、ma-ma、da-da）。能辨别出一些语调、语气和音色的变化，能感知说话者的表情、态度，语言理解能力有所提高。这一时期婴儿懂得简单的词、手势和命令，能分辨家人的称呼，会指认一些日常物体。出现“小儿语”，会用语音吸引成人的注意。

（3）第三阶段：学话萌芽阶段（9~12 个月）。9 个月的婴儿开始理解成人的语言，能对语言刺激做出反应，表现在两个方面。一是能执行简单指令，并建立相应动作联系。例如，成人说“跟妈妈再见”，婴儿马上会挥动小手。二是能将一定的语音和实物相联系。例如，成人说“灯”，婴儿会用手指灯。语言交际能力开始扩展，能通过语音、表情、动作的结合进行交流。12 个月的婴儿能说出有意义的单词。

二、婴儿语言的训练方法

1. 多与婴儿互动

（1）经常说话：婴儿虽不会说话，但会有回应。因此，平时应多用温柔的语调、充满爱的语言与婴儿说话。

（2）刺激发声：经常逗婴儿发出声音，如通过挠痒痒、扮鬼脸、吹口哨等逗其发出笑声。

2. 为婴儿说唱歌谣

可选择与婴儿日常生活有关的、简单易懂的儿歌等说唱给婴儿听，让其感受语言的节奏和声调，促进婴儿听力和语言理解力的发育。

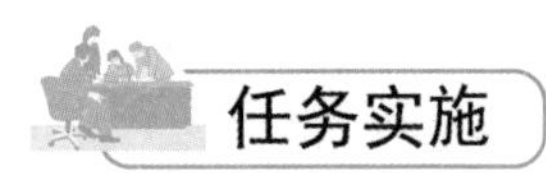

任务实施

一、评估

（1）评估婴儿语言的发育情况。

（2）评估婴儿家属对训练婴儿语言能力的了解程度。

二、计划

（1）环境准备：环境干净整洁，光线适宜，温度 24~26 ℃，可伴有欢快的音乐。

（2）操作人员准备：着装整洁，剪短指甲，去除手腕部饰品，清洁并温暖双手，戴口罩。

（3）用物准备：玩具、婴儿食品、生活用品、轻音乐、软球硬球、绘本等。

三、实施

见表 4-26。

表 4-26 训练婴儿语言能力操作流程

操作步骤	操作过程	要点说明与注意事项
1. 准备	◆环境准备 ◆操作人员准备 ◆用物准备 准备充足、合理	• 音乐选择节奏欢快的 • 用物选取生活中常用物品

续表

操作步骤	操作过程	要点说明与注意事项
2. 解释沟通	◆向婴儿家属解释训练婴儿语言能力的目的和方法，使其愿意接受，积极配合	•语言表达良好，与家属沟通有效 •解释语言通俗易懂
3. 语音练习	◆回音游戏：护理人员在婴儿情绪愉悦，发出“呀”“啊”等声音时，模仿婴儿声音，亲切地回应婴儿，与婴儿进行语音交流 ◆逗笑游戏：护理人员在婴儿情绪愉悦时，向婴儿做出笑的表情，发出笑的声音，吸引婴儿模仿；或者用挠痒痒的方式逗婴儿笑，使婴儿体会亲子情感的愉悦 ◆口型练习：以婴儿注意力集中、情绪愉悦为准。护理人员吸引婴儿注意后，做张口、吐舌头、扁唇、圆唇、闭口等口型，教婴儿模仿练习	•适宜年龄 0~3 个月，训练时间随机，次数不限，以婴儿注意力集中、情绪愉悦为准 •亲切交流 •观察婴儿反应
4. 发音练习	◆护理人员吸引婴儿注意后，做张口动作，并发出“啊”音；做噘嘴动作，并发出“呜”音；做扁唇、露齿动作，并发出“衣”音。每次玩一种，熟练后再玩第二种	•适宜年龄 0~3 个月，训练时间随机，次数不限，以婴儿注意力集中、情绪愉悦为准 •亲切交流 •观察婴儿反应
5. 音义结合练习	◆做什么说什么：护理人员要将正在做的事用清晰、缓慢、简洁的句子说给婴儿听，每天多次重复，重复时同样的事情用同样的句子说 ◆见到什么讲什么：护理人员先观察婴儿的注意力，用通用概念清晰准确地告诉婴儿注意到的事物，且要多次重复，重复时同样的事情用同样的句子说	•适宜年龄 4~8 个月。练习时间随机，每次 1~2 分钟 •亲切交流 •观察婴儿反应
6. 指认游戏	◆指认身体器官：护理人员与婴儿面对面坐在镜子前，护理人员可以先触摸自己身体的某个部位，如鼻子，对婴儿说这是“鼻子”，让婴儿跟着一起做 ◆指认家庭成员：当爷爷、奶奶、爸爸、妈妈等家庭成员和婴儿在一起时，母婴护理员可以对着婴儿说“这是爷爷，这是奶奶，这是爸爸，这是妈妈，我是阿姨”。每次指认一位，熟悉后再指认下一位	•适宜年龄 7~12 个月。练习时间随机，每次 1~2 分钟 •亲切交流 •观察婴儿反应
7. 说儿歌、童谣、看绘本讲故事	◆结合婴儿日常生活场景说儿歌、童谣。起床歌：婴儿睡醒起床时，护理人员可以亲切地对视着婴儿的眼睛同时说歌谣，如“小宝宝，起得早，睁开眼，眯眯笑，咿呀呀，学说话，伸伸手，要人抱”。穿衣歌：给婴儿穿衣服时，可以用歌谣引导，如“小胳膊，穿袖子，穿上衣扣扣子，小脚丫，穿裤子，穿上袜子穿鞋子” ◆护理人员可给婴儿讲简单故事，当说到语气词的时候要表情夸张。讲完故事后，可以请婴儿指认	•适宜年龄 6~12 个月 •亲切交流 •观察婴儿反应
8. 整理	◆物品归位 ◆洗手、记录	•合理放置物品
9. 健康宣教	◆训练婴儿语言能力的目的 ◆训练婴儿语言能力的操作方法 ◆训练婴儿语言能力的注意事项	•知识点通俗易懂，表达合理、有效

四、评价

(1) 婴儿各月龄段语言训练方法恰当。

(2) 训练过程中注意观察婴儿的反应。

(3) 语言表达良好，与家属沟通有效。

注意事项

(1) 训练婴儿语言能力要创造丰富的环境，增加婴儿接触周围自然界和社会生活的机会，应引导婴儿多看、多听、多说、多想。

(2) 为婴儿讲故事时普通话一定要准确，吐字清楚，速度适中，语调要抑扬顿挫。

(3) 训练过程中应随时观察婴儿的反应，如发现婴儿注意力不集中，要分析原因。可通过音调的高低变化，或稍加停顿，给婴儿一个听觉上的刺激，从而引起新的注意。

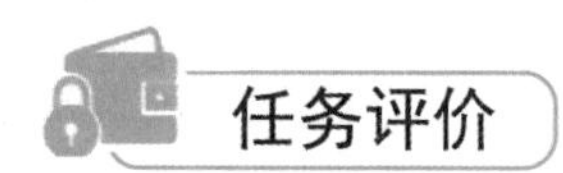

任务评价

见表 4-27。

表 4-27　训练婴儿语言能力任务评价表

项目	评价标准
知识掌握	说出训练婴儿语言能力的目的（10 分） 说出训练婴儿语言能力的操作方法（20 分） 说出训练婴儿语言能力的注意事项（10 分） 回答熟练、全面、正确
操作能力	能进行训练婴儿语言能力的操作（15 分） 能进行训练婴儿语言能力的健康宣教（15 分） 操作要娴熟、正确、到位
人文素养	有爱婴观念（10 分） 对家庭成员的解释工作准确、到位（10 分） 具备有效沟通的能力（10 分）
总分（100 分）	

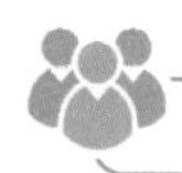

同步测试

同步测试

任务四 训练婴儿认知能力

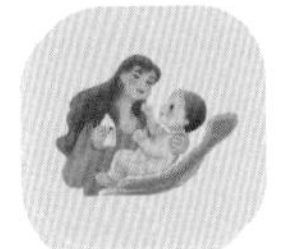

任务描述

磊磊，男，8 个月，喜欢用嘴巴啃咬玩具及其他物品。

工作任务：

1. 请为该男婴进行婴儿认知能力训练。
2. 请为该家庭成员讲解训练婴儿认知能力的操作方法及注意事项。

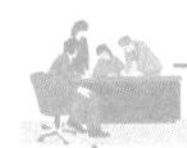

任务分析

训练婴儿认知能力

完成该任务需要母婴护理员具备爱婴、护婴的职业素养，具有一定的沟通能力；需要知悉训练婴儿认知能力的操作要点。

在任务实施过程中，要注意与婴儿的互动，可与婴儿进行目光交流，与婴儿交流时放慢语速；与家属沟通时要用通俗易懂的语言，使其掌握训练婴儿认知能力的要点及注意事项。

相关知识

人的认知主要包括高级的心理过程，如思维、想象、创造、智力、推理、符号化、概念化、问题解决等。认知发展，是指一个人在知觉、记忆、想象、思维等方面的发展。

婴儿出生后即开始认识世界，3 岁前是认知发展的最早阶段。婴幼儿对世界的认识是从感知觉开始的，到 1.5 岁左右才出现想象和最初的思维，2 岁才有完整的认知过程。

婴儿认知能力发展可以帮助婴儿进一步理解语言，培养感知、认识，发展想象及思维。

婴儿大脑处于高速发展阶段，应给予充分的刺激。母婴护理员应根据婴儿大脑、神经系统发育等特点，科学地让婴儿进行认知行为训练，促进婴儿智能发展。

婴儿认知的发展不同婴儿会有差别，总体具有一定的规律性，见表 4-28。

表 4-28　婴儿的认知发展规律表

月龄	认知发展
3 个月以下	为请求帮助而哭叫 反射行为 偏爱看有图案的物品，如布娃娃的眼睛 模仿成人的面部表情 用眼寻找声源 开始在一定距离内认出熟悉的人 发现和重复身体动作，如吮吸、击打、抓握 发现自己的手和足

续表

月龄	认知发展
4~6个月	通过声音认人 喜欢重复能对外部产生影响的动作 用眼寻找声源 喜欢注视手和足 寻找某个被部分藏起来的物品 以有目的的方式使用玩具 模仿简单的行为 用已有的方式探索玩具，如吮吸、重击、抓握、摇晃等
7~9个月	喜欢看有熟悉物品的书 能从不熟悉的面孔中分出熟悉的面孔 进行有目标的行为 预见结果 找出完全隐藏的物品 模仿稍微不同于日常的行为 开始对填充和倒空容器感兴趣
10~12个月	有意识地解决感觉运动问题，如把容器里的东西晃动出来 在要求下指出身体的部位 故意反复掉落玩具并往玩具掉落的方向看 挥手示意再见 显示出较强的记忆能力 执行简单的只需要一个步骤的指令 通过外表对物品分类 寻找藏在另一处的物品

任务实施

一、评估

（1）评估婴儿认知情况。
（2）评估婴儿家属对训练婴儿认知能力的了解程度。

二、计划

（1）环境准备：环境干净整洁，光线适宜，温度24~26 ℃，可伴有欢快的音乐。
（2）操作人员准备：着装整洁，剪短指甲，去除手腕部饰品，清洁并温暖双手，戴口罩。
（3）婴儿准备：婴儿精神愉悦。
（4）用物准备：玩具、婴儿食品、生活用品、轻音乐、软球硬球、绘本等。

三、实施

见表4-29。

表 4-29　训练婴儿认知能力操作流程

操作步骤	操作过程	要点说明与注意事项
1. 准备	◆环境准备 ◆操作人员准备 ◆用物准备 准备充足、合理	• 音乐选择节奏欢快的 • 用物选取生活中常用物品
2. 解释沟通	◆向婴儿家属解释训练婴儿认知能力的目的和方法，使其愿意接受，积极配合	• 语言表达良好，与家属沟通有效 • 解释语言通俗易懂
3. 视觉明暗训练	◆黑白卡训练：将婴儿抱在怀中或使其躺在床上、地板上，手持卡片距离婴儿眼前 20~25 cm，给婴儿看图的同时说出图片名称，稍等片刻，给婴儿时间找到卡片，观察婴儿的反应。当婴儿看到卡片时，再大声而清晰地对婴儿重复图片名称。展示下一张卡片。最初，每天只展示一张卡片，随着婴儿视觉能力的发育，逐渐增加展示卡片的数量 ◆灯光明暗训练：婴儿清醒时在光线较暗的房间里，开灯 1 分钟、关灯 1 分钟，交替进行。若开关电灯不方便，可以用手电筒代替，照射婴儿的前额正中央的地方	• 婴儿出生 10~15 天可进行此训练 • 亲切交流 • 观察婴儿反应
4. 颜色视觉训练	◆彩色卡训练：训练方法同黑白卡 ◆选取色彩明快、活泼，颜色鲜艳的玩具和物品，刺激婴儿的颜色视觉	• 婴儿 3 个月可开始此训练 • 亲切交流 • 观察婴儿反应
5. 视觉集中训练	◆在婴儿卧位的上方，挂一些婴儿感兴趣的能动的物体，如气球、彩色的花环等，每次一件，定时更换，最好是能发出声响的玩具，触动这些玩具，能引起婴儿的兴趣，使婴儿的视力能集中到这些玩具上	• 出生即可开始 • 亲切交流 • 观察婴儿反应
6. 视觉追踪训练	◆在婴儿前面拿一个色泽鲜艳的玩具给婴儿看，然后慢慢地移出婴儿的视线。用一个能发出声响的玩具或物品，摇晃它从婴儿的视线移开，以引起婴儿的注意	• 满月即可开始 • 亲切交流 • 观察婴儿反应
7. 听觉定向训练	◆在婴儿周围不同方向，用说话声或玩具发出的声音训练婴儿转头寻找声源。可选择不同旋律、响度、速度、曲调或不同乐器奏出的音乐或发声玩具，也可利用不同物体敲击声如钟表声、敲碗声、对婴儿说话的声调改变等，来训练婴儿分辨各种声音	• 出生即可开始 • 亲切交流 • 观察婴儿反应
8. 触觉训练	◆婴儿面颊、口唇、眉弓、手指或足趾等处对触压觉很敏感。可利用手或各种形状、质地的物体，如光滑的丝绸围巾、粗糙的麻布、柔软的羽毛、棉花、头梳齿、粗糙程度不同的毛巾或海绵、各种形状的玩具等进行触觉练习 ◆抚触亦是促进婴儿触觉发展的重要方法	• 出生即可开始 • 亲切交流 • 观察婴儿反应
9. 认知训练	◆躲猫猫：在婴儿清醒时，双手捂脸或用其他物品遮挡面部，然后移开，可多次进行。每次变换表情，并配合“喵喵喵”“我躲起来啦”“我出来啦”等语言，语气轻松、愉悦 ◆物品遮掩训练：用物品，如手帕、浴巾、塑料杯、盒子、纸张等将玩具盖住，看婴儿是否能把玩具找出来。如婴儿不会或者要哭，就把玩具露一点出来，让婴儿自己取出	• 婴儿 4~5 个月可开始进行此训练 • 亲切交流 • 观察婴儿反应

续表

操作步骤	操作过程	要点说明与注意事项
10. 认识自我训练	◆认识自己：在婴儿面前放一面镜子，引导婴儿观看镜子中的自己，或从不同方向呼叫婴儿的名字 ◆认识身体部位：与婴儿对坐，可以先指着自己的鼻子说“鼻子”，然后握住婴儿的小手指婴儿的鼻子说“鼻子”。当照顾者再说“鼻子”时，让婴儿小手指自己的鼻子，照顾者表示赞扬	•婴儿4~5个月可开始进行此训练 •亲切交流 •观察婴儿反应
11. 数概念训练	◆经常问婴儿，你几岁了，然后举起一根手指说“宝宝1岁了”。几次以后问宝宝你几岁了，婴儿就会竖起一根手指，建立最初的数字概念 ◆玩玩具的时候对婴儿说这是1个玩具，并用手指表示 ◆给婴儿吃饼干的时候说这是1块饼干，多次重复，问婴儿这是几块饼干时婴儿伸出1个手指表示。每次吃东西的时候问婴儿“你要几个？”如果婴儿竖起食指，就给婴儿1个，让婴儿知道竖起食指代表“1”	•亲切交流 •观察婴儿反应
12. 整理	◆物品归位 ◆洗手、记录	•合理放置物品
13. 健康宣教	◆训练婴儿认知能力的目的 ◆训练婴儿认知能力的操作方法 ◆训练婴儿认知能力的注意事项	•知识点通俗易懂，表达合理、有效

四、评价

（1）熟悉婴儿各月龄段认知训练的要点、方法。
（2）操作过程中注意观察婴儿的反应。
（3）语言表达良好，与家属沟通有效。

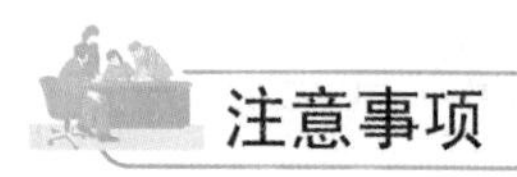

注意事项

（1）游戏中，可鼓励婴儿反复地触摸、闻各种物体，以达到训练的目的。

（2）在日常家庭生活中，多向婴儿描述物体的名称和特征，让婴儿用看一看、摸一摸、闻一闻、尝一尝等多种方式认识物体，积累对物体的感知经验，学习类别知识。

知识拓展

皮亚杰认知发展阶段理论

皮亚杰把儿童的思维发展划分为感知运动阶段、前运算阶段、具体运算阶段和形式运算阶段。

1. 感知运动阶段（0~2岁）

儿童在此时期靠感觉和动作认识世界，获得了客体永久性。

2. 前运算阶段（2~7岁）

开始出现表征，以自我为中心，思维不可逆，但是还不具备守恒概念。

知识拓展

3. 具体运算阶段（7~12 岁）

这一阶段儿童的思维已具有真正的运算性质。在具体运算阶段，儿童的思维已具有可逆性和守恒性，但这种思维运算还离不开具体事物的支持。

4. 形式运算阶段（12 岁左右）

皮亚杰认为最高级的思维形式便是形式运算。形式运算的主要特征是它们有能力处理假设，而不只是单纯地处理客体。

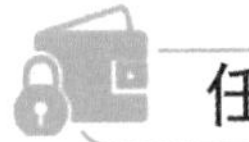

任务评价

见表 4-30。

表 4-30 训练婴儿认知能力任务评价表

项目	评价标准
知识掌握	说出训练婴儿认知能力的操作方法（20 分） 说出训练婴儿认知能力的注意事项（20 分） 回答熟练、全面、正确
操作能力	能进行训练婴儿认知能力的操作（15 分） 能进行训练婴儿认知能力的健康宣教（15 分） 操作要娴熟、正确、到位
人文素养	有爱婴观念（10 分） 对家庭成员的解释工作准确、到位（10 分） 具备有效沟通的能力（10 分）
总分（100 分）	

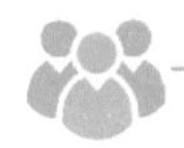

同步测试

同步测试

同步测试参考答案

参考文献

［1］林杰，唐晓武. 营养与膳食［M］. 北京：人民卫生出版社，2020.
［2］安力彬，陆虹. 妇产科护理学［M］. 北京：人民卫生出版社，2017.
［3］王玉琼，莫洁玲. 母婴护理学［M］. 北京：人民卫生出版社，2017.
［4］夏海鸥. 妇产科护理学［M］. 北京：人民卫生出版社，2019.
［5］俞铮铮. 母婴护理员（初级技能）［M］. 杭州：浙江大学出版社，2017.
［6］济南阳光大姐服务有限责任公司. 母婴护理员（基础知识、初级、中级、高级）［M］. 北京：高等教育出版社，2020.
［7］张瀚文，韦国. 母婴护理员（月嫂）［M］. 北京：化学工业出版社，2019.
［8］薛荣，雷勇. 母婴护理实用教程［M］. 北京：中国工人出版社，2020.
［9］冯子维. 母婴护理员培训教程［M］. 北京：人民卫生出版社，2017.
［10］白厚军，吴兴富. 儿科护理学［M］. 北京：人民卫生出版社，2018.
［11］张玉兰，王玉香. 儿科护理学［M］. 北京：人民卫生出版社，2018.
［12］杨杰，陈超. 新生儿保健学［M］. 北京：人民卫生出版社，2017.
［13］张燕. 0~3 岁婴幼儿教养方案译丛［M］. 北京：北京师范大学出版社，2007.